Fröhlich   Basale Stimulation

Andreas Fröhlich

Basale Stimulation

verlag selbstbestimtes leben - düsseldorf

CIP-Titelaufnahme der deutschen Bibliothek

Basale Stimulation / Fröhlich, Andreas

Düsseldorf: Verlag Selbstbestimmtes Leben, 1991
8. Auflage 15.–18. Tsd., 1996
ISBN: 3–910095–11–9 Efal.: 29,80 (Nichtmitglieder) / 20,– (Mitglieder)

NE: Fröhlich, Andreas
SG: 11 Psychologie ; 33 Medizin

Satz: Maria Woynar
Zeichnungen: Rolf Lennartz-Pasch
Umschlag: Cornelia Pasch

Druck: Locher GmbH, Köln

Vorwort

Hast nicht umsonst gelebt, gelitten!
Was entstanden ist, das muß vergehen,
Was vergangen, auferstehen!
Hör auf zu beben! Bereite Dich!
Bereite Dich zu leben!
O Schmerz, du Alldurchdringer!
Dir bin, o Tod! Du Allbezwinger, ich entrungen!
Nun bist du bezwungen!
Mit Flügeln, die ich mir errungen,
In heißem Liebesstreben werd ich entschweben
zum Licht, zu dem kein Aug gedrungen.
Mit Flügeln, die ich mir errungen...

aus: "Des Knaben Wunderhorn"

Dieses Buch kommt spät.

Immerhin sind Kinder mit den darin beschriebenen schwersten Behinderungen schon seit den frühen siebziger Jahren in die sonderpädagogischen Überlegungen und Bemühungen einbezogen worden, immerhin gibt es seither den Begriff der basalen Stimulation.

Auffassungen über eine Pädagogik, die sich auf die Vermittlung von Kulturtechniken oder die Ausnutzung lebenspraktischer Bildbarkeit beschränkte, wichen der Erkenntnis, daß der Anspruch auf Bildung und Erziehung nicht durch die Verweisung auf die Notwendigkeit der Dauerpflege einzugrenzen ist. Deutlicher: Auch die Arbeit mit schwerst- und mehrfachbehinderten Kindern steht auf der Grundlage der unverzichtbaren Berufung jedes Menschen, sich weiterzuentwickeln. Niemand hat das Recht, Grenzen zu setzen oder Ziele auszuschließen.

Wenn nun Pädagogik die Kunst des Erziehens und Erziehung auf die Lernfähigkeit des Menschen angewiesen ist, wenn Lernen ein Verändern von Haltungen und Verhalten ist, dann ist es für den pädagogischen Prozeß unerheblich, auf welcher Ebene das Lernen stattfindet, ob in der höheren Mathematik oder beim Ergreifen eines Klangstabes. Die basale Stimulation, von der hier die Rede ist, gibt tatsächlich die Möglichkeit, schwer sinnesgestörten Kindern erste Eindrücke und Erfahrungen zu vermitteln. Aber sie setzt sich fort in der Anbahnung einer pädagogischen Kommunikation: Es genügt nicht, einen Sinnesreiz zu setzen und erfahrbar zu machen; aus Stimulation wird Kommunikation, und so ist dies auch der Weg, um in den Kindern Fähigkeiten zu wecken, aus neuen oder erstmaligen Sinneserfahrungen den Weg in die Außenwelt, am Ende gar zur Begegnung mit anderen zu finden.

Dieses Buch kommt zur rechten Zeit.

Es vermittelt die Erkenntnis: Jeder Mensch ist voraussetzungslos erziehbar. Jeder belebte menschliche Körper hat eine geistige Struktur, die ihn erst zu der Leiblichkeit durchformt, die das Menschsein ausmacht. Wenn aber die Gebrechlichkeit des Körpers die Durchformung der Leiblichkeit erschwert und damit die Verwirklichung des Menschseins behindert, dann bedeutet Erziehung hier Emanzipation zum Ich und Du. Von dieser Erkenntnis her wird die Pädagogik der Schwerstbehinderten zu einem Anspruch, der in unserer Gesellschaft nie mehr in Frage gestellt werden darf. Dies in das Tagebuch all jener modernen und postmodernen, praktischen und theoretischen Materialisten, die mit philosophischer oder zahlmeisterischer Seelendummheit verlangen, diese Kinder hätten ihre Menscheneigenschaften und ihr Lebensrecht zu beweisen.

Dieses Buch ist eine Schule der Liebe! und mehr.

Weil die Kinder, um die es hier geht, immer ein Leben auf der Grenze führen, auf der Grenze zwischen Schmerz und Tod, zwischen Einsamkeit und Angenommensein, müssen sich die Menschen, die den Weg zu ihnen gehen wollen, ganz einbringen. Liebe allein genügt nicht, es sei denn, man begreift sie als umfassende Lebensaufgabe.

Günter Dörr

Inhaltsverzeichnis

Vorwort

1.0 Fragen des Personenkreises

Zu Beginn dieses Buches soll zunächst versucht werden, den gemeinten Personenkreis ein wenig näher zu beschreiben. Zwar ist der Begriff "schwerstbehindert" in den vergangenen Jahren relativ geläufig geworden, doch stellt sich immer wieder heraus, daß ganz unterschiedliche Problemgruppen damit gemeint werden. Die Steigerungsform von schwerbehindert legt nahe, daß es sich jeweils um eine besonders schwere oder schwierige Ausprägung einer bestimmten Behinderungsform handelt. Dies ist sprachlich sicherlich zutreffend, jedoch ist der Inhalt des Begriffs so nicht gemeint. "Schwerstbehindert" im Sinne der hier vorgelegten Arbeit ist immer eine komplexe Beeinträchtigung des ganzen Menschen in allen seinen Erlebnis- und Ausdrucksmöglichkeiten. Emotionale, kognitive und körperliche, aber auch soziale und kommunikative Fähigkeiten sind erheblich eingeschränkt oder verändert. Die Zuordnung zu einem sogenannten Leitsymptom im Sinne einer klassischen Behinderung wie körperbehindert, geistigbehindert, sinnesgeschädigt wird nicht vorgenommen, weil dies den Charakter der Komplexität der Behinderung einerseits und die Ganzheitlichkeit des Individuums andererseits ignoriert.

Gehen wir also davon aus, daß es sich um eine Beeinträchtigung des ganzen Menschen in allen seinen Lebensvollzügen handelt, die so schwer ist, daß er in den meisten Bereichen an die Grenzen dessen kommt, was in unserem zwischenmenschlichen Umgang auch in einem sehr weiten Sinne noch als normal gilt. Schwerste Behinderung stellt eine Beeinträchtigung für alle beteiligten Interaktionspartner dar, sie erschwert auch die elementare Begegnung zwischen zwei Menschen.

Es werden in der Literatur weitere Begriffe verwendet, die im wesentlichen denselben Personenkreis meinen: Geistig schwerstbehindert, intensiv geistigbehindert, mehrfach schwerstbehindert, schwerst mehrfach behindert, Kinder mit extremem psycho-motorischen Entwicklungsrückstand, schwerst wahrnehmungsgestörte Kinder....... Der je gewählte Begriff signalisiert einen bestimmten Akzent, aus dem heraus die schwere Behinderung gesehen wird. Es scheint wenig sinnvoll, sich auf begriffliche Auseinandersetzungen einzulassen. Es hat sich in der Vergangenheit gerade in der Sonderpädagogik gezeigt, daß Begriffe sehr schnell "abgegriffen" werden. Aus diesem Grund verwendet der Verfasser das weitgehend neutrale Wort "schwerstbehindert", obwohl auch hier klar ist, daß es nur sehr unzureichend das beschreibt, was tatsächlich gemeint ist.

Im Text finden sich aber auch immer wieder andere Bezeichnungen, schon um deutlich zu machen, daß eine einseitige Sichtweise wenig zuträglich für die Lösung von komplexen Problemen ist.

1.1 Entstehungsbedingungen schwerster Behinderung

Beim derzeitigen Stand der interdisziplinären Zusammenarbeit ist es noch nicht möglich, eine genaue Übersicht über die möglichen Entstehungsbedingungen schwerster Behinderung zu geben. Vielmehr muß man sich an den allgemein bekannten Ursachen von Behinderungen orientieren. Damit ist die gesamte Breite von genetischen, chromosomalen, metabolischen, neurologischen und traumatischen Ursachen einzubeziehen. Dies gilt für die Pränatalzeit, Perinatalzeit und die nachgeburtliche Periode. Darüber hinaus können schädigende Ereignisse in jedem Lebensalter zu Formen schwerster Behinderung führen.

Dennoch zeichnet sich in Gesprächen mit den medizinischen Fachkollegen ab, daß gewisse Schwerpunkte auszumachen sind, die in einem engeren Zusammenhang mit schwerster Behinderung stehen können. Zunächst einmal ist davon auszugehen, daß schwerste Behinderung häufig das Ergebnis einer Summation von schädigenden Ereignissen ist. Das bedeutet, daß man von der Idee einer monokausalen Verursachung Abstand nehmen muß. So ist z.B. denkbar, daß ein genetisch entsprechend disponiertes Kind während der Schwangerschaft zu Stoffwechselproblemen neigt, aus diesen heraus es Anpassungsschwierigkeiten und Reifungsprobleme zeigt, die in Wechselwirkung mit dem mütterlichen Organismus zu einer vorzeitigen Geburt führen. Das unreife und nicht ausreichend widerstandsfähige Kind erleidet dann zusätzliche Schädigungen, die ihm die weitere Anpassung an das extrauterine Leben erheblich erschweren. Notwendige intensiv medizinische Eingriffe bereiten weitere Probleme. So kann im Sinne einer Kumulation schwerste Behinderung entstehen, ohne daß mit Sicherheit ein Hauptfaktor der Schädigung ausgemacht werden kann. Aus dieser Komplexität heraus lassen sich auch unterschiedliche Gewichtungen erklären, die von einer Zunahme genetischer Defekte einerseits sprechen, andererseits aber die hohe Rate sehr früh geborener oder sehr unreifer Kinder in der Gruppe der Schwerstbehinderten betonen. Auch hier werden noch Zusammenhänge gesucht, die beide Faktoren in einen Wirkungszusammenhang bringen. Zum gegenwärtigen Zeitpunkt ist eindeutig allerdings festzustellen, daß ein großer Teil schwerstbehinderter Kinder sich aus der Gruppe der sehr früh geborenen, untergewichtigen Säuglingen rekrutiert. Es handelt sich hierbei um Kinder mit einem sehr geringen Geburtsgewicht, die möglicherweise noch vor einigen Jahren infolge einer schlechter entwickelten Geburtshilfe und Neonatalmedizin nicht am Leben geblieben wären. Aber auch Kinder mit normalem Schwangerschafts- und Geburtsverlauf tauchen nicht selten in der Gruppe der schwerstbehinderten Kinder auf. Dies sind meist Kinder nach schweren Unfällen, die nach einer Phase der Reanimation nicht mehr an ihre vorherige Entwicklung anknüpfen konnten. Schädel-Hirn-Traumen und Ertrinkungsunfälle scheinen hierbei an der Spitze zu stehen. Natürlich können auch schwere, schlecht kontrollierte Infektionskrankheiten die beschriebenen Folgen nach sich ziehen.

Bisherige Versuche des Verfassers, mehr Klarheit in die Entstehungsstrukturen von schwerster Behinderung zu bringen sind noch nicht schlüssig - es fehlt an zugänglichen Unterlagen und Quellen.

Für die unmittelbare Arbeit mit schwerstbehinderten Menschen mag die Beschreibung von Ursachengefügen nicht so wesentlich erscheinen, doch ist der biographische Aspekt (s. 2.2) auch hier mit zu berücksichtigen. Gerade aus diesem Grund wäre eine bessere Aufhellung außerordentlich wünschenswert.

Weitere Entstehungsbedingungen schwerster Behinderung sind im Hinblick auf den Personenkreis der Erwachsenen mit schwersten Beeinträchtigungen zu nennen. Zunehmend werden Förderversuche mit erwachsenen verunfallten Patienten unternommen, hierbei steht das apallische Syndrom im Vordergrund. Aber auch komatöse Patienten der Neurochirurgie und insbesondere Menschen mit gerontopsychiatrischen Problemen im Sinne einer Alzheimer Erkrankung profitieren von den beschriebenen Methoden.

Aus dieser Aufzählung geht wohl eindeutig hervor, daß die Entstehungsursachen außerordentlich heterogen sind. Eine gemeinsame Ursachengruppe läßt sich sinnvollerweise nicht formulieren. Die Gemeinsamkeit liegt in der Schädigung zentraler Funktionen, d.h. im Verlust koordinierender cerebraler Systeme, die Wahrnehmung, Bewegung und Verarbeitung steuern und realisieren. Die Ursachen hierfür können außerordentlich vielfältig sein, wie dies angedeutet wurde.

1.2 Formen und Ausprägungen

Analog zu den ganz unterschiedlichen Ursachen und den damit verbundenen Schädigungsbildern ließe sich eine Fülle von Einzelformen schwerster Behinderung darstellen. Es liegt jedoch nicht im Interesse pädagogisch therapeutischen Vorgehens zu Typisierungen zu kommen, hinter denen die Individualität des einzelnen Kindes bzw. Patienten verschwindet. Vielmehr ist es unser Bemühen, auf der Basis eines biographischen Ansatzes unter einer Berücksichtigung der ganzen Person solche Typisierungen ausdrücklich zu vermeiden. Der Pädagoge/Therapeut hat die Aufgabe, sich jeweils neu auf sein Gegenüber einzulassen und Formen der Förderung zu entwickeln.

Zu einer besseren Einschätzung des Ausprägungsgrades und der individuellen Beeinträchtigungen wurde von Ursula Haupt und dem Verfasser ein Instrumentarium vorgelegt (Fröhlich/Haupt 1988). Für unsere Zwecke hat sich eine Orientierung an regulären Entwicklungsverläufen immer wieder bewährt (s. 7.4), ohne dabei natürlich das tatsächliche Lebensalter des betreffenden Menschen zu vernachlässigen. Ganz ohne Zweifel sind unterschiedliche Ausprägungen immer wieder zu beobachten, auch hier gibt es keine Homogenität im Erscheinungsbild: mehr körperliche Beeinträchtigungen oder mehr emotionale können vorherrschen. Extreme kommunikative Störungen oder auch völlige Teilnahmslosigkeit prägen nicht selten die Person eines sehr Schwerbehinderten. Diese Fragen werden unter 3.0 im einzelnen behandelt.

Für unseren Ansatz der Förderung schwerstbehinderter Menschen ist kennzeichnend, daß diese Menschen aufgrund ihrer erlittenen Schädigung und der erlebten Beeinträchtigungen ganz besondere Bedürfnisse für ihre eigene Entwicklung und für den Umgang mit anderen Menschen haben. In dieser Bedürfnissituation treten die unterschiedlichsten Formen und Ausprägungen auf, die auf den ersten Blick so außerordentlich inhomogen erscheinen. Wir können feststellen, daß sowohl sehr schwer behinderte Kinder wie auch erwachsene und alte Menschen mit den beschriebenen Problemen sehr ähnliche Bedürfnisse haben:

- sie brauchen viel körperliche Nähe, um direkte Erfahrungen machen zu können
- sie brauchen körperliche Nähe, um andere Menschen wahrnehmen zu können
- sie brauchen den Pädagogen/Therapeuten, der ihnen die Umwelt auf einfachste Weise nahe bringt
- sie brauchen den Pädagogen/Therapeuten, der ihnen Fortbewegung und Lageveränderung ermöglicht
- sie brauchen jemanden, der sie auch ohne Sprache versteht und sie zuverlässig versorgt und pflegt.

Die Welt schwerstbehinderter Menschen ist nach unserem derzeitigen Kenntnisstand reduziert oder konzentriert auf die unmittelbare Körpersphäre und ein ganzheitliches körperlich seelisches Erleben. Dies ist eine Lebensform, die wir alle im Säuglingsalter natürlich durchlaufen haben, wir haben mit dieser Lebensform Erfahrung gesammelt und können diese Erfahrungen auch wieder aktivieren, um sie für andere nutzbar zu machen.

1.3 Abgrenzungen und Überschneidungen mit anderen schweren Behinderungsformen

Wie bereits dargestellt, soll der Personenkreis schwerstbehinderter Menschen relativ klar umschrieben bleiben. Dies hat seine Begründung insbesondere in therapeutisch-pädagogisch begründeten Vorgehensweisen. Nicht für jede schwere Behinderung ist das gleiche Förderangebot sinnvoll. Eine schwere Behinderung kann auch Blindheit mit Bewegungsstörung sein oder eine schwere Sprechstörung zusammen mit einer erheblichen kosmetischen Auffälligkeit. Solche Behinderungen erschweren das Leben des Betroffenen außerordentlich, dennoch sind ganz andere Förderziele und Methoden notwendig, um solchen Menschen bei ihrer Entwicklung zu helfen. Dies gilt auch für viele Formen von geistiger Behinderung, die fast immer mit zusätzlichen Einschränkungen auftreten. Auch hier sind zum Teil andere pädagogische Konzepte sinnvoll, um Entwicklung einzuleiten. Wenn also der Begriff "Schwerstbehinderte" von anderen abgegrenzt werden soll, so nicht im

Sinne einer zur Zeit sehr stark in Frage gestellten "Ausgrenzung", sondern vielmehr als Hilfe zu einer Präzisierung der pädagogisch-therapeutischen Möglichkeiten. Im therapeutischen Bereich ist dies seit langem eine Selbstverständlichkeit. Die Indikationsstellung bestimmt die Therapie, und keineswegs ist jede Therapie für jede Auffälligkeit und Störung sinnvoll einzusetzen. Pädagogik tut sich mit diesem Denken etwas schwer, der "Geist des Allgemeinen" beherrscht die Pädagogik in weiten Teilen und macht so häufig ein präzises und zielgerichtetes Vorgehen unmöglich, unspezifische Erziehungs- und Förderversuche sind noch sehr häufig.

In diesem vorliegenden Buch werden hauptsächlich Fördervorschläge aus dem Bereich der "basalen Stimulation" vorgestellt. Diese "Methode" zielt eindeutig auf Menschen mit solchen Behinderungen, die die Eigenaktivität des betroffenen Menschen ganz erheblich einschränken. Am Beispiel des sehr schwer geschädigten Säuglings bis hin zum apallischen Patienten im Erwachsenenalter wurde dies bereits deutlich gemacht. Basale Stimulation will den Mangel an Eigenerfahrung, Eigenbewegung und Auseinandersetzung mit der Umwelt kompensieren. Insofern ist basale Stimulation und das damit verbundene Konzept zunächst nicht für Menschen gedacht, die eigenaktiv Auseinandersetzung mit der Umwelt suchen, die sich mit Material und Menschen beschäftigen - wenn auch in behinderungsspezifischer Art und Weise.

So muß selbstkritisch vermerkt werden, daß die Personenbeschreibung in engem Zusammenhang mit der Methodenentwicklung steht und umgekehrt.

Maria Pfleger-Jacob (1985) warnt vor einem zu großzügigen und unreflektischen Umgang mit der basalen Stimulation; insbesondere, wenn Angebot und Bedürfnis- bzw. Entwicklungssituation nicht übereinstimmen. Schwerste Behinderung soll daher in diesem Zusammenhang zunächst relativ eng beschrieben bleiben, um zu verhindern, daß unangemessene Förderangebote Verwirrung und Gefühle der Bedrohung beim behinderten Menschen auslösen.

1.4 Demographische Entwicklungen

In Übereinstimmung mit Hagberg (1987), von Arentsschild (1988) und Trogisch (1989) läßt sich eine allgemeine Zunahme der Anzahl schwerstbehinderter Kinder/Jugendlicher/Erwachsener im gesamten europäischen Bereich beobachten. Genauere statistische Angaben stehen uns, wie bereits oben angedeutet, nicht zur Verfügung. Doch wird allgemein berichtet, daß in den Einrichtungen der Behindertenhilfe schwere und schwerste Behinderungsformen immer häufiger beobachtet werden. Hinweise auf Zusammenhänge mit einer verbesserten Neonatalmedizin lassen sich nicht übersehen, aber auch die Reanimationserfolge im Kindes- und Erwachsenenalter tragen zu der Veränderung bei.

Aus dem unmittelbaren Erfahrungsbereich des Verfassers läßt sich sagen, daß dann, wenn eine ausreichend qualifizierte Infrastruktur mit hinreichend fachlicher Ausstattung angeboten wird, die Nachfrage nach Förderung deutlich steigt. Zur Zeit (1991) besteht ca. 1/3 der Kinder eines allgemeinen Sonderkindergartens (verhaltensauffällige, sprachlich erheblich gestörte, motorisch beeinträchtigte und allgemein retardierte Kinder) aus der Gruppe höchstwahrscheinlich schwerstbehinderter Kinder. Der von den oben genannten Autoren beobachtete weitgehende Wegfall von Kindern mit mittelgradigen Behinderungen macht die Veränderung der demographischen Situation in den spezifischen Einrichtungen noch krasser. Die vermehrten Bemühungen um integrative Förderung behinderter Kinder bezieht sich im wesentlichen zunächst noch auf weniger schwer Beeinträchtigte. Diese werden demnach den Sondereinrichtungen immer weniger zugeführt, sie kommen in Regelkindergärten und -schulen unter. So bleibt eine erhebliche Konzentration von Kindern mit massiven Entwicklungsproblemen in den Sondereinrichtungen. Diese verändern damit im Laufe der Zeit ihr Gesicht ganz deutlich, die Anforderungen an die berufliche Qualifikation der Mitarbeiter ändern sich, sie werden höher.

Die Anzahl unfallgeschädigter, meist junger Erwachsener mit erheblichen Restschäden im Sinne eines apallischen Syndroms steigt ebenfalls. Offenbar ist ein Großteil dieser "Dauerpflegefälle" in Häusern untergebracht, die sich im wesentlichen ausschließlich der erhaltenden Pflege widmen. Diese Häuser und ihre Patienten sind der Öffentlichkeit weitgehend unbekannt. Erste Kontakte mit Pflegepersonal zeigen aber, daß die Unsicherheit im Langzeitumgang außerordentlich hoch ist, daß sich die Probleme ähnlich darstellen wie vor einigen Jahren in den pädagogischen Einrichtungen.

Neuere Veröffentlichungen in der Tages- und Wochenpresse befassen sich mit der Zunahme der sogenannten Alzheimer Erkrankung. Eine immer grösser werdende Zahl älterer Menschen ist von dieser Zerfallserkrankung betroffen. Die fortgeschrittene schwerere Symptomatik entspricht in vielen Teilen den Phänomenen bei schwerster Behinderung.

Wir erleben also voraussichtlich in den 90er Jahren eine weitere Verschiebung in Richtung schwerer und schwerster Beeinträchtigung bei Menschen unterschiedlichsten Lebensalters. Neben einem außerordentlich hohen Pflegebedarf entsteht ein spezifisch hochindividueller Förder- und Anregungsbedarf. Wird dieser nicht hinreichend befriedigt, so sind massive Pflegeprobleme zu erwarten. Die außerordentlich schlechte Situation bei minderqualifiziertem Pflegepersonal, bei unzureichender Personalausstattung und einer weitgehenden Konzeptionslosigkeit wurde in der letzten Zeit deutlich. Nur durch eine qualitativ hochstehende Förderpflege kann diesen Entwicklungen begegnet werden.

2.0 Fragen des schwerstbehinderten Kindes
2.1 Schwerste Behinderung als dauernde Lebensgefährdung

Aus dem vorangegangenen Kapitel geht unmittelbar hervor, daß schwerste Behinderungsformen bei Menschen jeden Alters immer auch eine aktuelle Gefährdung der Vitalität darstellen. Zwar können wir feststellen, daß, wie bei vielen anderen Behinderungsformen auch, die zugrundeliegende Hirnschädigung an sich ein zeitlich begrenztes Ereignis war, also keine chronische Krankheit, doch sind die Auswirkungen durchaus dynamisch und möglicherweise progredient. Dies bedeutet im Einzelfall für den betroffenen Menschen, daß eine große Zahl von lebenswichtigen Funktionen seines Körpers immer wieder in Krisen geraten können. Aus Untersuchungen von Trogisch & Trogisch (1990) sowie von Krebs (1990) wissen wir, daß die Lebenserwartung von Menschen mit schwerster Behinderung deutlich reduziert ist. In Zeiten, in denen schwerstbehinderte Menschen ausschließlich als Dauerpflegefälle versorgt wurden, in denen sie vorwiegend im Bett lagen, war die Sterblichkeit noch höher. Häufige Atemwegserkrankungen führten nicht selten zum Tod. Hier haben sich Wandlungen aufgetan, die Aktivierung zeigt Erfolge, die Betroffenen sind nicht mehr so anfällig. Dennoch sind Atemwegserkrankungen immer noch eine der häufigsten Todesursachen von schwerstbehinderten Kindern, Jugendlichen und Erwachsenen. Die gesamtkörperliche Vitalitätsreduktion scheint aber auch für andere Erkrankungen anfällig zu machen, so daß es immer wieder zu infektbedingten Krisen kommt, die nicht selten das Leben vorzeitig beenden.

Die fortschreitende körperliche Veränderung (Muskeltonus, Skelettdeformation) trägt ihrerseits dazu bei, wichtige Funktionen des Körpers zu belasten. Hierbei sind es die häufig sehr dramatisch fortschreitenden Skelettveränderungen, die innere Organe verlagern und in ihrer räumlichen Ausdehnung einschränken. Die Atemkapazität vermindert sich, Nieren und Leber können deplaziert und unter Druck geraten und somit in ihrer Funktion beeinträchtigt werden; ebenso sind die Verdauungsorgane manchmal verlagert und insbesondere durch chronische Spastizität in ihrer Beweglichkeit erheblich eingeschränkt. Dies alles führt zu einem gesundheitlichen Status, der unabhängig von der primären Schädigung als chronische Krankheit bezeichnet werden kann.

Rechnen wir dann noch die häufigen Fälle von Anfallserkrankungen hinzu, die sich bei vielen Formen von schwerer Hirnschädigung einstellen, so müssen wir sehen, daß viele dieser Menschen mit einer dauernden Lebensgefährdung leben.

Die häufige Auseinandersetzung mit gesundheitlichen Krisen bleibt nicht ohne Folgen. Eine solche Existenz am "Rande des Lebens" ist immer von Unsicherheit, von Schmerzen, von Aufregung und medizinischer Intervention gekennzeichnet. Menschen, die so gut wie nie das Gefühl haben können, vital und gesund zu sein, sind natürlich auch in ihren kommunikativen und sozialen Bezügen in einer besonderen Situation. Ihr Interesse an den

Objekten und Geschehnissen der Umgebung mag immer wieder vermindert sein, da das eigene Leben, der eigene Körper so wenig verfügbar ist, daß kaum Schritte in Richtung Aktivität gewagt werden können.

Die dauernde Lebensgefährdung wirkt sich aber auch in entscheidendem Maße auf die Umgebung des schwerstbehinderten Menschen aus. Angst und Unsicherheit, Hoffnung und Erwartung wechseln sich häufig ab, verlangen großes Engagement, aber auch wieder sensible Zurückhaltung, vor allem aber macht die dauernde Lebensgefährdung die Entwicklung einer gemeinsamen, zukunftsorientierten Lebensplanung fast unmöglich. Es wird unter dem "Diktat" des aktuellen Gesundheitszustandes gelebt. Eine Orientierung auf Zukunft ist für alle Betroffenen und Beteiligten oft nicht möglich. Dies ist eine schwierige und belastende Situation, die auch die Beziehungen der Betroffenen beeinflußt. Wir kennen ähnliche Situationen in Familien mit chronisch kranken, sterbenden oder sehr alten Familienmitgliedern. Aber auch für professionelle Betreuer ist die Auseinandersetzung mit der dauernden Lebensgefährdung bei Menschen mit schwerster Behinderung nicht ohne Schwierigkeit, da auch hier der Entwurf einer gemeinsamen Zukunft, das Aufstellen von Lernplänen, die Planung zur Erreichung der Ziele immer unter dem Eindruck eines großen "aber" steht. Der Schritt zur Resignation ist nicht weit, das Aufrechterhalten eines zukunftsorientierten Optimismus fällt häufig sehr schwer.

2.2 Biographische Aspekte

Die neuere Entwicklungspsychologie versucht immer mehr, von einer ausschließlich punktuellen Beschreibung eines sogenannten "Entwicklungsstandes" wegzukommen, vielmehr muß - so die neuere Einsicht - die Entwicklung bis zu diesem gegenwärtigen Zeitpunkt mit einbezogen werden, will man einen Menschen in seiner individuellen Situation richtig einschätzen. Der biographische Aspekt in der Entwicklung spielt dabei eine ganz wichtige Rolle. Wir sind der Überzeugung, daß alle unsere Erfahrungen, die wir im Laufe unseres Lebens machen, nicht nur unter kognitivem Aspekt, d.h. in einer bewußten Erinnerung, sondern in einer umfassenderen, eher ganzheitlichen, den Körper selbst einbeziehenden Erinnerung vorhanden sind. Die Summe aller sensorischen Erfahrungen, aller kommunikativen Erlebnisse, die Erfahrungen mit dem eigenen Körper, aber auch die mit anderen Menschen, haben uns zu dem gemacht, was wir jeweils jetzt sind.

Menschen mit schwerster Behinderung haben besondere Erfahrungen, sie erlebten zu einem bestimmten Zeitpunkt ihrer Entwicklung - sei dies vor der Geburt, bei der Geburt oder zu einem Zeitpunkt im späteren Leben - eine extreme Krise, die sie in das aktuelle Spannungsfeld von Leben und Tod brachte. Schwerste Erkrankungen des Gehirns, klinischer Tod mit Reanimation, Verletzungen des Gehirns, Entzündungen oder bereits sehr frühe Mißbildungen, die die Entwicklung erheblich einschränkten, nicht selten dramatische Geburtsverläufe mit der Gefahr des Erstickungstodes, gehören zu den persönlichen Erfahrungen schwerstbehinderter Menschen. Dies sind Grenzsituationen, die den meisten von uns unbekannt sind. Die speziellen Erfahrungen wären fortzusetzen mit einer Fülle von Trennungs- erlebnissen von Bezugspersonen seit Eintreten des schädigenden Ereignis- ses. Dies bedeutet für Kinder eine frühe Trennung von der Mutter, viel- leicht sogar unmittelbar nach der Geburt, so daß kaum eine Chance be- steht, die Mutter überhaupt zu erfahren. Aber auch im späteren Kindes- oder Erwachsenenalter bewirken diese Trennungen den Abbruch wesentli- cher Beziehungen. Das Leben im Krankenhaus unter dem Einfluß der dort dominierenden Strukturen, des häufigen Personalwechsels, des Lebens als "Objekt" ohne Möglichkeiten einer eigenen Lebensgestaltung, bleibt nicht ohne Spuren. Therapien unterschiedlichster Art gehören ebenso zum Er- fahrungsrepertoire des schwerstbehinderten Menschen, wie eine Fülle von Förderversuchen - alle repräsentiert durch unterschiedliche Menschen, die vom Behinderten selbst nicht gewählt werden konnten, sondern die Kraft ihrer beruflichen Kompetenz in das Leben des Behinderten "eindringen". Eine große Zahl dieser Maßnahmen kann nicht als angenehm erlebt wer- den. Wiederum erfährt der behinderte Mensch sich als Objekt, dem andere Unwohlsein, Schmerzen, Angst und Unsicherheit zumuten - unter einem Zielaspekt, der dem Betroffenen selbst nicht offenbar wird. Dieses Leben als "Objekt" mag mit dazu als Erklärung herangezogen werden, daß wir so häufig Passivität, Apathie, d.h. Teilnahmslosigkeit, Abwehr von Kommu- nikation, von Interaktion, Desinteresse an allen Veränderungen der Umge- bung feststellen müssen. Das Leben nach dem Eintritt der Schädigung muß für sehr viele dieser Menschen eine beängstigende und äußerst verwirrende Abfolge von Geschehnissen, Manipulationen, Veränderungen sein, die in der Summe ihrer Auswirkung für uns noch unvorstellbar bleibt.

Erfahrungen mit bewußtlosen bzw. anästhesierten Patienten zeigen, daß auch bei scheinbarer Teilnahmslosigkeit dennoch eine Fülle von dem aufge- nommen wird, was um den Patienten herum passiert und gesprochen wird. Häufig tauchen lange Erinnerungsspuren auf bis hin zu einzelnen Formulie- rungen des Arzt- oder Pflegepersonals. Negative Bemerkungen über den Befund während einer Operation werden durchaus erinnert und können die Gesundung nachteilig beeinflussen. Ebenso können positive Impulse wäh- rend der Operation und in Vollnarkose aufgenommen werden und der Grundstimmung sehr zuträglich sein, so daß es zu verbesserten Heilungs- erfolgen kommt. Auch Kinder nach Ertrinkungsunfällen zeigen solche Erinnerungsspuren, die wir durchaus als ein Zeichen eines besonderen Bewußtseins aufnehmen sollten, das wir nicht ohne weiteres in Frage stellen dürfen. Noch wissen wir zuwenig über vergleichbare Phänomene bei schwersten Behinderungen, doch ist nicht auszuschließen, daß es auch hier zu solchen Erinnerungsspuren kommt, die vielleicht größere Auswir- kungen haben, als wir es wünschten.

2.3 Grundbedürfnisse in der kindlichen Entwicklung und ihre sinnvolle Befriedigung

Für Kinder, junge und ältere Menschen lassen sich unverzichtbare Bedingungen formulieren, die im alltäglichen Leben ihren festen Platz haben, wenn es nicht zu schweren Störungen der Persönlichkeit kommen soll. Wir nennen sie "menschliche Grundbedürfnisse", weil ein essentieller Bedarf nach Befriedigung wohl in jedem Menschen zu finden ist. Es handelt sich nicht um das, was bestimmte psychologische Richtungen Triebe bzw. Triebbefriedigungen nennen, es ist auch abzugrenzen von Motiven des Handelns, vielmehr gehen wir davon aus, daß diese Grundbedürfnisse eigenständige und wesentliche Elemente menschlicher Existenz sind.

Für Menschen mit schwerster Behinderung - so wird es sich zeigen - ist es besonders schwierig, diese Grundbedürfnisse in Inhalt und Umfang ausreichend abzudecken. Logischerweise erhöht die Behinderung selbst die Bedürfnislage, andererseits aber verhindert sie häufig eine adäquate, d.h. angemessene Befriedigung.

Im folgenden soll eine Beschreibung dieser Grundbedürfnisse versucht werden. Es gibt eine elementarste vitale Ebene, die gekennzeichnet ist vom Bedürfnis nach Vermeidung von Hunger, von Durst, von Schmerzen. Im Falle einer Gefährdung sind Menschen mit allen Mitteln bereit, diese Vermeidung zu verwirklichen. Ein Großteil unserer sozialen und individuellen Aktivitäten zielt darauf, daß wir keinen Hunger, keinen Durst und keine Schmerzen zu erleiden haben. Wenn Hunger, Durst oder Schmerz uns über ein gewisses Schwellenmaß hinaus belasten, so wird die aktuelle Befindlichkeit erheblich bis hin zur Unerträglichkeit gestört, die allgemeine Entwicklung ebenfalls beeinträchtigt, schlimmstenfalls sogar physiologisch fast unmöglich gemacht. Die Situation in Entwicklungsländern zeigt uns in schrecklicher Deutlichkeit, was Hunger und Durst bedeuten. Die Auswegslosigkeit im Schmerz bei Tumorpatienten z.B. macht das Vernichtende dieser Empfindungen deutlich.

Schwerstbehinderte Menschen sind häufig aus unterschiedlichen Gründen nicht in der Lage, Vermeidungsstrategien gegen Hunger, Durst und Schmerzen zu entwickeln. Die Ernährungssituation ist schwierig, der Stoffwechsel möglicherweise gestört, die Nahrungsaufnahme selbst von erheblichen motorischen und sensorischen Problemen begleitet. Essen und Trinken ist für Menschen mit schwerster Behinderung nicht selten ein andauerndes Problem. Schluckschwierigkeiten, Saugschwierigkeiten, Aspirationsgefahr (Gefahr, Nahrung in die Luftröhre zu bekommen), Kauprobleme, ein bestehender Würgereflex etc. machen die Aufnahme jeglicher Nahrung sehr schwer. So müssen wir feststellen, daß viele schwerstbehinderte Menschen chronisch unterernährt sind, daß es zu Beeinträchtigungen des Wachstums kommt und damit wohl auch täglich zu Beeinträchtigungen des Wohlbefindens. Die chronische Durstsituation zeigt sich nicht selten an einer problematischen Medikamentierung, an unausgeglichenen Blutspiegelwerten, weil die Gesamtflüssigkeitszufuhr nicht ausreicht. Unklare Fieberschübe sind nicht selten in Verbindung mit Durst zu sehen. Häufig aber werden diese bei nichtbehinderten Menschen unmittelbar eindeutigen Signale nicht wahrgenommen, wir stellen fest, daß Hunger- und Durstgefühl oft nicht deutlich ausgeprägt sind. Der Körper und seine Funktionen jedoch sind von ausreichender Nahrungszufuhr abhängig, ohne sie kommt es zu aktuellen sowie zu bleibenden Störungen der Entwicklung.

Schmerzen müssen schwerstbehinderte Menschen häufig und lang ertragen. Die abnorme Muskelspannung ist eine Hauptursache für Schmerzen. Die Muskulatur selbst schmerzt. Durch diese langanhaltende übermäßige Muskelspannung kommt es zu langsam fortschreitenden Skelettveränderungen, Gelenke werden unregelmäßig und unphysiologisch belastet, was ebenfalls zu schmerzhaften Zuständen führen kann. Veränderungen der Wirbelsäule und des Brustkorbs führen nicht selten zu den bereits beschriebenen Verlagerungen innerer Organe, was ebenfalls mit Schmerz verbunden sein kann (Druck auf Nieren z.B.).

Besonders schmerzhaft aber sind Druckgeschwüre, d.h. entzündliche Veränderungen der Haut und des darunter liegenden Gewebes aufgrund einseitiger Druckbelastung. Dies kann sowohl bei langem und wenig verändertem Sitzen, wie auch bei bettlägerigen Menschen passieren. Die Haut bricht auf, es kommt zu Entzündungen, Gewebe wird zerstört, häufig recht tief bis auf die darunter befindlichen Knochen. Es handelt sich hierbei um sehr schmerzhafte Veränderungen, die auch pflegerisch nur schwer zu versorgen sind. Gerade Menschen mit schwerster Behinderung haben häufig unter solchen Druckgeschwüren (Dekubitus) zu leiden. Nicht selten ist es unzureichende oder nicht genügend aufmerksame Pflege, die solches Wundliegen begünstigt.

Nach diesen am häufigsten anzutreffenden schmerzhaften Veränderungen wäre natürlich noch auf eine Fülle von anderen Schmerzmöglichkeiten hinzuweisen. An dieser Stelle soll jedoch nur auf das Problem von Zahnschmerzen, Kopfschmerzen und Menstruationsbeschwerden hingewiesen werden, die häufig lange Zeit nicht als solche erkannt werden. Die Schwierigkeit des betroffenen Menschen, eindeutige Hinweise auf Schmerz und seine Lokalisation zu geben, verführt nicht selten zu einer Mißachtung der schlechten Befindlichkeit. Viele Unzufriedenheits- und Unmutsäußerungen könnten in Schmerzen ihre Ursache haben - jedoch ist eine sichere Abklärung außerordentlich schwierig.

Das Leben mit Schmerz stellt in jedem Falle eine erhebliche Einschränkung der Lebensqualität dar. Aufmerksamkeit und Energien werden reduziert, die ohnehin schon eingeschränkt sind. Von einem schwerstbehinderten Menschen, der unter Schmerzen leidet, kann nicht erwartet werden, daß er sich interessiert auch neuen Dingen und Förderangeboten zuwendet.

Grundbedürfnis nach Anregung, Abwechslung und Bewegung

Mit Leben ist immer auch das Bedürfnis nach Aktivität verbunden. Leben ist gekennzeichnet durch Bewegung, dies muß nicht Fortbewegung sein, jegliche Bewegung von der Atembewegung angefangen bis hin zu feinsten motorisch koordinierten Bewegungsabfolgen zählen dazu. Durch die Bewegung verschafft der Mensch sich selbst Anregung und Abwechslung. Eintönigkeit, Monotonie werden als außerordentlich negativ empfunden, in Übermaß und ohne die Möglichkeit sich aus einer solchen Monotonie zu entfernen, wirken sie desaktivierend, einschränkend bis hin zur Persönlichkeitszerstörung durch Isolation.

Schwerste Behinderung nun ist gerade dadurch gekennzeichnet, daß sie die Aktivität des betroffenen Menschen in extremer Weise einschränkt. Bewegung ist kaum möglich, koordinierte Bewegung nur in den seltensten Fällen. Das bedeutet, daß der Mensch selbst keine Möglichkeit hat, nach seinen Vorstellungen Situationen zu verändern (Lage des eigenen Körpers, Lage von Objekten, Beziehung des Körpers zu Objekten und umgekehrt). Er ist seiner Mittel beraubt, selbst aktiv für Abwechslung und Anregung zu sorgen. Er ist angewiesen auf Dritte, die ihm Anregung und Abwechslung jeweils verschaffen, die ihm aus isolierenden Monotoniesituationen heraushelfen.

Von entscheidender Bedeutung könnte sein, daß durch die Bewegungseinschränkung das Selbsterleben erheblich eingeschränkt ist. Ich nehme meinen eigenen Körper nur dann wahr, wenn ich in der Lage bin, ihn im Großen wie im Kleinen gezielt nach meinen Vorstellungen zu bewegen. Kleinste Lageveränderungen, Druckveränderungen, Gleichgewichtsveränderungen signalisieren mir immer wo mein Körper ist, halten mich in der Bewegung als Einheit zusammen. Da, wo Bewegung über lange Zeit nicht möglich ist, verlieren sich Konturen und Strukturen des eigenen Körpers. Man ist sich seiner selbst nicht mehr bewußt.

Sicherheit, Stabilität - Verläßlichkeit der Beziehungen

Menschen in unterschiedlichen Gesellschaften sind immer darauf angewiesen, daß sie in stabilen Systemen leben können, die ihnen Sicherheit vermitteln. Wir brauchen einzelne Beziehungen zu bestimmten Menschen, auf die wir uns verlassen können. Dies sind Beziehungen, in denen wir nicht immer wieder aufs Neue Übereinkunft herstellen müssen, wo nicht immer wieder neue "Verhandlungen" zu führen sind, wer zu wem in welcher Beziehung steht. Ein gewisses Gleichmaß in sozialen Verbänden, eine Stabilität, sind erforderlich, wenn nicht alle sozialen Energien in eine permanente Neuorientierung investiert werden sollen, und somit zu weiteren Aktivitäten keine Energie mehr bleibt. Dies alles dient dem Aufbau eines gewissen Sicherheitsgefühls, das vor unerwarteten und unangenehmen Veränderungen schützt und somit eine "Mitte" des täglichen Lebens ermöglicht, von der heraus Aktivität möglich wird. Für das kleine Kind z.B. bietet in der Regel die Kernfamilie diese wichtigen Angebote, so daß es aus dieser Sicherheit und Geborgenheit heraus dann "mutig und neugierig" seinen kleinen, aber aufregenden Unternehmungen folgen kann. Ohne dieses Sicherheitszentrum entwickeln sich Kinder wesentlich langsamer und instabiler. Sie sind viel gefährdeter und werden weniger aufgeschlossen, neugierig und unternehmungslustig.

Menschen mit schwerster Behinderung erleben durch ihre spezielle Biographie, daß solche Sicherheit nur sehr schwer zu erlangen ist. Die Fülle der wechselnden Bezugspersonen läßt das Erlebnis von Verläßlichkeit kaum zu. Die Stabilität der sozialen Situation wird immer wieder erschüttert durch Krankenhausaufenthalte, durch notwendige Trennungen. Das Gefühl von Sicherheit mag sich nicht einstellen, weil immer wieder notwendige Interventionen dem Kind uneinsichtig bleiben müssen und es zutiefst verunsichern. Dies hinterläßt Spuren in der Persönlichkeit des schwerstbehinderten Kindes, das erfahren mußte, daß Menschen kommen und gehen, daß auf einzelne "kaum Verlaß ist", und so beobachten wir nicht selten, daß diese Menschen mit schwerster Behinderung sich zurückziehen, sich offensichtlich weigern, neue soziale Beziehungen aufzubauen oder auch nur zu tolerieren - vielleicht im Wissen darum, daß die nächste Trennung bereits wieder bevorsteht.

Bindung, Angenommensein, Zärtlichkeit

Wenn wir in der Betrachtung menschlicher Grundbedürfnisse weiterfahren, so kommen wir zu einem Komplex, der mit den Begriffen Bindung, Angenommensein und Zärtlichkeit zu kennzeichnen ist. Hierbei wird gleichermaßen auf die emotionale Seite Wert gelegt wie auf die körperliche Seite. Zärtlichkeit drückt sich in konkreten, auf den Körper bezogene Handlungen aus. Durch sie wird Bindung ermöglicht und gezeigt. Mit dem Begriff "Nähe" wird dem psychophysischen Charaker vielleicht am besten Rechnung getragen.

Auch hier wird schwerste Behinderung zum Hemmnis für die Beteiligten des Interaktionsprozesses, in dem Bindung und Zärtlichkeit zum Ausdruck kommen sollen. Für die Eltern und andere Familienmitglieder des schwerstbehinderten Kindes ist dessen Behinderung immer wieder etwas wie ein Affront, der sich im direkten wie übertragenen Sinn in einem "Zurückschrecken" äußern mag. Das Kind mit seinen schweren Entwicklungsproblemen kann Zärtlichkeit oft nur passiv aufnehmen, es kann sie nicht in angemessener Form zurückgeben, ja oft zeigt es Reaktionen, die fälschlicherweise auf Ablehnung schließen lassen: Steifigkeit statt Anschmiegen, Schreien statt Lächeln, diffuse angestrengte Massenbewegungen statt lockerem Strampeln, heftige Augenbewegungen statt aufmerksamem Betrachten des mütterlichen Gesichtes. Dies stellt eine schwere Hypothek in der Entwicklung der dyadischen Beziehung dar.

Der frühe Eintritt von Therapie ins Leben der Mutter-Kind-Dyade macht insbesondere die Erfahrung des Angenommenseins schwierig. Sind doch die Mutter oder andere nahestehende Personen immer wieder gezwungen, das

Kind so wie es eben ist, nicht zu akzeptieren, es in seiner Haltung, in seiner Bewegung, in seiner Lage, in seinen Aktivitäten zu korrigieren, einzuschränken oder zu forcieren. So erlebt das Kind in frühen und entscheidenden Lebensphasen, daß es in wesentlichen Teilen seiner Person nicht angenommen, sondern immer der korrigierenden Kritik ausgesetzt ist. Fremde Therapeuten verstärken dieses Gefühl. Das Kind löst nicht allgemeine Bewunderung und Zuneigung aus, sondern es konzentriert auf sich viele Bemühungen, es zu ändern.

Anerkennung und Selbstachtung

Die folgenden zwei Komplexe von Grundbedürfnissen lassen sich häufig genug auch für Menschen ohne Behinderung nicht oder nur in Ansätzen erreichen. Dennoch sind wir wohl alle der Überzeugung, daß sie zum Menschsein in Würde und Freiheit gehören, ja unverzichtbar sind:

Anerkennung, Selbstachtung und "Prestige" bilden einen Komplex. Menschen sind in einem Wechselspiel von Anerkennung durch andere und Anerkennung durch sich selbst darauf bedacht, wiederum vor sich selbst wie vor anderen "etwas darzustellen". Wir erleben uns als wertvoll, indem andere von unseren ersten Lebenstagen an uns immer wieder Bestätigung gegeben haben, körperliche, geistige, soziale und andere kleine Vorzüge werden immer wieder gerühmt, sie werden verbalisiert. Eltern und andere Mitglieder des sozialen Umfeldes loben und anerkennen kleine Leistungen oder auch große, so daß daraus langsam ein Bewußtsein entsteht, etwas wert zu sein, von Bedeutung zu sein und auch eine gewisse Stellung im Sozialgefüge einzunehmen. Dies ist mit "Prestige" gemeint, etwas wert zu sein und in seinem sozialen Bezugsfeld eine angemessene Position zu haben.

Behinderung insgesamt schränkt die Verwirklichung dieser Grundbedürfnisse in der menschlichen Gesellschaft erheblich ein. Schwerste Behinderung führt in der Regel dazu, daß die nichtbehinderte Umwelt kaum auf den Gedanken kommt, "Anerkennung und Selbstachtung" könnten auch für einen Menschen mit schwerster Behinderung Lebensnotwendigkeiten sein. Was ist denn an ihm je im Sinne einer Leistung oder eines Wertes anerkennenswert? Was ist er, was kann er, was leistet er, das ihn heraushöbe, was auf ihn aufmerksam machte? In der fiktiven "Prestige-Skala" nimmt der Mensch mit schwerster Behinderung sicherlich einen der absolut letzten Plätze ein. Er hat keine Chance, um Anerkennung und in Wechselwirkung um Selbstachtung zu "kämpfen", er bleibt in der Regel passives Objekt der Aktivitäten anderer und damit ohne Möglichkeit, Anerkennung zu erringen.

Unabhängigkeit, Selbständigkeit, Selbstbestimmung

Noch deutlicher wird dies im Bedürfniskomplex von Unabhängigkeit, Selbständigkeit und Selbstbestimmung. Behinderung, insbesondere aber schwerste Behinderung, ist ja gerade dadurch gekennzeichnet, daß sie extreme Abhängigkeit und Unselbständigkeit hervorruft. Wo und wie soll ein Mensch selbst bestimmen, der kaum Aktionsmöglichkeiten hat, der nicht sprechen kann, über dessen "Denkvermögen" wir fast nichts wissen? So ist gerade die Arbeit mit schwerstbehinderten Menschen dadurch gekennzeichnet, daß sie sich ganz auf die Aktivität der Helfer stützt.

Es sei an dieser Stelle nur ein Aspekt stärker hervorgehoben: beim gesunden kleinen Kind ist es eine anerkannte frühe Form von Selbstbestimmung, wenn es z. B. ein bestimmtes Essen verweigert. Es ist ja bereits klassisch zu nennen, wenn man an den ersten Spinatbrei fürs Baby erinnert. Das Herausprusten, das Zukneifen des Mundes, das Abwenden des Kopfes wird von der aufmerksamen erwachsenen Person als Ablehnung interpretiert, als Ausdruck eigenen Willens, als gerichtete Kundgebung. Damt ist auch im Verständnis der Erwachsenen ein erster Schritt zur Selbstbestimmung des Kindes getan. Je nach Erziehungsvorstellung und Naturell kommt es zu spezifischen Antworten des Erwachsenen - immer aber sind es Antworten auf eine Mitteilung des Kindes, die als Willenskundgebung ernstgenommen wird. Das schwerstbehinderte Kind, das Essen verweigert, wird aber aus verständlichen Gründen als "therapiebedürftiger Fall" gesehen. Seine Art zu verweigern wird nicht als Ausdruck von Willen und Selbstbestimmung gewertet, sondern der "Pathologie" zugerechnet. Damit bekommt es kaum eine Chance zu erleben, daß es durch Handlungen, durch Mimik, durch Laute, kurz durch Ausdruck etwas bewirken kann. Vielmehr setzt es eine Fülle von Aktivitäten in Gang, die seine Selbstbestimmung, seine Selbständigkeit und Unabhängigkeit zunächst subjektiv weiter einschränken. Zwar geht das gesamte therapeutisch-pädagogische Vorgehen davon aus, daß es "später einmal" zu mehr Unabhängigkeit, Selbständigkeit und Selbstbestimmung führen will. Durchs Vorgehen selbst aber werden fast immer alle Ansätze beim Kind unterdrückt, in keinem Fall jedoch gefördert. So wird das Kind auf etwas hingeführt, was es nie kennenlernen konnte und was es dann wohl auch nie als eigene Motivation übernehmen kann. Entwicklung wird hier durch die Fremdaktivität, die notwendigen Aktivitäten der Umwelt, weitgehend verhindert.

Betrachtet man nun diese Sammlung von schwierigen Situationen hinsichtlich der menschlichen Bedürfnisbefriedigung und der kindlichen Entwicklung, so wird vielleicht deutlich, wie weitreichend die Einschränkungen durch schwerste Behinderung und ihre Folgen tatsächlich sind. Es läßt sich also schwerste Behinderung unter keinen Umständen in einer additiven oder summativen Anhäufung von motorischen, kognitiven, sozialemotionalen, sensoriellen etc. Störungen darstellen. Tatsächlich wird das gesamte Leben von Anfang an in seinen wichtigsten Bereichen permanent in Frage gestellt. Dennoch gehen wir davon aus, daß jeder Mensch nicht nur ein Recht auf Befriedigung dieser Grundbedürfnisse hat, sondern daß es eine innere Notwendigkeit gibt - verweigert man sich ihr, so führt dies zwangsläufig zu schweren Schädigungen der Person, wie wir sie aus dem Bereich der Psychiatrie kennen.

Nach unseren Beobachtungen sind nicht wenige schwerstbehinderte Kinder in ihrer Vitalität, d.h. in ihrem positiven Bezug zum Leben erheblich gestört. Vitale Depressionen, extremer Rückzug, Weigerung, weiter zu leben, sind Erscheinungen, die immer wieder zu beobachten sind und die möglicherweise auf die chronische Notlage dieser Menschen hinweisen.

Es ist zu hoffen, daß die gegebene Darstellung nicht nur als ein allgemein "Anthropologisches Problem" gesehen wird, sondern daß der unmittelbare Praxisbezug bis hinein in alltägliche Pflegeroutine deutlich wird, daß sowohl Eltern wie auch Mitarbeiter in Einrichtungen Hilfe zur Reflexion und zur Umsetzung benötigen, soll sich die Situation für Menschen mit schwerster Behinderung in diesem elementarsten aller denkbaren Bereiche endlich ändern.

2.4 Die Familie des schwerstbehinderten Kindes

"Viele Menschen, ob Laien oder Therapeuten, stellen sich heute vermehrt die Frage, ob die starke Professionalisierung im sozialen Bereich, wie sie sich in den letzten zwei Jahrzehnten vollzogen hat, nicht zu einem gewissen Teil zu einer Entmündigung der Familie, zu einem Verlust ihrer Grundfunktionen geführt hat" (Speck, Peterander, Innerhofer 1987).

Eltern und Therapeuten erleben sich nicht selten als konkurrierende Systeme, in deren Spannungszentrum das behinderte Kind steht. Kinder mit schwersten Behinderungsformen stellen für beide eine außerordentliche Herausforderung und Belastung dar. Klassische Therapie- oder Erziehungserfolge wollen sich nicht einstellen. Sehr viel Arbeit, Liebe, Zuneigung und Engagement müssen aufgebracht werden - und die "Erfolge" belohnen einen kaum dafür.

In einigen sehr verkürzten Gedanken soll nun versucht werden, die besondere Situation von Eltern schwerstbehinderter Kinder darzustellen. Verständnis für viele Verhaltensweisen, die den Fachkollegen häufig unverständlich bleiben, soll ermöglicht werden. Immer wieder kommt es ja zu erheblichen Konflikten, Frustrationen oder sogar Aversionen, weil Elternverhalten für uns Fachleute häufig nicht mehr nachvollziehbar ist, weil wir Kooperation, gemeinsame Zielsetzungen, kurz das "Ziehen am gleichen Strang", nicht mehr wahrnehmen können. Aber - so meine Überzeugung - es gibt Gründe und Wirkungszusammenhänge, die in sich schlüssig sind und die durchaus unseren Respekt verdienen.

Das gesunde Baby signalisiert in vielen seiner Verhaltensweisen und durch sein Aussehen so etwas wie "Hilflosigkeit". Die Mutter, die dieses Kind erwartet und hoffen wir, erwünscht hat, wendet sich ihrem Kind zu, sie nimmt die Signale auf, um es zu pflegen, zu versorgen, um zärtlich zu ihm zu sein. Die Mutter reagiert also mit einer Form von Hingabe. Dafür reagiert nun wiederum das Baby, es belohnt seine Mutter durch Lächeln, durch Schmusen, es schlummert sanft in ihren Armen ein, wenn es gewiegt wird und es schaut sie interessiert und aufmerksam an, wenn sie zu ihm spricht. Wir können also sagen, durch sein Gedeihen bestärkt das Kind seine Mutter zu neuer Tatkraft, zu neuen Aktivitäten. Es belohnt sie auch für all die Sorgen, Mühen, Anstrengungen, die nötig sind, um so ein kleines Kind durchs erste Lebensjahr zu bringen. Dies können wir uns auch als eine aufsteigende Spirale vorstellen, wo in der Mutter-Kind-Dyade die wechselseitigen Prozesse zu immer weiterer Entwicklung Anlaß geben.

Dies alles ist abgedeckt durch die Erwartung der Mutter selbst, aber auch die Erwartung der sie umgebenden Sozialsysteme, d.h. des Ehepartners, vielleicht vorhandener weiterer Geschwister und der Familie im weiteren Sinn. Für eine bestimmte Zeit hat die Frau diese Rolle im Familien- und Sozialsystem.

Kommt nun aber ein sehr schwer behindertes Kind zur Welt, so stellt sich ein anderer Kreislauf ein. Wir sehen an dieser Stelle einmal davon ab, all die emotionalen Probleme unmittelbar bei und nach der Geburt aufzuzeichnen, wir beginnen analog zu unserem ersten Beispiel mit dem Kind selbst. Die Behinderung wirkt als eine verstärkte Hilflosigkeit im Sinne "das arme kleine Kind". Die Mutter wird also ihre Hingabe, ihre Aufmerksamkeit, ihre Zuwendung steigern in einem Maße, das fast schon als Aufopferung bezeichnet werden kann. Dieser erhöhten Intensität steht aber keine erhöhte Belohnung gegenüber, sondern eher umgekehrt, Belohnung wird negiert, das Kind ist vielleicht steif, es spuckt die Nahrung wieder aus, es stagniert in seiner allgemeinen Entwicklung, es schreit viel..., d.h. das Kind scheint in seinem Verhalten sich nicht auf die Mutter zu orientieren, nicht in dieses Wechselspiel mit ihr eingehen zu wollen oder zu können, sondern vielmehr lehnt es (scheinbar) all die Angebote der Mutter ab, nicht einmal die Nahrung nimmt es an. Wir wissen wohl, daß dahinter ganz bestimmte pathologische Erscheinungen stehen, wir können dies mit Krankheitsbildern erklären, dennoch bleibt das kommunikative Signal ´in deinem Arm bin ich nicht entspannt´, ´ich bin steif´, ´deine Milch will ich nicht, ich spucke sie aus´. Dies erzeugt in hohem Maße Unsicherheit, denn all das, was die Frau gelernt, abgeschaut, tradiert bekommen hat, wie man kleine Kinder groß zieht, all dies greift nicht mehr. Sie gerät in eine Situation der Überforderung, physisch, weil dies mit einem solchen Kind sehr viel anstrengender ist, weil sehr viel mehr "investiert" werden muß - aber auch psychisch, weil ihre Anstrengungen einseitig bleiben und nicht in ein Gleichgewicht kommen durch die Belohnung des Kindes. Daraus resultieren nach unserer Einschätzung drei Grundgefühle von Schmerz, Wut und Angst.

Schmerz über den Verlust einer erhofften glücklichen Mutterschaft.

Wut darüber, daß einen niemand gefragt hat, ob man ein solches Kind will, Wut auch auf das Kind selbst, das einem nun das Leben so negativ verändert hat, das einen aus allen bisherigen Bezügen herauszureißen droht.

Und Angst vor der Zukunft, weil man schon sehr genau spürt, daß dieses Leben sich anders gestalten wird als man bisher annehmen durfte - aber man weiß noch nicht wie, man weiß nicht, was auf einen zukommt, ob dieses Kind am Leben bleiben wird, ob es sterben muß, all dies macht Angst.

Diese drei Gefühle miteinander sind von einer außerordentlich großen Dynamik. Aber sowohl die Erwartung der Umwelt, der Familie, wie auch die Erwartung der ´Professionellen Helfer´ (z.B. der Kollegen aus dem Früh-förderbereich) gehen dahin, daß diese Gefühle unter Kontrolle zu halten sind. Wir alle kennen gut- und ernstgemeinte Empfehlungen, wie: "Frau Lehmann, auf Sie kommt es jetzt ganz besonders an. Sie müssen jetzt ganz tapfer sein, dann werden wir das mit dem Kind schon schaffen." Das bedeutet, die Mutter darf ihren Gefühlen nicht nachgeben, sie darf sie nicht ausleben und sie findet in der Regel auch niemanden, der bereit ist, sich mit ihren Gefühlen auseinanderzusetzen. Wir trösten ein bißchen, aber im wesentlichen ist uns an einer kooperierenden, "funktionierenden" Frau gelegen, die sich nahtlos in unser Konzept früher Förderung einfügt.

Die Dynamik von Gefühlen bringt es aber mit sich, daß es kaum möglich ist, sie auf Dauer zu kontrollieren und zu unterdrücken. Sie sind lebendig und wirken in sich verstärkend; insbesondere die Wut auf die immer schwieriger werdende Situation. Diese Wut wendet sich auch gegen das Kind, denn dieses Kind hat einem ja das "eingebrockt". Gleichzeitig erfährt sich die Mutter dabei aber als eine "Rabenmutter", denn sie selbst und alle anderen erwarten ja, daß sie sich gerade um dieses Kind ganz be-sonders kümmert. Aus dieser inneren Spannung scheint es kaum einen Ausweg zu geben...

Nach unseren Beobachtungen und nach den bekannten Gesetzmäßigkeiten der psychosomatischen Medizin führt die längere Unterdrückung von dyna-mischen Grundgefühlen zu Somatisierungen. Wir konnten beobachten, daß außerodentlich viele Mütter spezifische psychosomatische Erkrankungen entwickeln. Auf der anderen Seite erleben wir die Herausbildung von mas-siv ambivalenten Einstellungen zum Kind. Dies führen wir im wesentlichen auf die Unterdrückung der Wut zurück, "das Kind muß geliebt werden". Die negativen Anteile dürfen nicht heraus, in immer wiederkehrenden Streßsituationen dringen sie doch hervor und überraschen dann häufig die therapeutischen Fachleute, wenn eine Mutter plötzlich Dinge tut oder nicht tut, die so eigentlich gar nicht ins Bild passen. Wir denken dabei insbeson-dere an ganz spezifische Formen selektiver Vernachlässigung, an plötzli-ches Abbrechen therapeutischer Maßnahmen, an mangelnde Kooperati-onsbereitschaft innerhalb bestimmter pädagogisch-therapeutischer Vor-haben.

Wir müssen aber noch ein wenig weitersehen, die Dynamik weitet sich ja aus, sie betrifft insbesondere ganz stark die Beziehung zwischen den Eltern des schwerstbehinderten Kindes. Es sei ganz besonders auf die Trennungsdynamik hingewiesen, die zwischen den Eltern stattfindet. Das Elternkonzept, in der Regel recht klassisch aufgeteilt in einen mütterlichen und einen väterlichen Teil, findet nicht zusammen. Bei einem gesunden

Kind ist bereits etwa mit einem Jahr ein deutliches Zusammenrücken des Elternkonzeptes feststellbar. Bei unserer Gruppe von Kindern bleibt aber das schwerstbehinderte Kind mit seinen Bedürfnissen immer mehr im Bereich der mütterlichen "Zuständigkeit". Der Vater hingegen hat keine Chance, seinen Konzeptanteil zu realisieren. Er bleibt alleine, er wird eigentlich gar nicht - sozialpsychologisch gesehen - Vater. Er erfährt aber zusätzlich durch die Belastung der Mutter eine Entfernung von seiner Ehepartnerin, die Isolation der beiden voneinander durch das Kind wird sehr stark. Was Vätern häufig als Fluchttendenz angelastet wird, könnte durchaus eine Fehlinterpretation sein. Ich möchte darauf hinweisen, daß es vielleicht so etwas wie Leere ist, die die Väter scheinbar wegtreibt, die sie nie richtig Vater eines so schwerbehinderten Kindes werden läßt. Denn mit ihren von unserer Gesellschaft tradierten Vorstellungen vom Vatersein kommen sie nie zum Zuge. Um das "Klassische" Beispiel zu bemühen: mit der elektrischen Eisenbahn werden sie mit ihrem schwerstbehinderten Kind vielleicht nie spielen können, d.h. sie warten auf etwas, was sich nicht ereignet.

Nach unseren Beobachtungen können wir feststellen, daß sehr viele Väter sich in hohem Maße in "externer Hausarbeit" engagieren. Die Mutter ist in vielem durch Pflege und Versorgung des schwerstbehinderten Kindes absorbiert, Väter übernehmen eine ganze Menge von außenliegenden Aufgaben. Wir konnten beobachten, daß viele Familien mit schwerstbehinderten Kindern sich - entgegen ihren ökonomischen Möglichkeiten - ein eigenes Haus bauten oder kauften, weil man "mit einem solchen Kind nicht in Miete leben kann". Die Väter sind dann gezwungen, ein hohes Maß an Zeit und Kraft in den Ausbau des Hauses zu investieren. Auch das ist Familienarbeit, allerdings externe Familienarbeit, während die Mutter interne Familienarbeit leistet. Dies ist durchaus ganz praktisch räumlich zu sehen: während die Mutter im Haus arbeitet, arbeitet der Vater vielleicht draussen. Beide arbeiten füreinander und für die Familie, aber sie haben kaum mehr Berührungspunkte im wörtlichen Sinne. Sie entfremden sich, und jeder hat vom anderen das Gefühl, daß er sich nicht mehr um ihn kümmert, vielleicht sogar, daß er ihn nicht einmal mehr wahrnimmt.

So sehen wir eine tragische Reduktion der Rollen in der Familie: die Mutter wird zur Dauerpflegekraft für ihr Dauerbaby, und der Vater wird in seiner Rolle reduziert auf materielle Leistungen zum Erhalt des familiären Rahmens. Auch Väter erkaufen diese Reduktion, die Enttäuschung und Entfremdung mit einer überdurchschnittlich hohen Rate von typischen psychosomatischen Männererkrankungen, d.h. auch sie bringen große Opfer und wurden darum nie gefragt. Auch für den Vater gibt es wohl so etwas wie eine tiefe, emotionale Kränkung, ein Verlustgefühl, das ihn sensibel und zurückhaltend werden läßt. Die Forderungen von Fachleuten, häufig ohne detaillierte Kenntnis der besonderen Belastungssituation vorgebracht, müssen als ein weiterer versteckter Hinweis für den Vater verstanden werden, daß er nicht in der Lage ist, seine Familie so zu organisieren, wie dies normalerweise von Vätern erwartet wird. Die Kontakte zu Familien laufen meistens über die Mutter. Dies nimmt nicht Wunder, denn unsere Arbeitszeit deckt sich mit der Arbeitszeit des Vaters. Und häufig genug hat er schon viele Urlaubstage dafür nehmen müssen, sein Kind ins Krankenhaus zu fahren, seine Frau bei Krankheit zu unterstützen, einen Rollstuhl auszusuchen und vieles mehr. So sehen wir meist die Familie und das sehr schwer behinderte Kind am ehesten noch mit den Augen der Mutter, häufig genug beginnen unreflektierte Identifikationen, die dann häufig eben auch zu großen Spannungen führen.

Die ganz spezielle Psychodynamik zwischen Eltern schwerstbehinderter Kinder und uns Fachleuten scheint noch weitgehend unerforscht, oft nicht einmal reflektiert. Doch ist es gerade diese Dynamik, die häufig den Kollegen in der Frühförderung, aber auch in der Therapie im Kindes- und Jugendalter, außerordentlich große Schwierigkeiten macht. Es sind die Klagen der Lehrer in den Sonderschulen genauso, wie die der Kollegen in Heim und Internat, daß sie sich von Eltern zu wenig informiert, verstanden und unterstützt fühlen. Und Eltern fühlen sich überfordert, permanent gefordert, gedrängt, eingeschränkt in ihrer eigenen Erziehungsbefugnis. Sie verlieren mit ihrem schwerstbehinderten Kind gleichzeitig persönliche und familiäre Autonomie. Auch dies sind Bereiche, die einer viel tiefergehenden Analyse bedürften: die Möglichkeiten, dem Dilemma zu entkommen sind noch vage und kaum exakt vermittelbar.

Immer wieder wird deutlich, wie sehr beide Gruppen - Eltern und Fachleute - in ihrer jeweiligen Biographie und ihrer individuellen Sicht befangen sind, wobei - dies ist ausdrücklich meine persönliche Meinung - von den beruflichen Helfern mehr Offenheit, Flexibilität und Vorstellungsvermögen möglich sein müßte. Sicher ist aber auch an Ausbildungskonzepten zu arbeiten, um neben den pädagogischen, therapeutischen Fertigkeiten auch Reflexionsfähigkeit und Einfühlungsvermögen zu fördern.

3.0 Fragen des kindlichen Verhaltens

3.1 Stereotypien, Autostimulation und selbstschädigende Verhaltensweisen

Bei Kindern, Jugendlichen und auch Erwachsenen mit schwersten Behinderungsformen werden von Eltern bzw. beruflichen Betreuern immer wieder besondere Auffälligkeiten des Verhaltens beschrieben und beklagt, die wir mit den Begriffen Stereotypie, Autostimulation und selbstschädigende Verhaltensweise beschreiben können. Solche Verhaltensweisen kommen aber nicht nur bei Menschen mit schwerster Behinderung vor, sie finden sich auch bei weniger schwer beeinträchtigten Menschen, ja gelegentlich auch ohne daß eine Behinderung im eigentlichen Sinne vorliegt. Bei Säuglingen und Kleinkindern gibt es unklare Schaukelbewegungen, gelegentliches Schlagen mit dem Kopf auf Matratze oder Kopfkissen (sog. Jactationen), manche Kinder drehen mit ihren Fingern an den Haaren an einer typischen Stelle hinter dem Ohr. Manipulationen mit den Händen finden oft in einer zeitlich begrenzten Periode relativ automatisiert statt, so daß man auch hier von gewissen Stereotypien sprechen könnte. Aber auch bei älteren Kindern und Jugendlichen finden sich Bewegungsstereotypien, die in Phasen von Langweile oder nervöser Erregung auftauchen und gelegentlich erzieherische Interventionen nach sich ziehen. Sogenannte Tics bei Erwachsenen oder eben "Eigenarten" könnten möglicherweise auch in diese Gruppe gehören, z.B. langanhaltendes Wippen mit den Beinen, Klopfen mit den Fingern auf eine Unterlage etc.... Auch bei alten Menschen finden sich wieder verstärkt solche Aktivitätsformen, die zunächst sinnlos erscheinen, Zupfen an Kleidungsstücken, Suchen nach Fusseln auf den Kleidern anderer, "Daumendrehen" und viele andere z.T. individuell variierte Bewegungsabfolgen.

Unter dem Einfluß behavioristischer psychologischer Strömungen wurden solche meist manuellen Aktivitäten, aber auch schwerere Formen unter Beteiligung des ganzen Körpers, als "unerwünschte Verhaltensweise" betrachtet. Ihr Auftreten schien primär blockierende Wirkung für die Aneignung zielgerichteter, sogenannter erwünschter Verhaltensweisen zu sein. Das behavioristische Grundkonzept legte nahe, diese Verhaltensweisen als spezifisch erlernt zu betrachten. Häufig wurde beobachtet, daß die betreffenden Personen durch den Einsatz solcher Stereotypien, insbesondere sogenannter "Autoaggressionen", die Aufmerksamkeit der Umwelt auf sich ziehen konnten. Unter diesem Eindruck wurde eine Kausalität postuliert. Der behinderte Mensch produziert solche Verhaltensweisen, um Aufmerksamkeit auf sich zu ziehen. Die Situation in Großinstitutionen mit weitgehend nur pflegerischer Versorgung sprach für dieses Interpretationsmuster, da dort tatsächlich nur durch massiven "Einsatz" solcher autoaggressiven Verhaltensweisen Aufmerksamkeit und Zuwendung zu erzielen war.

Die therapeutische Intervention versuchte zunächst gezielt, durch Löschung oder Nichtbeachtung solche Verhaltensweisen abzubauen. Dabei konnten teilweise beachtliche Erfolge erzielt werden, die aber keineswegs immer auf eine Ausweitung der nun freiwerdenden Kompetenzen und Möglichkeiten hinausliefen. Vielmehr schien es dem aufmerksamen Beobachter, daß häufig die psychische Situation der Betroffenen noch schlechter und eingeschränkter wurde.

Stefan Hertzka (1981) macht darauf aufmerksam, daß viele Stereotypien und auch autoaggressive Verhaltensformen bei unterschiedlichen Menschen auch in unterschiedlichen Situationen dennoch recht ähnlich ablaufen. So schien es verwunderlich, daß ausgerechnet in diesem Bereich die "Erfindungsgabe" unterschiedlich behinderter und in ihrer Entwicklung eingeschränkter Menschen immer gleiche Lösungsversuche provozierte. Dies sieht m.E. nicht zwingend nach erlernter Verhaltensweise aus, vielmehr könnten hier sehr viel elementarere Gesichtspunkte zum Tragen kommen.

So wird seit einigen Jahren das Konzept der Stereotypie zu Gunsten einer Vorstellung von Autostimulation verlassen. Angelehnt an das Grundbedürfnis nach Anregung und Abwechslung, durchaus auch unter Bezug auf das Grundbedürfnis nach Zärtlichkeit, d.h. körperlicher Nähe und Berührung, könnten solche bekannten Verhaltensweisen neu interpretiert werden. Wenn wir davon ausgehen, daß jedes Individuum ein Mindestmaß an sensorischer Anregung benötigt, um den psychophysischen Organismus stabil zu erhalten, dann können wir solche Stereotypien als Notlösung verstehen, mit der der behinderte Mensch sich dieses Mindestmaß selbst organisiert. Sensorische Deprivation, d.h. eine länger andauernde Unterversorgung mit sensorischen Angeboten, führt in Isolation. Diese wird als bedrohlich und desorientierend erlebt. Das Individuum gerät auf unterschiedlichen Ebenen körperlicher und bewußtseinsmäßiger Art aus dem Gleichgewicht. Menschen ohne Behinderung finden aufgrund ihres breitgefächerten Aktivitätspotentials Möglichkeiten, sich im Austausch mit der Umwelt immer wieder die Reizsequenzen sensorischer Art zu besorgen, die aktuell nötig sind. Das Repertoire schwerstbehinderter Menschen ist so limitiert, daß die freie und zielgerichtete sensorische Erfahrung oft nicht möglich ist. Hinzu kommen deprimierende Umweltbedingungen, die ein zusätzliches Erschwernis darstellen. Um nun nicht vollständig sensorisch zu verarmen, organisiert sich das Individuum selbst solche Reizsituationen: Schaukeln mit dem Oberkörper, heftige Bewegungen des Kopfes als vestibuläre Angebote, visuelle Sensationen durch Bohren mit den Fingern in den Augen bzw. durch schnelle Bewegung der gespreizten Hand vor den Augen. Taktile Eindrücke vermittelt das Drehen von Haaren, das Einschmieren der Hände mit Speichel. Hände, die in den Mund gesteckt werden oder am Mund und den Zähnen hin und her gerieben werden, vermitteln eine intensive Mund-Hand-Erfahrung, die offensichtlich psycho-emotional stabilisierend wirkt. Hierbei werden dann häufig Intensitätsgrade benötigt, die sich auf den Betreffenden selbst dann schädigend auswirken (Gehirnerschütterung, Aufbeißen der Hand, Schlagen etc.).

Es kommen aber noch weitere Gesichtspunkte hinzu, die bei der Interpretation solcher zweifellos schwerwiegenden problematischen Verhaltensweisen helfen können. Wir gehen heute davon aus (s.3.3), daß Menschen mit schwerster Behinderung außerordentliche Probleme haben, die Reizvielfalt der natürlichen Umgebung angemessen aufzunehmen und sinngebend zu verarbeiten. In allen sensorischen Bereichen kommt es so möglicherweise zu einer Desinformation mit Chaoscharakter. Visuelle, auditive, taktile etc. Information durch die Umwelt - sei es die dingliche oder die menschliche Umwelt - werden nicht verstanden, es taucht das Gefühl der Bedrohung auf, in keinem Fall aber sind diese Veränderungen vorherseh- und beherrschbar. Die äußerste Passivität im Sinne des Ausgeliefertseins macht Angst und fordert vom Individuum den Rückzug in Zonen der subjektiven Sicherheit. Bei dem hohen Maß an körperlicher, wahrnehmungsmäßiger, kognitiver Einschränkung durch die Behinderung bleiben nur ganz wenige Bereiche, in denen das Kind, der Jugendliche, der Erwachsene sich aktiv erleben können. Ihre motorischen Einschränkungen in Verbindung mit den extrem reduzierten Handlungsplänen lassen kaum gezielte Aktivitäten zu. So kann derjenige auch kaum die Erfahrung machen, durch Aktivität etwas zu verändern, Dinge zu beherrschen. Die Dinge, die Umwelt beherrschen ihn. Da bleiben nur vereinzelte "inselhafte" (D. Fischer) Verhaltensweisen, die dem eigenen Willen zugänglich sind. Diese Verhaltensweisen werden dann - in unseren Augen exzessiv - aktiviert und reproduziert. Sie verändern sich kaum, sondern werden immer in der gleichen Form gezeigt. Für den Betreffenden sind sie ein kleiner Bereich von einer zwar sehr eingeschränkten, aber doch eben erlebten Autonomie.

Mit diesen Andeutungen können wir vielleicht die beschriebenen Verhaltensweisen etwas besser verstehen und einordnen. Sie sind also der Versuch des Individiuums, sich zu stabilisieren, sich einerseits Anregung zu verschaffen, auf der anderen Seite auch sich abzugrenzen und als autonomes Individuum zu erleben. Unter diesem Blickwinkel können sie nicht länger als unerwünschte Verhaltensweisen beschrieben werden, die es lediglich gilt abzutrainieren. Dennoch müssen wir feststellen, daß solche Verhaltensweisen einer weiteren Entwicklung durchaus im Wege stehen. Sie zeigen wenig Eigendynamik, sie weiten die Kompetenz des betreffenden Individuums kaum aus, ihre Wiederholung bringt selten einen "Fortschritt" in dem Sinne, daß auf einem höheren Niveau sich neue Strukturen entwickeln. Insofern sind Stereotypien bzw. Autostimulation und auch selbstschädigende Verhaltensweisen Signale des Individuums, daß es in den Austauschprozessen mit seiner belebten und unbelebten Umwelt, auch mit seinem eigenen Körper, noch keine angemessene Strategie entwickeln konnte. Wir können sehr häufig beobachten, daß einzelne Menschen, die solche Verhaltensweisen zeigen, sich oft auf bestimmte Gruppen von Autostimulation beschränken oder konzentrieren. Dies könnte ein Zeichen dafür sein, daß die Wahl des sensorischen Bereiches, der durch eigene Aktivität stimuliert wird, nicht zufällig und bedeutungslos ist. In unserer

Arbeit mit schwerbehinderten Kindern und Jugendlichen gehen wir davon aus, daß der gewählte sensorische Bereich ein Bereich ist, der besonders der Anregung bedarf, der in der individuellen Entwicklung für diesen Menschen eine besondere Rolle spielt. Aus diesen Überlegungen heraus verbietet es sich doppelt, mit verhaltenstherapeutischen Strategien diese Autostimulation zum Verschwinden zu bringen. Vielmehr muß therapeutisch-pädagogisch überlegt werden, welche Angebote an den betreffenden Menschen gemacht werden können, um seinen momentanen Bedarf an sensorischer Anregung zu "stillen". Allerdings erweist es sich als wenig sinnvoll und effektiv, die Monotonie der Autostimulation, denn durch Eintönigkeit ist ja auch sie gekennzeichnet, weiter zu vertiefen, in dem man lediglich quantitativ mehr Stimulation zuläßt. Vielmehr ist es notwendig, in einer "horizontalen Differenzierung" zusätzliche Möglichkeiten zu schaffen, in diesem sensorischen Bereich neue und zugleich vertraute Erfahrungen zu machen (Anregungen hierzu finden sich in den Ausführungen über die spezielle Förderung (6.0). Ein weiterer therapeutisch-pädagogischer Gedanke muß dabei integriert werden: fast alle Formen von Autostimulation sind dadurch gekennzeichnet, daß sie in weitgehender Isolation sozusagen autistisch durchgeführt werden. Das Individuum ist ganz auf sich bezogen und reduziert in den Phasen der Autostimulation sehr deutlich seine ohnehin problematischen Außenbeziehungen. Wir sehen Möglichkeiten, diesen Isolationstendenzen entgegen zu wirken, wenn sich Therapeuten, Pädagogen, gegebenenfalls auch Eltern, in die sensorischen Aktivitäten des Kindes einbeziehen lassen. Wie oben dargestellt wurde, sind aber diese Aktivitäten für den Betreffenden wichtig und stabilisierend. So darf also unter keinen Umständen durch Betreuer o.ä. aktivistisch und fordernd eingegriffen werden. Dies würde die Rückzugstendenz weiter verstärken. Vielmehr kann versucht werden, sich partnerschaftlich, gegebenenfalls zunächst sogar nur als "Objekt" mit in die Autostimulation einbeziehen zu lassen. Es soll dies an einem konkreten Beispiel dargestellt werden:

Ein Kind hockt mit dem Po zwischen den Fersen auf dem Boden und schaukelt mit dem Oberkörper nach vorne und hinten. Es ist dabei kaum ansprechbar und wirkt völlig abgeschlossen. Es reagiert auf Unterbrechungen verdrießlich und wütend, beginnt sich dann zu beißen oder noch heftiger mit dem Kopf auf den Boden zu schlagen. So kann es in einem ersten Schritt sinnvoll sein, sich vorsichtig und ohne körpersprachlich zu fordernd zu wirken, hinter das Kind zu knien und mit ihm die Bewegungen durchzuführen. Das Kind gibt den Takt an, der Erwachsene hält sich vollständig zurück. Das Kind erlebt, daß nichts von ihm verlangt wird, daß es äußerstenfalls "begleitet" wird. In einer ruhigeren Phase kann es dann möglich sein, durch den eigenen Körper dem Kind eine Stütze zu geben, an die es sich anlehnen kann. Dabei können weitere, jetzt mehr wiegende Bewegungen, vielleicht auch vorsichtig zur Seite angeboten werden. Wir bleiben aber im vom Kind gewählten Aktivitätsbereich. Vielleicht können wir uns auf den Rücken legen und haben das Kind auf uns liegen und schaukeln nun um die Körperlängsachse. Wir bieten so dem Kind eine neue Variante in seinem sensorischen Bereich. Es ist ganz wichtig, will man eine solche partnerschaftliche Stimulation anbieten, möglichst wenig vom Kind zu verlangen, in keinem Fall zu drängen oder ungeduldig zu werden. Wenn man selbst merkt, daß man an seine "Geduldgrenze kommt", sollte man sich lieber ruhig und freundlich aus der Situation entfernen, als beim Kind etwas erzwingen zu wollen. Wenn es in einer Zeit von Tagen und Wochen gelungen ist, vom Kind die "Erlaubnis zu bekommen mitzumachen", dann können neue Variationen hineingenommen werden. Man verändert die Unterlage, die vielleicht nun selbst beim Schaukeln mithilft. Dies wird am Anfang sicher kein Schaukelbrett oder Therapiekreisel sein, weil die Bewegungen darauf zu heftig und wiederum auch für das Kind zu wenig beherrschbar sind. Aber eine Luftmatratze, ein dickes Schaumstoffkissen oder ähnliches geben schon neue Erfahrungen mit dem vestibulären System, seiner Anregung und der Auseinandersetzung mit der Schwerkraft. Vielleicht lassen sich dann Gemeinsamkeiten auf einer Hängeschaukel erreichen, in der der Erwachsene hinter dem Kind sitzt, ihm Rückenlehne anbietet, ihm Stabilität zusichert und dann beide gemeinsam möglichst nach den Wünschen und Bedürfnissen des Kindes sich vestibulär anregen lassen.

Vielleicht wurde das Prinzip deutlich: Ersetzen der Isolation durch Partnerschaft, Ausweitung der Monotonie durch neue, aber dem Verarbeitungsniveau des Kindes ganz entsprechende Angebote. Weitere Anregungsmöglichkeiten finden sich im oben erwähnten Kapitel. Zum Abschluß dieser Überlegungen ein paar Hinweise zum Umgang mit aggressiveren Formen der Autostimulation, speziell zum sogenannten Kopfschlagen. Wenn wir davon ausgehen, daß auch diese Verhaltensweisen Signale für bestimmte sensorische Bedürfnisse sein können, so muß man auch hier nach Ausdifferenzierungsmöglichkeiten suchen, die ohne schädigende Komponente sind. In unserer praktischen Arbeit stießen wir auf zwei unterschiedliche Möglichkeiten, die relativ gut zu praktizieren sind:

- Fahren in einem möglichst ungefederten Leiterwagen auf "hubbeligem Untergrund" (Kopfsteinpflaster o.ä.). Die durch dieses Fahren hervorgerufenen Erschütterungen entsprechen offenbar dem kindlichen Bedürfnis, das sonst durch Kopfschlagen befriedigt wird. Das Angebot, sich durchrütteln zu lassen, umfaßt aber jetzt den ganzen Körper, wirkt sich sehr deutlich auf das Skelett und Muskelsystem aus und bewirkt damit mehr Körpererfahrung und Körperwahrnehmung, was offenbar "sättigender" ist als das ausschließliche Stimulieren des Kopfes.

- Kopfmassagen mit alkoholhaltigen Lotionen können ebenfalls eine Variante sein, mit der Kopfschlagen angegangen werden kann. Dies insbesondere dann, wenn näherer und intensiverer Körperkontakt möglich und wünschbar erscheint. Die Kopfmassage sollte allerdings recht kräftig durchgeführt werden, so daß unklare taktile Eindrücke erst gar nicht aufkommen können, die das Kind zusätzlich irritieren. Durch die alkoholischen Lotionen entstehen zusätzliche thermische Empfindungen, die den Gesamteindruck verstärken.

Bei beiden Aktivitäten läßt sich wieder der partnerschaftliche Beschäftigungscharakter betonen. Durch Variation im Angebot ist eine "horizontale Differenzierung" möglich und der Bedarf an Autostimulation kann gesenkt werden (weitere Anregungsformen finden sich im Abschnitt über vibratorische Anregung).

3.2 Apathie und Übererregung

Schwerste Behinderung beeinträchtigt kindliches Verhalten nicht nur in Richtung der Autostimulation, sondern auch in Richtung des Aktivitätsniveaus. Apathie und Übererregung wären die zwei gegensätzlichen Pole, in deren Richtung sich das Aktivitätsniveau unter dem Einfluß schwerster Behinderung hin verschieben kann. Sehr häufig sind Kinder mit schwerster Behinderung durch die vielfältigen psychomotorischen und sensoriellen Einschränkungen, durch ihre psychoemotionalen und psychosozialen Negativerfahrungen einschließlich ihrer Verarbeitungsprobleme in ihrer Aktivität fast völlig reduziert. Sie sitzen oder liegen da, scheinen an nichts Anteil zu nehmen, sich für nichts zu interessieren, selbst heftigste Ereignisse um sie herum werden kaum durch eine beobachtbare Reaktion beantwortet. Sie sind apathisch bis zur Teilnahmslosigkeit. Andere wiederum, häufig solche mit besser entwickelten psychomotorischen Möglichkeiten, zeichnen sich aus durch ein Übermaß an meist ungerichteter oder in der Richtung nicht definierbarer Aktivität. Sie sind dauernd in Bewegung, ohne daß etwas ihre Aufmerksamkeit tatsächlich binden könnte. Beide Formen stellen an die Familie und die soziale Umwelt erhebliche Anforderungen. Die Toleranz, d.h. das Ertragenkönnen, wird aufs Höchste gefordert. Apathie führt in der sozialen Interaktion häufig zu einer Entpersönlichung. Ein Mensch, der stets apathisch, nur physisch anwesend erscheint, wird bald nicht mehr als Person wahrgenommen. Er wird nur noch "behandelt und versorgt", als Individuum kann er sich nicht darstellen und kann von den anderen nicht wahrgenommen werden. Dies stellt eine außerordentlich schwere sozial-emotionale Belastung dar.

Nicht weniger schwierig ist das Leben mit einem stets aktiven, aber für das Umfeld ungerichteten Menschen. Nichts scheint vor ihm sicher, er erzeugt Unruhe, Lärm und fordert die Aufmerksamkeit seiner Umwelt permanent, um Schäden zu verhüten. Familien leiden akut unter diesen Verhaltensweisen, sie strapazieren alle Beteiligten in hohem Maße.

Beide extremen Verhaltensweisen lassen sich zweifellos nicht unabhängig von der zugrundeliegenden organischen Störung erklären. Eine ausschließlich psychologische Betrachtung würde den Fakten sicherlich nicht gerecht. Wir haben es in jedem Fall mit den Folgezuständen von schweren und häufig recht umfangreichen Schädigungen des Gehirns und seiner Funktionen zu tun. Zu diesen Aufgaben des Gehirns gehört auch die Steuerung des Aktivitätsniveaus eines Menschen. Zusätzliche Veränderungen ergeben sich durch die nicht selten notwendigen medikamentösen Eingriffe in das organische System, so daß häufig nur noch ein relativ geringer Spielraum bleibt, um Extremvarianten zu beeinflussen.

Die Apathie sollte durchaus auch als Extremform von Interesselosigkeit und Teilnahmslosigkeit gesehen werden. Offenbar existiert kaum etwas in der sozialen oder dinglichen Umwelt des Kindes, was das Kind wirklich berührt. Die Lebensgeschichte hat möglicherweise das Kind so oft in Grenzsituationen gebracht, daß es sich für das Kind kaum noch "lohnt", am Leben teilzunehmen oder überhaupt am Leben zu bleiben. Wir sprechen von Zuständen einer vitalen Depression. Es ist ja gerade bei diesem Personenkreis nicht möglich, durch klassische therapeutische Verfahren an Apathie und Depression direkt zu arbeiten. Wir sind aber der Überzeugung, daß der erneute Aufbau einer tragfähigen Beziehung durchaus möglich ist. Wie noch zu zeigen sein wird (6.2), kann über einen intensiven Körperkontakt, über die Vermittlung eines neuen, besser strukturierten Körperempfindens zunächst ein Interesse an der eigenen Person wieder oder erstmals geweckt werden. Wenn das Kind seinen Körper spürt, wenn es ihn als angenehm und "lustbringend" erlebt, vielleicht durch eine Massage, durch immer wiederkehrende angenehme Bäder, durch die Möglichkeit positiver sensorischer Erlebnisse, findet es Kontakt zu sich in der konkreten Form des eigenen Körpers und damit auch zu den Quellen der sensorischen Wahrnehmung. Dies bedeutet einen ersten vorsichtigen Schritt nach außen in die soziale und dingliche Umwelt. Dies ist auch ein Ansatz, der sich in der Arbeit mit alten Menschen bzw. mit Menschen nach schwerem Schädel-Hirn-Trauma zu bewähren scheint (vgl. 8.0).

Übererregung als Resultat heftig fluktuierender, wechselnder Aufmerksamkeit ist vielleicht am besten durch eine gezielte Reduktion der einströmenden Information verbunden mit einer gemeinsamen Konzentration auf einzelne Objekte anzugehen. Hierbei sind es vor allem die Arbeiten von Felicie Affolter (1987), die eine wirksame Zugehensweise erschlossen haben. Die Wahrnehmung des eigenen Körpers in Kontakt mit der dinglichen Umwelt scheint permanent irritiert, alle Eindrücke in ihrer Fülle können nicht integriert werden und führen so zu einer "vibrierenden Aktivität", die zu keiner Ausgrenzung und Konzentration mehr fähig ist. Bewährt haben sich in der Praxis ebenfalls Maßnahmen, die vom eigenen Körper ausgehen, die klare und eindeutige Informationen über den eigenen Körper vermitteln unter Ausschaltung (auch räumlicher Art) aller nicht dazugehörenden Reize und Ereignisse. Im Grunde handelt es sich um meditative Ansätze, die natürlich nach Art und Schweregrad zu variieren sind. Bei schwerster Behinderung, verbunden mit Übererregung, werden wir es stets mit Formen sogenannter schwerster geistiger Behinderung zu tun haben. Auch hier ist der Körper des Therapeuten oder Pädagogen in der Regel das Medium, mit dem sich am ehesten etwas erreichen läßt.

Mall (1985) und vor allem aber Klostermann und Kern (1989) haben sich mit dem Problem der positiven Verhaltensbeeinflussung bei Übererregung auseinandergesetzt. Sie beschreiben ein zunehmend synchronisiertes Atmen (Mall) bzw. eine ganzkörperliche Entspannung (Klostermann/Kern), die es dem betreffenden behinderten Menschen ermöglicht, seinen Körper und seine aktuelle Befindlichkeit wahrzunehmen und von da aus neue, nach außen gerichtete Wahrnehmungen zu aktivieren. Klostermann und Kern gehen davon aus, daß Austauschprozesse zwischen Individuum und Umwelt aufgrund der Behinderung in Wechselwirkung mit biographischen Ereignissen schwerwiegend blockiert sind. Es kommt zu partieller oder auch vollständiger Abkapselung des Menschen von seiner Umwelt, was zum Teil durch permanente Übererregung (Bewegung im Raum, Bewegung des Körpers) erreicht wird. Der behinderte Mensch sichert sich durch das übererregte Verhalten eine gewisse Isolation und kann so belastende Austauschaktivitäten vermeiden. Im Grunde also ist auch Übererregung eine Aktivität, mit der das Individuum seinen derzeit erreichten Gleichgewichtszustand erhalten möchte. Insofern sind auch diese Verhaltensweisen als "sinnvoll" zu werten, weil sie dem Individuum dienen, wenigstens elementarste intraindividuelle Stabilität zu erhalten. Der Verzicht auf interindividuellen Austausch ist dabei das "geringere Opfer".

Für beide Formen einer gestörten Grundverhaltensregulierung darf angenommen werden, daß sowohl zentralorganische, medikamentöse wie auch psychische Faktoren im weiteren Sinne verantwortlich sind. Ein Teil der möglichen Ursachen ist kontrollierbar, ein Teil sicherlich nicht. So gilt es, die kontrollierbaren Anteile mit großer Sorgfalt zu überwachen. Dies gilt für die medizinische Versorgung mit Medikamenten. Insbesondere ist die aufmerksame Beobachtung der Auswirkung, einschließlich einer gezielten Rückmeldung von Bedeutung, aber auch die Kontrolle der alltäglichen Umweltbedingungen, die sowohl apathische Formen wie auch Übererregung provozieren können. Beim derzeitigen Stand der Kenntnisse müssen wir davon ausgehen, daß beide Formen Antworten des Individuums auf eine Umwelt sind, die zu komplex, zu schwierig, zu strapaziös auf es einwirkt. Im Einzelfall können wir noch nicht vorhersagen, mit welcher Reaktionsform dieses verwirrende Angebot beantwortet wird. Jedoch zeigt es sich in der Praxis, daß Eindeutigkeit, Ruhe, Kontrastreichtum und Vermeidung von Über- und Unterstimulierung die wichtigsten Möglichkeiten sind, dem Einzelnen zu helfen, wieder in qualifizierte Austauschprozesse mit dem eigenen Körper, mit der dinglichen und vor allem eben auch mit der belebten Umwelt zu treten.

3.3 Wahrnehmung

Es ist ein Merkmal jeden Lebewesens, daß es bestimmte Fähigkeiten hat, sich Informationen aus der Umwelt zu beschaffen, sie mit dem eigenen Körper in Verbindung zu bringen und daraus "Vorstellungen" zu entwickeln, die seine weiteren Aktivitäten beeinflussen. Beim Menschen sind diese Fähigkeiten außerordentlich vielfältig und differenziert, wenn sie auch in Teilbereichen von der Leistungsfähigkeit tierischer Wahrnehmungsorgane durchaus übertroffen werden. Dennoch gehen wir davon aus, daß beim Menschen die Komplexität, die Verknüpfbarkeit und die qualitative Ausdifferenzierung am weitesten entwickelt ist. Wahrnehmung ist ohne spezifische Wahrnehmungsorgane nicht denkbar. Augen, Ohren und Haut stellen unter anderem solche Wahrnehmungsorgane dar. Mit diesen wird an der jeweils spezifischen Kontaktstelle zur Außenwelt Reizinformation aufgenommen, biologisch kodiert und dann wieder in bedeutungs- und sinnvolle Wahrnehmung transformiert. Die Herstellung von bedeutungs- und sinnvollen Zusammenhängen, die unmittelbare Verknüpfung mit Erinnertem stellt eine ganz spezifische Leistung dar, die den Kern der Wahrnehmung erst ausmacht. Wahrnehmung ist also nicht primär die Aufnahme von informativen Reizen, sondern vielmehr erst deren sinnstiftende Verarbeitung. Wahrnehmung ist somit auch kein passives "auf sich einwirken lassen" von Reizen, sondern wiederum ein aktiver Austauschprozeß zwischen Informationssuche, Informationsaufnahme und deren Verarbeitung.

Diese Wahrnehmungsaktivität soll im folgenden noch etwas näher dargestellt werden, weil ihre Einschränkungen bei schwerster Behinderung besonders folgenreich für den betroffenen Menschen sind (für Fragen der Förderung sei auf Kapitel 6.1 ff verwiesen). Bereits in frühen Phasen des vorgeburtlichen, intrauterinen Lebens zeigen sich Verhaltensweisen, die auf Wahrnehmungsaktivitäten und Wahrnehmungsfähigkeit schließen lassen. So werden insbesondere ab dem vierten Schwangerschaftsmonat bereits komplexe Antworten auf äußere Veränderungen beobachtet: das Kind reagiert mit koordinierten Bewegungen auf Lageveränderungen seiner Mutter, es ist nicht völlig abhängig von deren Position im Raum, es kann - noch hat es ja ausreichend Platz - seine eigene Lage durch Bewegungen seiner Extremitäten mitbestimmen. Daraus können wir sehen, daß es durchaus in der Lage ist, die eigene Lage im Raum mittels seiner vestibulären Wahrnehmung wahrzunehmen und daraus wieder Aktivitäten abzuleiten.

Auch im Bereich des sogenannten Hörens lassen sich sehr früh Reaktionen des Kindes beobachten. Manche Kinder beruhigen sich, wenn die Mutter ein Lied singt. Andere wieder geraten in hohe Erregung, wenn von außen unterschiedliche Geräusche oder rhythmische Musik auf sie eindringen. Mütter können dies spüren, mit den heutigen technischen Mitteln läßt sich dieses kindliche Verhalten auch objektiv darstellen.

Aber auch Berührungen am Körper des Kindes werden von diesem offensichtlich gespürt, sogar schon lokalisiert und mit gezielten Bewegungen beantwortet. Dies geht aus Ultraschallaufnahmen hervor, die solches Verhalten insbesondere bei Zwillingsschwangerschaften zeigen.

Diese Beispiele illustrieren die These von der Grundlegung der Wahrnehmungserfahrung im vestibulären, vibratorischen und somatischen Bereich. Dies muß noch ein wenig näher dargestellt werden.

Der vestibuläre Bereich

Mit dem Beginn des Lebens (Konzeption) sind die beteiligten Zellen der Schwerkraft ausgesetzt. Zwar reduziert das Fruchtwasser im Laufe der Schwangerschaft die Auswirkungen der Schwerkraft, dennoch bleibt das heranwachsende Kind nicht im schwerelosen Raum, sondern ist immer der Schwerkraft ausgesetzt. Gleichzeitig ist die Umwelt dieses Kindes, d.h. seine Mutter, auch in ständiger Bewegung. Phasen der Ruhe und der Bewegung wechseln sich ab. Bewegungsformen variieren. Drehen, auf und ab, hin und her gehen, haltmachen, sich umdrehen, hinlegen, aufstehen, all dies sind mütterliche Aktivitäten, die von Beginn an das Vestibulärsystem des Kindes stimulieren. So macht jeder Mensch im Laufe seiner frühen Entwicklung bereits intensive Erfahrungen mit Schwerkraft und Bewegung im Raum. Dies bildet die Grundlage für die weitere nachgeburtliche Entwicklung.

Vibratorische Wahrnehmung

Im gleichen Maße sind wir ab der Konzeption vibratorischen Schwingungen ausgesetzt, damit ist das "intrauterine Hören" gemeint, das in einer besonderen Form Schallwellen dem gesamten Körper des Kindes zuführt. Der Herzschlag und die Atmung der Mutter, Magen- und Darmgeräusche, aber auch der Blutfluß bilden eine dauernde und immer wieder wechselnde vibratorisch-auditive Umwelt. Die absolute Stille wird nie erlebt. Grundrhythmen von Schwingungen gehören zum Leben dazu. Erst mit dem eigenen Tod endet diese Grundwahrnehmung. Aber auch alle Stimmen anderer Menschen und vor allem die Stimme der Mutter selbst dringen als Schwingung zum Kind. Geräusche, Musik, kurz alles was hörbar ist, wird transformiert auch dem Kind mitgeteilt. Im Gegensatz zum nachgeburtlichen Hören ist dies aber nicht eine Information über den sogenannten Fernsinn Hören, sondern es wird über den Nahsinn Vibrationsempfindung empfangen. Dies ist bedeutend intensiver, ist näher verknüpft mit emotionalen Empfindungen. Es ist wichtig, sich vor Augen zu halten, daß dieses vibratorische Wahrnehmen in der vorgeburtlichen Zeit auch für Kinder mit schweren und schwersten Hörschädigungen möglich ist und ihnen auf der elementar emotionalen Ebene durchaus Kontakt zur Mutter selbst und zu deren Umwelt ermöglicht. Allerdings bricht dann dieser lebenswichtige Kontakt nach der Geburt fast abrupt ab, da sich die Umwelt dann über Luftschall bemerkbar macht und für diese Kinder sich das Fehlen von vibratorischen Wahrnehmungsmöglichkeiten verhängnisvoll auswirkt.

Somatische Wahrnehmung

Sie umfaßt die Wahrnehmungsmöglichkeiten der Haut, der Muskulatur, aber auch der Gelenke. Der Körper selbst nimmt sich wahr (Propriozeption), seine Bewegungen (Kinästhetik), vor allem aber auch all das, was ihn unmittelbar berührt (taktile Wahrnehmung). Dies sind keine getrennten Wahrnehmungen, sondern sie vereinigen sich zu einer Vorstellung von "Mir in der Welt". Die Haut ist unser größtes Wahrnehmungsorgan und hat die Möglichkeit, außerordentlich unterschiedliche Druck-, Reizqualitäten aufzunehmen: Wärme, Kälte, Berührung, Bewegung, Spannung - damit stellt sie möglicherweise die wichtigste Kontaktstelle zur Außenwelt dar. Durch unsere Bewegungsfähigkeit setzen wir die Haut in unterschiedlichster Form ein, um aktive Wahrnehmungskontakte herzustellen. Am deutlichsten wird dies beim Betasten - aber auch das Anschmiegen an einen anderen Körper fällt unter diesen Aspekt. Die Haut als Organ bildet sich außerordentlich früh heraus, sie trennt die erst im Ansatz ausdifferenzierten Zellstrukturen des Embryos von der uterinen Umwelt, sie bildet die erste Grenze zwischen Individuum und der Welt. Gleichzeitig aber ist sie die Stelle der Vermittlung, von Anfang an finden immer Berührungen statt. Im Laufe der Schwangerschaft registrieren feinste Härchen das Umspültwerden mit Fruchtwasser. Gegen Ende der Schwangerschaft herrscht Druck und intensive Berührung vor, was dann in der Geburt selbst zu einem Höhepunkt an Intensität geführt wird. Schon früh entwickeln sich aus der gesamten Wahrnehmung drei Zentren mit besonders intensiver Wahrnehmungsmöglichkeit, die gleichzeitig für spezifisch menschliche Verhaltensweisen besonders wichtig werden: der Mund, der Genitalbereich und die Hände. (Es mag ein wenig überzogen erscheinen, wenn man in diesen Bereichen die Grundlagen menschlicher Kultur ausmacht, dennoch kann man sich der Faszination dieses Gedankens kaum entziehen: Sprache, Sexualität und Handwerk stellen zweifellos die Grundelemente menschlicher Kulturentwicklung dar).

In welchem Zusammenhang stehen nun diese sehr grundsätzlichen Ausführungen zu den besonderen Fragen des kindlichen Verhaltens bei schwerster Behinderung? Es zeigt sich in der praktischen Arbeit, daß jeder Mensch, und sei er in jeglicher Hinsicht extrem in seiner Entwicklung behindert, dennoch eine gewisse Ansprechbarkeit in den genannten drei Wahrnehmungsbereichen hat. Berührung, Bewegung im Raum und Vibration werden immer aufgenommen und mit vielleicht nur geringfügigen Veränderungen beantwortet. Der folgende Gedanke ist rein hypothetisch, er kann zur Zeit nicht bewiesen werden: die drei genannten Wahrnehmungsbereiche dienen zur Orientierung und zum Austausch in der pränatalen Welt des Kindes. Ohne sie könnte möglicherweise eine Schwangerschaft nicht überlebt werden. Viele sehr früh absterbenden Embryos zeigen extreme Hirnschädigungen. Möglicherweise war für sie dieses Wahrnehmungsminimum nicht möglich, und das Fehlen von Orientierungsmöglichkeiten jeglicher Art ist auch mit dem intrauterinen Leben nicht vereinbar. "Überlebt" ein

Kind die Schwangerschaft trotz schwerer Schädigung, so können wir davon ausgehen, daß es gewisse Grundfähigkeiten für den Austausch zwischen Individuum und Umwelt mitbringt, nämlich vestibuläre, vibratorische und somatische Wahrnehmungsmöglichkeiten. Dies ist aber bislang Hypothese. Wenn nun gesagt wurde, daß jeder Mensch, sei er noch so schwer behindert, Grundfähigkeiten in diesen Bereichen besitzt, so ist nichts darüber gesagt, wie er sie nutzt. Auch ist damit keine Aussage gemacht über sogenannte Wahrnehmungsstörungen, wie wir sie bei weniger schwer behinderten Kindern finden. Es geht vielmehr darum, ob überhaupt Möglichkeiten vorhanden sind, in einen Austausch mit der Umwelt zu treten. Dies wird grundsätzlich bejaht. Allerdings finden wir sehr häufig zunächst negativ erscheinende Antwortformen auf bestimmte von außen kommende Angebote. Nicht jede Berührung wird geschätzt. Nicht jedes Bewegtwerden wird aktiv aufgenommen und weitergeführt, und auch Schwingungen können offenbar als unangenehm, störend und lästig abgewehrt werden. Die Fülle der möglichen, auf den ersten Blick negativ erscheinenden Antworten kann hier nicht aufgezählt werden. Jeder, der mit schwerstbehinderten Menschen in Kontakt steht, kennt eine Fülle solcher vielleicht primär abwehrender Verhaltensweisen. Aber auch die Verweigerung von körperlicher Nähe, z.B. beim Schaukeln im Arm, zeigt ja sehr deutlich, daß Berührung, daß Bewegtwerden im Raum, daß das Empfangen von Schwingungen sehr wohl wahrgenommen wird - nur möglicherweise auf der Basis negativer biographischer Erfahrungen diese Eindrücke abgelehnt werden.

Nicht selten aber muß man genauer beobachten, um Antworten und neue Wahrnehmungsaktivitäten überhaupt zu entdecken. Sogenannte Orientierungsreaktionen sind ein ganz wichtiger Indikator in der Interpretation des Verhaltens schwerstbehinderter Menschen: Herzschlag, Atmung und Hautreaktionen bilden auf einer elementaren Ebene eine Einheit, deren Veränderung die Aufnahme neuer Reize und Impulse anzeigt. Auch der gesunde und erwachsene Mensch zeigt solche Orientierungsreaktionen bei plötzlicher Reizveränderung, allerdings sind diese meist überdeckt von deutlich wahrnehmbaren Aktivitäten. Aber auch andere weniger auffällige Verhaltensweisen signalisieren, daß Angebote aufgenommen wurden. Am häufigsten ist die kurze Unterbrechung einer Stereotypie, seien es große Körperbewegungen, Bewegungen der Hand, Blinzeln mit den Augen oder Zähneknirschen.

Wahrnehmung ist aber immer auch aufs engste mit Bewegungsfähigkeit verknüpft. All unsere Wahrnehmungsmöglichkeiten sind davon abhängig, daß wir gezielte Suchbewegungen durchführen können, mit denen wir in unterschiedlichen Sinnesbereichen Informationen gezielt sammeln. Am deutlichsten wird dies bei der taktilen Wahrnehmung, dem Befühlen von Gegenständen. Es gilt aber auch für die Suchbewegungen des Auges, für die Anspannung beim lauschenden Hören, für das Schnuppern beim Riechen, für die aktiven kleinen Körperstellbewegungen, die uns Auskunft geben über unsere Position zur Schwerkraft und natürlich auch die Bewegungsaktivitäten im Mund, die uns helfen, bestimmte Geschmacksanteile herauszuspüren. Die gestörte und reduzierte Bewegungsfähigkeit schwerstbehinderter Menschen wirkt sich somit unmittelbar auf die Ausdifferenzierung der Wahrnehmungsfähigkeiten aus. Zwar gehen wir davon aus, daß auch bei schwerster Behinderung eine gewisse Grundlage elementarer Wahrnehmungsfähigkeit vorhanden ist, diese bedarf aber insbesondere in der nachgeburtlichen Zeit der Ausdifferenzierung durch aktive, d.h. bewegungsaktive Auseinandersetzung mit dem eigenen Körper und der Umwelt. Nur durch die vielfältigen Bewegungsaktivitäten erlebt das Kind immer neue Reize und Reizkombinationen, nur durch gesteuerte Bewegungen z.B. der Hände und Augen bildet sich eine Integration unterschiedlicher Wahrnehmungen heraus, die dann zum Aufbau von Konstanzbewußtsein führen können. Damit ist gemeint, daß es erst nach quantitativ und qualitativ ausreichender "Sammlung" von Wahrnehmungen möglich ist, bestimmten Handlungsabfolgen, bestimmten Dingen und Personen ihre Beständigkeit, ihre Wiederholbarkeit und damit ihre Sicherheit zuzusprechen. Ohne diese Fähigkeiten sind Erfahrungen scheinbar zufällig, zusammenhanglos, oft verunsichernd und ängstigend. Solche negativen Wahrnehmungserfahrungen mag man nicht gerne wiederholen; man wird vorsichtig, zurückhaltend und zunehmend inaktiv, weil sich die Erfahrungen nicht beherrschen lassen, weil man ihnen ausgeliefert ist.

Die außerordentlich enge Verbindung von Bewegung und Wahrnehmung, genauer von Selbstbewegung und Wahrnehmung, bringt es mit sich, daß Kinder, deren Bewegungsaktivität erheblich eingeschränkt ist, auch in ihrer Wahrnehmungsaktivität Einschränkungen hinnehmen müssen. Motorische, koordinative und erhebliche kognitive Störungen können eine solche Reduzierung der Bewegungsaktivität mit sich bringen. Immer dann kommt es auch zu einer Verminderung der Wahrnehmung, genauer gesagt zu einer weniger deutlichen Differenzierung der Wahrnehmungsentwicklung. Die Kinder können keine gezielten Wahrnehmungserfahrungen machen, die Erfahrungen bleiben diffus und pauschal, so daß kein Anreiz entsteht, die Wahrnehmungsaktivität auszudifferenzieren und so Entwicklung einzuleiten.

In Anlehnung an Jetter und Schönberger könnte man dieses Phänomen "somatogene Wahrnehmungsentwicklungsstörung" nennen.

Es darf jedoch nicht außer acht gelassen werden, daß schwere Schädigungen des zentralen Nervensystems - die in der Regel bei schwerster Behinderung immer vorhanden sind - selbst zu einer Einschränkung der Wahrnehmungsfähigkeit führen können. Die primär organische Seite schwerster Behinderung - zentralnervöse Schädigung - setzt deutlich Grenzen für eine Entwicklung von Wahrnehmung, Kognition und anderer sogenannter höherer cerebraler Funktionen. Dennoch müssen wir davon ausgehen, daß in einer negativen Wechselwirkung die einzelnen geschädigten Bereiche sich nicht mehr positiv stimulieren und Entwicklungsprozesse in Gang bringen, sondern daß vielmehr umgekehrt gestörte oder geschädigte Bereiche einander in der Entwicklung bremsen und so zu einer zunehmenden Deprivation führen. Bei differenzierten Anamnesen schwerst-behinderter Menschen kann man gelegentlich solche Phasen herausarbei-ten, in denen vom Kind versucht wurde, eine Wahrnehmungs- und Bewe-gungsintegration zu erreichen, dies aber aufgrund der Schwere der Behin-derung nicht gelang und es dann zu deutlichen Einbrüchen in der weiteren Entwicklung kam. Diesen Kindern ist es nicht gelungen, das notwendige Maß, die "kritische Menge" zu erreichen, die notwendig ist, daß sich das Individuum im Austausch mit seiner Umwelt dynamisch entwickelt. Wir sollten davon ausgehen, daß zu jedem Zeitpunkt im Leben eines Men-schen neue Entwicklungsprozesse möglich und sinnvoll sind. Zum Leben selbst gehört eine latente Bereitschaft der Weiterentwicklung gegen eine völlige Stagnation. Auch bei Erwachsenen und älteren Menschen mit schwerster Behinderung lassen sich immer wieder Veränderungen beob-achten, die deutlich auf Anpassungs- und Austauschprozesse mit neuen Situationen zurückzuführen sind. Es handelt sich also in der pädagogisch therapeutischen Förderung immer um den Versuch, das aktuelle Niveau der Wahrnehmungsmöglichkeiten in Bezug zu den Aktivitätsmöglichkeiten zu setzen und in diesem Spannungsfeld passende Angebote zu machen.

3.4 Bewegungsfähigkeit

Nur aus Gründen der Systematik bzw. besseren Übersicht können Wahr-nehmung und Bewegung voneinander getrennt werden. Ihre wechselseitige Beeinflussung ist intensiv und lebenslang. Dennoch muß unter dem Aspekt schwerster Behinderung der Bewegungsfähigkeit bzw. ihrer Störung ein besonderer Abschnitt gewidmet sein. Schwerste Behinderung ist ja in der Regel dadurch gekennzeichnet, daß die aktive Bewegungsfähigkeit erheb-lich eingeschränkt oder gestört ist. Selbst da, wo die grundlegenden motorischen Muster einem Menschen zur Verfügung stehen, ist über den aktiven, geplanten und zielgerichteten Einsatz noch wenig ausgesagt. Menschen, die über ihren Körper frei und gezielt verfügen können, denen Bewegungsfähigkeit weitgehend zur Verfügung steht, können m. E. nicht zum Personenkreis schwerstbehinderter Menschen gerechnet werden. Hier handelt es sich um spezielle Formen sehr schwerer geistiger Behinderung oder auch anderer Mehrfachbehinderungen - es ist vor allem an psychi-sche Beeinträchtigungen zu denken.

Bewegungsfähigkeit ist ebenfalls bereits lange vor der Geburt intrauterin beobachtbar. Eine Fülle unterschiedlicher Bewegungen sind bereits in frü-hen Schwangerschaftszeiten möglich und werden vom Kind häufig prakti-ziert. Die reduzierte Schwerkraft, die noch vorhandene räumliche Freiheit ermöglichen ihm, sich zu bewegen und auch feinste Bewegungsformen auszudifferenzieren. So werden schon früh Hand-Mund-Koordination beob-achtet. Saug- und Schluckbewegungen, strampelähnliche Bewegungen, aber auch Streckung und Beugung des ganzen Körpers, somit wird ein Grundrepertoire an Bewegung bereits pränatal vorbereitet und geübt (vgl.

Milani-Comparetti, 1982). Die letzte Phase der Schwangerschaft schränkt diese Bewegungsfähigkeit außerordentlich ein, das Kind "kommt zur Ruhe", erfährt in der Geburt selbst noch einmal eine außerordentlich intensive körperliche Stimulation und ist dann in einer neuen Umgebung gezwungen, seine bereits erworbenen Bewegungskonzepte unter neuen Bedingungen wiederaufzubauen. Dabei bedient es sich einer ganzen Reihe von vorgeformten Bewegungsabläufen und Bewegungsantworten (Reflexe), die es aber unmittelbar zur Bewältigung seiner "Aufgaben" einsetzt und zunehmend ausdifferenziert. Es ist wichtig darauf hinzuweisen, daß auch die sogenannten reflektorischen Bewegungsaktivitäten (Saug-Schluckreflex, Greifreflex, Suchreflex etc.) nicht blind ablaufende motorische Programme sind, sondern daß sie in einem sinnvollen Zusammenhang mit den Anpassungsprozessen und Austauschgeschehnissen des Kindes stehen. In der normalen kindlichen Entwicklung verlieren sich diese vorgeformten Bewegungsmuster zugunsten individuell ausdifferenzierter und zunehmend der Willkür unterworfener Bewegungsabfolgen. Zentrale Schädigungen setzen u.a. hier ein in der Form, daß sie diese Loslösung vom vorgeformten Bewegungsmuster nicht erlauben. Das Kind bleibt auf einer Stufe mehr reflektorischer Bewegungsaktivitäten, die - natürlicherweise - nur einen beschränkten Austausch mit der Umwelt erlauben. Von der Auswirkung her schwerwiegender sind aber durch die Schädigung hervorgerufene Asymmetrien der Bewegung, d.h. Aktivität realisiert sich bevorzugt in einer Körperhälfte, die andere bleibt weniger aktiviert, es stellt sich dann auch muskulär bewegungsmäßig eine starke Einseitigkeit ein, die auf längere Sicht den symmetrischen Gebrauch der Hände und der Beine, aber auch die Mittelstellung des Kopfes unmöglich macht. Da kommt es über Jahre hin auch zu Skelettveränderungen, die sich bis hin in den gesundheitlichen Bereich negativ auswirken können. Außerdem bewirkt diese Asymmetrie eine Einseitigkeit der Selbsterfahrung, d.h. des Körperschemas, ein Teil des Körpers wird als nicht zugehörig erlebt.

Lähmungen cerebraler oder peripherer Art reduzieren ebenfalls die Bewegungsmöglichkeit und damit die Erfahrungsmöglichkeit. Bestimmte Teile des Körpers stehen nicht oder nur reduziert zur Verfügung und somit ist das aktive Erkunden des eigenen Körpers, der menschlichen und dinglichen Umwelt stark eingeschränkt. Eine Bewegungsfähigkeit, die störungsbedingt unter starken Koordinationsmängeln leidet (Dyskinesen), läßt ebenfalls die Auseinandersetzung mit dem eigenen Körper und der Umwelt in Gefahr geraten. Unkoordinierte überschießende Bewegungen machen es fast unmöglich, das berührte Objekt, den Tasteindruck, das vielleicht hervorgerufene Geräusch und den visuellen Eindruck zu koordinieren. Die Integration der sensorischen Eindrücke wird unmöglich bzw. sehr erschwert, wenn es nicht gelingt, durch eine gesteuerte Bewegung all die an der Wahrnehmung beteiligten Körperpartien auf das Objekt selbst hin zu orientieren. Häufig wird so beim sehr schwer behinderten Kind der Einzeleindruck isoliert neben anderen stehen. Es kommt nicht zur Herausbildung von

Wahrnehmungseinheiten, die dann in Vorstellungen von Handlungseinheiten übergehen können, wenn durch häufige Wiederholungen eine Grundsicherheit entsteht hinsichtlich der Auswirkung von Eigenaktivität. Dieser Aufbau von Handlungsschemata stellt einen der wichtigsten frühen Schritte zum Aufbau von Denkfähigkeit dar. Ein Kind macht die Erfahrung, daß z.B. eine Rassel sich bewegt und Geräusche von sich gibt, wenn sie berührt wird. Diese Erfahrung macht das Kind aber nicht, indem es über die Möglichkeiten der Rassel über seiner Wiege nachdenkt, sondern vielmehr, indem es durch Bewegung vielleicht zunächst zufällig die Rassel berührt, dabei etwas spürt, hört und sieht, solcher Art Bewegungen wiederholt und wiederholt, bis sich für das Kind einprägsam herausstellt, daß es hier kausale Zusammenhänge gibt. Eine Wenn-dann-Beziehung entsteht, die stabil und wiederholbar ist. Daraus lassen sich für das Kind Erwartungen für diese und ähnliche Situationen ableiten, sogenannte Handlungsschemata, nach denen das Kind sich auch neuen Objekten in neuen Situationen zuwenden kann. Es baut eine gewisse Strategie auf, mit der es die Umwelt beobachtet, klassifiziert und auch verändert. Dies sind Austauschprozesse in der Form, daß das Kind die Umwelt an seine Möglichkeiten anpaßt bzw. wo dies nicht möglich ist, seine eigenen Fähigkeiten und Strategien an die Erfordernisse der Umwelt anpaßt. All dies ist aber nur möglich, wenn die Bewegungsfähigkeit des Kindes seinen Wünschen "gehorcht", d.h. wenn es über sich selbst verfügen kann. Wir könnten Bewegungstörung als einen Autonomieverlust interpretieren. Das Kind muß in Teilbereichen oder fast vollständig darauf verzichten, seinen Körper als Medium des Erkundens, Erforschens und seiner Neugier zu benutzen, aber auch auf den Körper als Medium der Annäherung und Kommunikation. Das Kind ist erheblich in seinen Möglichkeiten reduziert, was wiederum im Sinne eines Wechselwirkungsprozesses seine Möglichkeiten insgesamt erheblich einschränkt, vor allem aber die Möglichkeiten seiner kognitiven Entwicklung. Es wird in der Förderung schwerstbehinderter Menschen eine ganz wesentliche Aufgabe sein, Hilfen für jeden einzelnen zu entwickeln, mehr Autonomie über den eigenen Körper zu erreichen, sich die verbliebenen Möglichkeiten der Bewegung zunutze zu machen, um somit einen Teil eigener Aktivität zurückzugewinnen.

Häufig vorkommende bewegungsentwicklungshemmende Erscheinungen
Hypotonie

Bei vielen schwerstbehinderten Kindern, insbesondere im Neugeborenen- und Säuglingsalter, ist eine muskuläre Hypotonie zu beobachten. Die gesamte Muskelspannung ist außerordentlich niedrig, Bewegungen sind daher sehr energieaufwendig und anstrengend. Das Kind schafft wenig Bewegungen gegen die Schwerkraft, z.B. kurzes Kopfheben, Abstemmen des Oberkörpers mit den Armen, selbst Strampeln in Rückenlage kann schwierig sein. Beim Hochziehen zum Sitz hängt der ganze Körper an den Armen, eine eigene muskuläre Beteiligung am Aufrichtungsprozeß ist kaum zu beobachten. Diese Hypotonie verlangsamt zumindest die Gesamtentwicklung erheblich, wirkt sich häufig aber auch sozialkommunikativ negativ aus, weil die Kinder "brav und müde" erscheinen und somit in der Regel sozialkommunikativ unterstimuliert werden. Man begegnet ihnen vorsichtig und leise, möchte sie nicht stören und enthält ihnen so wichtige Anregungsimpulse vor. Diese Hypotonie findet sich häufig auch bei nicht ganz so schwer behinderten Kindern, die sich in Richtung einer geistigen Behinderung entwickeln.

Hypertonie

Formen cerebraler Bewegungsstörungen können am Anfang des Lebens in der frühen Säuglingszeit als eine generalisierte Hypertonie erscheinen. Der gesamte Muskeltonus des Kindes ist erheblich erhöht, das Kind wird steif und bewegungsarm. Die Bewegungen sind sehr anstrengend, da sie gegen den eigenen Muskelwiderstand durchgeführt werden müssen. Somit kommt es auch hier zu einer Bewegungsreduzierung. Die Kinder wirken eher erregt, unzufrieden und ein meist damit verbundenes immer wiederkehrendes Schreien unterstützt diesen Eindruck. Die Eigenempfindung bei Hypertonie mag durchaus sehr unangenehm sein. Auch hier ist die weitere Entwicklung gehemmt und in sozialkommunikativer Hinsicht besteht eine Tendenz, die Haltung des Kindes als Abwehr zu interpretieren (s. unten 3.5) Für das Kind selbst wird es schwierig, sich von der Unterlage zu lösen und auch sich mit dem eigenen Körper in einer entspannten Bewegungsaktivität zu beschäftigen.

Tonischer Labyrinthreflex

Je nach Position zur Schwerkraft zeigen sich generalisierte Bewegungs- und Haltungsmuster beim Kind. In Rückenlage überwiegt eine totale Streckung des gesamten Körpers, in Bauchlage dagegen eine weitgehend totale Beugung. Dies bedeutet, daß in Rückenlage der Kopf nicht angehoben werden kann, daß die Beine nicht angewinkelt werden können, daß auch eine Beugung der Arme fast unmöglich ist. Damit sind Strampel- und Spielaktivitäten, ebenso wie die Orientierung nach oben, kaum möglich. Die völlige Beugung in Bauchlage bewirkt, daß das Gesicht bzw. der Kopf nicht nach vorne und später nach oben gebracht werden kann. Das Kind ist vollständig der Schwerkraft ausgesetzt. Es gelingt vor allem in frühen Phasen nicht, in Bauchlage und Unterarmstütze den Kopf zu heben und so zwischen Händen und Gesicht eine aktive Beziehung herzustellen, die insbesondere zum Spielen und Erkunden unabdingbar ist.

Symmetrisch-tonischer Nackenreflex

Die Stellung des Kopfes zum Rumpf, d.h. Nackenstreckung oder Beugung, bewirkt eine komplette Veränderung der gesamten Körperhaltung. Bei Beugung des Kopfes zum Rumpf (nach vorne) kommt es zu einer Streckung der unteren Extremitäten einschließlich des Beckens und zu einer Beugung der oberen Extremitäten einschließlich des Brustkorbs. Bei Strekkung des Kopfes werden auch die oberen Extremitäten gestreckt, während es zu einer Beugung von Beinen und Becken kommt. Dies macht eine Aufrichtung in den Vierfüßlerstand außerordentlich schwierig, ebenso ist das selbständige Sitzen fast unmöglich bzw. stets sehr gefährdet. Die Kopfstellung kann vom Kind nicht frei variiert werden, was sich dann u.a. insbesondere beim Essen außerordentlich verhängnisvoll auswirkt.

Asymmetrisch-tonischer Nackenreflex

Eine asymmetrische Kopfhaltung bewirkt eine Streckung der Extremitäten auf der Gesichtsseite und eine Beugung auf der Hinterkopfseite. Dies läßt sich in beiden Richtungen beobachten. Meist wird jedoch eine Seite vom Kind "bevorzugt", d.h. häufiger eingenommen. Der asymmetrisch-tonische Nackenreflex bewirkt, daß das Kind nicht in der Lage ist, Gegenstände z. B. zu ergreifen, die es sieht, da ja die Hand gestreckt, d.h. offen ist. Das Umfassen (Beugen) gelingt nur, wenn das Kind den Kopf abwendet, dann aber befindet sich die Hand hinter seinem Kopf und es kann wiederum das Objekt nicht sehen bzw. zum Munde führen. Das Erkunden und Spielen ist durch den asymmetrisch-tonischen Nackenreflex erheblich eingeschränkt, wenn nicht unmöglich gemacht.

Moro-Reaktionen

Bei sehr vielen Kindern ist auch ein langanhaltender und außerordentlich leicht auslösbarer Moro-Reflex zu beobachten. Es handelt sich vordergründig um eine Schreckreaktion mit einem generalisierten Streckmuster in Rumpf und Extremitäten. Ursprünglich mag dieser Reflex als Umklammerungsreflex archaische Bedeutsamkeit gehabt haben. Die betroffenen Kinder sind häufig außerordentlich sensibel gegenüber plötzlichem Lärm, lauten Stimmen etc. und reagieren mit dieser generalisierten Streckbewegung, die sie dann häufig nicht mehr allein ohne Hilfe lösen können. Beim Sitzen ohne gute Sitzkontrolle und Hilfe kann dies auch sehr gefährlich sein. In jedem Fall ist es für die Kinder unangenehm und erheblich störend.

3.5 Kommunikative Fähigkeiten

Menschliche Kommunikation rückt derzeit immer deutlicher in den Mittelpunkt unterschiedlichen fachlichen Interesses. Nach dem über lange Zeit kognitive, funktionelle, spezifisch-motorische oder auch perzeptorische Fähigkeiten untersucht und beschrieben wurden, scheint ein Punkt erreicht, an dem zwischenmenschliche Beziehungen in ihrer eigentlichen Bedeutsamkeit wieder erkannt werden.

Hiersche, Hirsch und Graf-Baumann weisen in ihrer Publikation über die "Grenzen ärztlicher Behandlungspflicht bei schwerstgeschädigten Neugeborenen" (1987) immer wieder darauf hin, daß die prinzipielle Kommunikationsfähigkeit des menschlichen Individuums zum letzten Maßstab werden kann.

Leben und Kommunikationsfähigkeit fallen fast zusammen, und so bekommt letztere ein immer deutlicheres Gewicht im Sinne unseres menschlichen Selbstverständnisses. Kommunikation ist andererseits ein so komplexer und außerordentlich schwierig zu beschreibender Prozeß zwischen Menschen, daß eine vollständige Beschreibung derzeit noch nicht zu leisten ist. Im folgenden soll versucht werden, einige Elemente deutlicher herauszuheben und für die Förderung schwerstbehinderter Menschen nutzbar zu machen.

Funktionen der Kommunikation

Kommunikation ist, wie bereits angedeutet, ein außerordentlich komplexer Bereich, der sich auf unterschiedlichen Ebenen vollzieht. Scherer (1987) stellt sechs Funktionen der Kommunikation in den Vordergrund:

- die Kennzeichnung der Identität
- den Ausdruck des inneren Zustandes
- das Herstellen von Interaktion
- Aufforderungen
- Wissensvermittlung
- Regulation von Beziehungen

Diese Funktionen entsprechen nur in ihrem Zusammenwirken dem tatsächlichen Kommunikationsbedürfnis von Menschen. Eine Heraussonderung von Einzelfunktionen bedeutet eine Isolation und Verarmung. Unter dem Aspekt dieser spezifischen kommunikativen Funktionen ist darauf hinzuweisen, daß Kommunikation sich natürlich nicht nur auf gesprochene Sprache beschränkt, sondern unterschiedliche Medien benutzt.

Ganzheitlichkeit

Ganzheitlichkeit ist fast zu einem Schlagwort neuerer Pädagogik/Psychologie/Therapie geworden. Wir müssen uns darüber im Klaren sein, daß Ganzheitlichkeit sich weitestgehend wissenschaftlicher Beschreibung entzieht; die Gesamtheit aller nur denkbaren Aspekte und Elemente sowie deren Wechselbeziehungen sind so komplex, daß sie nicht mehr faßbar sind.

Unter dem Leitgedanken der Kommunikation sei hier schematisch versucht, die Verflechtung unterschiedlicher Entwicklungsbereiche des Menschen deutlich zu machen (s. Abb. S.44); Kommunikation steht hier im Mittelpunkt eines Gefüges.

Unter dem Gedanken der Ganzheitlichkeit muß besonders darauf hingewiesen werden, daß es hier keine hierarchische Ordnung gibt. Vielmehr besteht eine Gleichzeitigkeit, Gleichwirklichkeit und Gleichgewichtigkeit dieser Entwicklungsbereiche. Ursula Haupt und der Verfasser glauben, mit den angeführten sieben Entwicklungsbereichen eine vorläufige Beschreibungsmöglichkeit für die komplexe menschliche Entwicklung gefunden zu haben (vgl. u.a. Fröhlich/Haupt 1987).

Es handelt sich aber in den Beziehungen - durch Verbindungsstriche dargestellt - nicht nur um einfache Kausalitäten zwischen den einzelnen

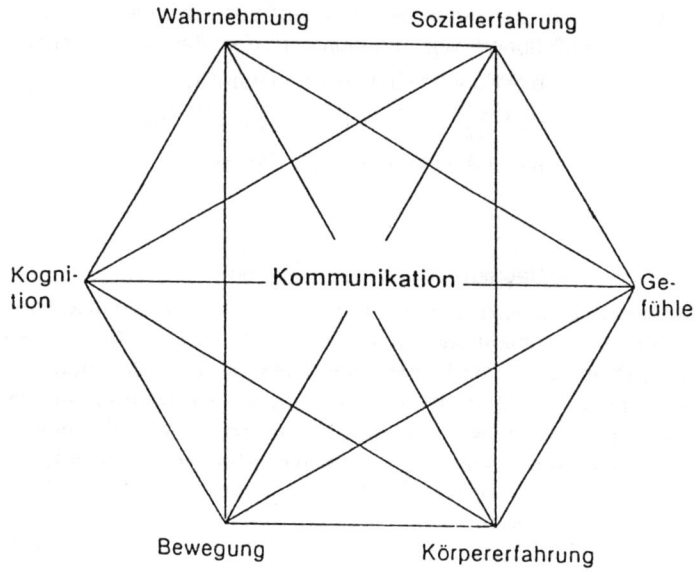

Wahrnehmung   Sozialerfahrung

Kognition   Kommunikation   Gefühle

Bewegung   Körpererfahrung

Ganzheitlichkeit der Entwicklung

Bereichen und der kommunikativen Fähigkeit, sondern die Einzelbereiche stehen untereinander in einer ebenso engen wechselseitigen Beziehung mit unmittelbaren Auswirkungen jeden Bereiches auf jeden anderen. Und hier wird schon deutlich, wie außerordentlich vielfältig die Möglichkeiten positiver wie auch negativer, d.h. fördernder oder beeinträchtigender Art die Einflüsse sein können.

Medien der Mitteilung

Kommunikation vollzieht sich nicht "an sich", sondern unsere Mitteilungen an einen anderen Menschen benötigen immer ein bestimmtes Medium, das den "Transport" übernimmt. Wir sind in der Regel gewohnt, an Sprache und Schrift zu denken, d.h. an Mitteilungen, die gehört oder gelesen werden können. Im folgenden soll gezeigt werden, daß uns aber wesentlich mehr und vielfältigere Möglichkeiten zur Verfügung stehen, die wir auch in fast allen kommunikativen Beziehungen nutzen.

Visuelle Kommunikation

Die Informationsentnahme aus geschriebener Schrift ist vielleicht die am weitesten fortgeschrittene Form visueller Kommunikation. Bilder, Graphiken, Symbole - all dies könnten auch Formen visueller Kommunikation sein. Bei der "reinen" zwischenmenschlichen Kommunikation haben visuelle Elemente eine ebenfalls sehr hohe Bedeutsamkeit. Schon das ganz kleine Baby beobachtet aufmerksam sein Visavis, d.h. das Gesicht der Mutter oder des Vaters, es orientiert sich an der Augen-, Augenbrauenpartie, später an den Mundbewegungen (vgl. Papousek 1989); es benutzt seine visuellen Fähigkeiten, um sich Mimik, Gestik des Gegenüber anzueignen und selbst die eigene Ausdrucksfähigkeit zu vervollkommnen.

Taktile Kommunikation

Unsere frühesten kommunikativen Erfahrungen sind in der unmittelbaren nachgeburtlichen Zeit sicherlich hauptsächlich taktiler Art, d.h. das Baby macht die Erfahrung, daß es berührt wird, daß es gehalten wird, An- und Ausziehen, Baden, Füttern, all dies findet in Berührung und in unmittelbarem Körperkontakt statt. Aber auch für den erwachsenen Menschen spielt die Berührung in der Kommunikation eine wesentliche Rolle. Vom Ritus des Händeschüttelns bis zur zärtlichen Umarmung machen wir Mitteilung über unsere Haut.

Vibratorische Kommunikation

Das Empfinden von Schwingungen ist eine der frühesten und elementarsten menschlichen Fähigkeiten, die schon in der frühen Schwangerschaft vom Kind beherrscht wird. Tomatis (1987) weist immer wieder darauf hin, wie sehr auch nichtbewußt gehörte Schwingungen menschliche Wachsamkeit und Grundstimmung beeinflussen. Für nicht wenige Kinder mit schwerer geistiger Behinderung ist offenbar das Empfinden von Vibration sehr attraktiv, es scheint wesentlich intensiver aufgenommen zu werden als nur auditive Schwingung.

Geruchliche Kommunikation

Auch das Riechen ist für unsere Kommunikation von nicht geringer Bedeutung. Ein Teil unserer Orientierung auf Dinge und Menschen geschieht mit sehr starker emotionaler Einfärbung über unsere geruchliche Wahrnehmung. Wir haben in diesem spezifischen Bereich ein außerordentlich hohes Differenzierungsvermögen, wenn wir auch in unseren kulturell-zivilisatorischen Zusammenhängen in der Regel kaum darüber sprechen, häufig nicht einmal merken, daß wir uns geruchlich orientieren (vgl. Berg 1988). Die Signalwirkung von Parfüms gerade unter dem kommunikativen Aspekt kann von jedem unmittelbar nachvollzogen werden. Jeder kennt auch Situationen, in denen geruchliche Eindrücke Kommunikation negativ belasten, sie eigentlich fast nicht aufkommen lassen. Die starke emotionale Einfärbung zeigt, wie elementar das Riechen die Kommunikation beeinflußt.

Geschmackliche Kommunikation

Unsere geschmackliche Wahrnehmung dient uns in der Regel zur "Informationsentnahme" hinsichtlich eßbarer Dinge. In der frühesten Kindheit fallen Nahrungsaufnahme und Kommunikation jedoch unmittelbar zusammen. Über längere Zeit erkundet das kleine Kind dann mit seinem Mund Objekte. Zu diesen Objekten gehören auch seine Bezugspersonen und nicht selten sehen wir Kinder, die mit Leidenschaft und großem Interesse die Finger der Mutter ablutschen und mit dem Mund prüfen, oder die einen besonderen Gefallen daran finden, die Nase des Vaters in ihren Mund zu stecken. Wir haben in unserer Zivilisation dann allerdings viele pädagogische Energie darauf zu verwenden, diese Erkundungsaktivitäten wieder abzubauen. Ein lebenslanges Bedürfnis nach unterschiedlicher Anregung des Mundes bleibt jedoch bestehen. Die Eß- und Trinkkultur hat wohl auch stark kommunikative Anteile (literarisch dargestellt bei Calvino 1987).

Eine der intensivsten kommunikativen Begegnungen bleibt das Küssen, wobei wir eben wieder unseren Mund benutzen, um Beziehung spürbar werden zu lassen.

Thermische Kommunikation

Wir sind in der Lage, mit unserer Haut Temperatur zu spüren. Eine gute Analyse unserer derartigen Fähigkeiten unter dem Aspekt der Kommunikation steht sicherlich noch aus. Es sei jedoch auf die sprachliche Verbindung >Nähe< und >Wärme< verwiesen, wobei gerade die >Wärme< als Begriff aus der thermischen Wahrnehmung benutzt wird, um Emotionalität zu kennzeichnen. Wir sollen diesen Aspekt zumindest in unsere Überlegung mit einbeziehen.

Somatische Kommunikation

Wie bereits dargestellt, ist der Beginn unserer Kommunikationsfähigkeit ein Austausch von körperlichen Empfindungen. Berührung und körperliche Nähe sind die Grundelemente der frühesten Kommunikation zwischen Mutter und Kind. Über Jahre hin ist es wichtig, daß das Kind mit seinen

Eltern schmusen kann, daß es sich auf den Schoß, in die Arme flüchten kann, daß es sich stärkt und Trost holt oder auch in einer fröhlichen Rauferei mit dem Vater zeigen und spüren kann, wie nah man sich doch eigentlich ist. Der Austausch von Zärtlichkeit gehört zu den menschlichen Grundbedürfnissen, und unser ganzer Körper spielt dabei mit, ist empfindsam und mitteilungsfähig. Wohl jeder Leser hat erfahren, wie erfüllend und wohltuend eine solche körperliche Kommunikation sein kann. Eine nur sprachlich-stimmliche Kommunikation bewirkt in uns kaum jenen emotionalen "Sättigungszustand", nach dem wir uns häufig so sehnen.

Dimension der Begegnung

Michael Argyle (1979) beschäftigt sich eingehend mit den Formen und ihren Wirkungen kommunikativer Annäherung. Er konnte feststellen, daß bei der Begegnung von zwei Menschen stillschweigend aus der Situation heraus Vorannahmen entstehen, die beiden Kommunikationspartnern eindeutig signalisieren, welche Stellung sie zueinander haben. In der graphischen Darstellung (s. Abb.) wird deutlich, daß jeweils ein Gegensatzpaar – mit einem anderen kombiniert – eine solche Situation bestimmen kann. Natürlich kann es dabei zu Mischformen kommen.

Für unsere spezielle Betrachtungsweise angesichts schwerster Behinderung gilt folgende Überlegung:

Dimensionen von interpersonalen Einstellungen (Argyle)

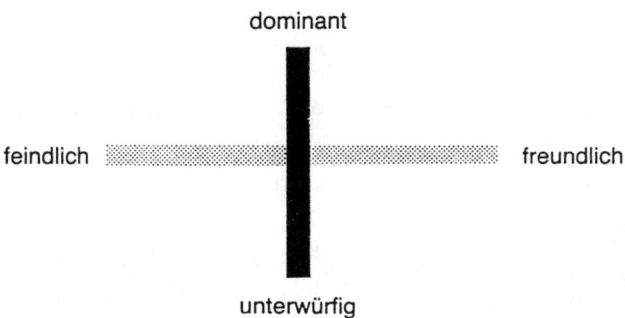

Wenn wir gewohnt sind, kommunikative Annäherung in etwa nach diesem Schema zu interpretieren, so werden wir dies auch in der Kommunikation mit Schwerstbehinderten tun. Viele verschiedene Verhaltensweisen schwerstbehinderter Menschen fallen aus dem Rahmen des Üblichen und geben so zu einer Fülle von Fehlinterpretationen und irreführender Kommunikation Anlaß.

Die Begegnung mit geistig behinderten Menschen kann nicht selten einengend und fordernd erlebt werden. Aus vielen Beschreibungen hören wir von der "Distanzlosigkeit" geistig behinderter Menschen. Es handelt sich ganz sicher nur um eine Variante von "Unmittelbarkeit", d.h. von Berührung, Nähe, Blickkontakt und direkter Körperorientierung, die aber - und dies ist der wesentliche Unterschied - nicht in wechselseitiger Abstimmung, sondern in einseitiger Form vorgenommen wird.

Meist treten auch wir fordernd und verlangend auf. Wegen der Wahrnehmungsprobleme und Konzentrationsschwäche unseres Gegenüber verstärken wir die Intensität unserer Anrede und Orientierung auf den Gesprächspartner. Wir neigen also ebenfalls dazu, eine "fordernde Unmittelbarkeit" als Haltung einzunehmen. Aus der Arbeit mit emotional verstörten geistig behinderten Menschen wissen wir aber sehr genau, daß solche fordernden Haltungen die psychische Situation in der Regel akut verschlechtern. Ganz deutlich wird dies bei Menschen mit sogenannten autistischen Symptomen, die häufig die Unmittelbarkeit nicht ertragen können. Vielmehr sind sie dringend auf eine entspannte Situation angewiesen, diese Entspannung realisiert sich aber immer im körperlichen Ausdruck des Gegenüber. Sie kann von uns nicht nur gedacht oder erwünscht werden, sie muß sich körperlich verwirklichen.

Elemente der Körpersprache

Mit Argyle nehmen wir acht Elemente der Körpersprache an:

- Körperkontakt
- Nähe
- Orientierung
- Blick
- Augenbrauen
- Körperhaltung
- Gesichtsausdruck
- Tonfall

Diese Elemente und die von ihnen ausgehenden Wirkungen gelten jeweils wechselseitig für beide Kommunikationspartner.

An zwei Teilbereichen seien diese Wirkungen näher erläutert:

Körperkontakt

In der Kommunikation von Nichtbehinderten spielt der Körperkontakt eine wichtige Rolle. Allerdings ist sie ganz besonders strengen Regeln unterworfen. Körperkontakt wird meist nur in einer sehr ritualisierten Form vorgenommen (Händeschütteln, Schulterklopfen u.ä.). Im Kontakt zu Kindern ist mehr Körperkontakt möglich. Aber auch hier sind bestimmte Körperpartien bevorzugt und andere fast verboten bzw. nur in bestimmten, eher pflegerischen Situationen der Berührung zugänglich.

Körperkontakt wird deswegen gesellschaftlich so stark reglementiert, weil in der Kommunikation Liebender der körperliche Kontakt eine so zentrale Bedeutung hat. Fließende Grenzen scheinen gesellschaftlich unerwünscht. In der Begegnung mit schwer behinderten Menschen, gerade dann, wenn die geistige Behinderung recht schwer ist, kommt es zu häufigem Körperkontakt im Sinne von Anweisungen und Hilfen. D.h. sehr viel versuchen wir "mit den Händen" klar zu machen: wir drehen jemand in eine Richtung, in die er gehen soll, wir nehmen jemand aus dem Rollstuhl, wir drücken ihn zurück, wenn er sich zu sehr nähert. Körperkontakt bekommt eine wichtige Funktion, allerdings in der Regel nicht in der Wechselseitigkeit, sondern in einer von uns ausgehenden Aktivität, die fordert oder auch zurückweist. Umgekehrt ist ein Mensch mit einer schweren geistigen Behinderung oft nicht in der Lage, die Regeln des Körperkontaktes zu erkennen und anzuwenden, d.h. sein Körperkontakt ist vergleichsweise unkontrolliert und stimmt somit mit den sozialen Vorstellungen nicht überein. Dies wiederum wird als distanzlos, aufdringlich, unkontrolliert oder gar spezifisch belästigend empfunden. Dies aber sind Interpretationen eines Verhaltens, das selbst nicht von den angenommenen Absichten geleitet sein muß.

Nähe

Wie der weiter oben verwendete Begriff der Wärme, signalisiert auch Nähe doppelte Bedeutung. Räumliche Nähe und emotionale Nähe gehen fast ineinander über. Dennoch finden wir auch hier sehr bedeutsame, feine Unterscheidungen. Liebevolle und vertraute Nähe wird als angenehm empfunden, sie beschränkt sich aber auf einen ausgewählten Personenkreis. Die reine Verminderung der Distanz zweier menschlicher Körper kann aber auch außerordentlich unangenehm erlebt werden. Auch hier kennen wir das Gefühl einer ungewünschten Aufdringlichkeit der "Annäherung", aber wir kennen auch jene anonyme unangenehme Nähe im Gedränge einer U-Bahn. Wir haben Techniken entwickelt, uns vor solcher ungewünschten Nähe zu schützen: in der Regel werden wir bewegungsarm, weichen dem Blick aus, unser Muskeltonus erhöht sich, d.h. wir werden "steif". Solche kommunikativen Signale geben wir auch dann, wenn wir z.B. von jemand in den Arm genommen werden, bei dem wir dies eigentlich nicht wünschen. Möglichkeiten und Probleme beim Körperkontakt haben wir auch im Bereich der Nähe im Umgang mit geistig behinderten Menschen. Wir sind durch Hilfeleistungen und Pflege gezwungen, sehr oft Nähe herzustellen, die möglicherweise nicht den Wünschen des Betreffenden entspricht. Andererseits nähern sich uns geistig behinderte Menschen oft sehr eindringlich, sie benötigen Körperkontakt, sie benötigen eine unmittelbare körperliche Nähe, sie müssen ihr Gegenüber spüren und berühren, um etwas mitteilen zu können. Dies wird, wie oben ebenfalls schon angedeutet, von uns häufig als Distanzlosigkeit, als Klebrigkeit empfunden, ohne daß wir dabei realisieren, daß die Unmittelbarkeit für diese Menschen, eine wichtige Hilfe sein kann, uns überhaupt etwas mitzuteilen. Unser Bestreben ist dann häufig nur, aus der Nähe herauszukommen, Abstand zu gewinnen, was die Kommunikation nicht unwesentlich beeinflußt.

Kommunikationsprobleme und ihre Einwirkungen auf die Kommunikations-partner

Mechthild und Hanus Papousek haben in ihren Arbeiten gezeigt, wie gut das gesunde Ungeborene schon auf die "Lebensaufgabe" Kommunikation vorbe-reitet ist:

Im Vergleich mit anderen Primaten ist das menschliche Neugeborene zwar in der motorischen Entwicklung ein hoffnungsloser Spätentwickler, in seinen psychischen Fähigkeiten dagegen ist es als frühreif einzustufen. Es tritt sein Leben nicht nur mit einem Repertoire von angeborenen Reflexen an, sondern ist bereits mit spezifischen menschlichen Fähigkeiten ausgestattet, sich selbst und seine Umwelt mit allen Sinnen wahrzunehmen und seine Erfahrungen auf einfache Weise zu integrieren. Von den frühesten Zwiege-sprächen an nimmt das Neugeborene aktiv, neugierig und autonom zu den Personen seiner Umwelt Beziehung auf. Die Säuglingsforschung der letzten zwanzig Jahre hat erstaunliche Wahrnehmungs-, Lern- und Denkfähigkeiten sichtbar gemacht. Diese sind jedoch gerade am Anfang des Lebens noch fragil und physiologisch begrenzt. Was das Neugeborene daher am dring-lichsten braucht, vorausgesetzt, es ist satt und ausgeschlafen, sind spe-zifisch angepaßte Umweltbedingungen, unter denen es seine Fähigkeiten optimal entfalten und einüben kann, die aber in der unbelebten Umwelt nicht existieren. Die belebte Umwelt, die das Kind in den Interaktionen mit seiner Bezugsperson erlebt, ist aber ihrerseits so komplex strukturiert, daß das Neugeborene nur dann daraus profitieren kann, wenn der erwachsene Partner sein Verhalten von Grund auf ändert und sich auf die begrenzten kindlichen Voraussetzungen einstellt (Papousek, M. 1987).

In einer experimentellen Studie stellte sich heraus, daß - wiederum unter vielen anderen Faktoren - z.B. die Handhaltung des Babys ein wichtiges Signal für die Bezugspersonen darstellt. Die Erwachsenenaktivität orientiert sich am kindlichen Aktivitätsniveau, das an den Händen "abgelesen" wird, ohne daß das dem Erwachsenen bewußt wird.

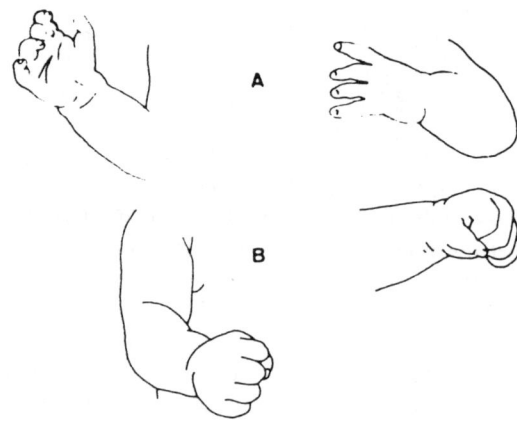

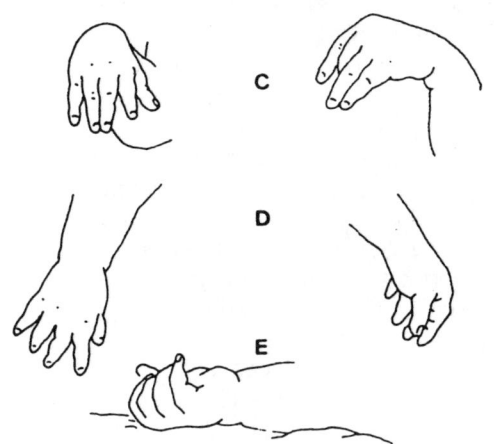

C

D

E

Abb. 3 A – E. Handsprache des Neu-
geborenen. *A* Im Dialog mit einer
Bezugsperson; *B* im gespannten Zustand;
C, D beim Übergang zum Schlaf;
E im Tiefschlaf

H. Papoušek, M. Papoušek

Die Abb. macht dies bei abgedeckter Legende nachvollziehbar.

Beim Kind mit deutlichen Aktivitätsveränderungen, z.B. beim hyper- oder hypotonen Baby, kommt es zu einer unmittelbaren Veränderung der Signalwirkung. Festgeballte Fäuste mit weißen Knöcheln zeigen extreme Spannung an - man wird darauf mit einem sanft beruhigenden Kommunikationsangebot antworten. Das hypertone Kind mit seiner andauernden Anspannung bekommt so eine fortdauernde ›Antwort‹, die seinen eigentlichen Interessen überhaupt nicht entsprechen. Für das hypotone Kind, darunter auch viele Babys mit einer späteren geistigen Behinderung, gilt das Beispiel E. Wer wird sich durch dieses deutliche Müdigkeitssignal nicht zurückhalten, um das Kind nicht zu stören? Auch Castillo-Morales und Haberfellner weisen bei Kindern mit Down-Syndrom, bzw. cerebraler Bewegungsstörung auf solche Zusammenhänge hin (1988, pers. Mittlg.).

In einer noch nicht vollständig ausgewerteten Studie des Verfassers wird ein anderer Bereich der elementaren Kommunikation beleuchtet:

Menschliche Gerüche gehören zu den unmittelbarsten (s.o.). Neben Essensgerüchen, Heimatgerüchen und Naturgerüchen stellen sie die vierte Hauptgruppe dar. Bei den meisten Nennungen fallen die unangenehmsten Gerüche in die Gruppe der Humangerüche, an die man sich auch nicht gewöhnen kann, die man auch auf Dauer ekelhaft findet. Dies sind insbesonere der Geruch von Schweiß, Urin und Kot. Gerade aber diesen Gerüchen sind Eltern und Betreuer schwerstbehinderter Menschen besonders häufig und lang ausgesetzt. Eine negative emotionale Antwort läßt sich nicht vermeiden, ihre notwendige soziale Unterdrückung schafft psychische Belastung: "mir stinkt die Arbeit" ist wörtlich und ernst zu nehmen.

Faßt man die z.T. nur angedeuteten Problemsituationen im Feld der Kommunikation zusammen, läßt sich feststellen, daß die Bezugspersonen von schwerstbehinderten Menschen unter einer doppelt hohen Belastung stehen. Die direkte Kommunikation mit dem schwerstbehinderten Partner vollzieht sich auf so elementarer Ebene, wie sie sonst nur für bestimmte Perioden beim Kleinstkind oder in Liebesbeziehungen zu leisten ist. Der eigene Körper muß "zur Verfügung" gestellt werden, was ansonsten in direktem Widerspruch zu gesellschaftlichen Normen und Erwartungen steht. Es muß also eine zweite "Kommunikationswelt" aufgebaut werden, die z.T. säuberlich von der "wirklichen" getrennt gehalten werden muß - eine hohe psychische Belastung, wenn dies nicht wenigstens von Kollegen und Vorgesetzten, aber auch von der Familie getragen wird. Aber auch die Überwindung "biologischer" Grenzen wird gefordert, wenn man gegen alle scheinbaren Anzeichen von Apathie, Interesselosigkeit, Ablehnung, Widerstand bis hin zur subjektiv erlebten Aggressivität sich systematisch und langfristig um Kommunikation bemühen soll.

Gerade weil wir den kommunikativen Beziehungen zu schwerstbehinderten Menschen auf die elementarsten und damit emotional stärksten Formen (Medien) zurückgreifen müssen, wirkt auch die erlebte Zurückweisung oft so verletzend. Wir müssen uns so weit öffnen und annähern, daß klassische Schutzfunktionen kaum mehr möglich sind.

Mitarbeiter und Eltern gleichermaßen benötigen Hilfe und Unterstützung:

Physische Überlastung führt zur Erschöpfung (Heben, Tragen, Halten, Aufpassen, in Zeitdruck geraten....), psychischer Streß (Angst, permanente Aufmerksamkeit, Teilen der Aufmerksamkeit, Erwartungsdruck....) und emotionale Verausgabung, Erleben einer nur einseitigen Kommunikation, Fehlen von wechselseitiger Zärtlichkeit und Annahme... verstärken dies, es kommt zu sich immer schneller "drehenden" negativen Spiralen, die die Situation und Lebensperspektive unerträglich erscheinen lassen.

Wenn das Leben schwerstbehinderter Menschen für diese und ihre Bezugspersonen nicht den Charakter von Strafe bekommen soll, muß für ausreichend Anregung und Entlastung gesorgt werden. Die Schwierigkeiten behinderten Lebens dürfen nicht ›privatisiert‹ werden - es geht um ein allgemeines und nicht um ein je persönliches Problem.

4.0 Fragen der Grundversorgung
4.1 Allgemeine Förderpflege

Der von Trogisch formulierte Begriff der Förderpflege meint all die Aktivitäten im täglichen Leben, die geeignet sind, schwerstbehinderte oft bettlägerige Menschen im weitesten Sinn zu aktivieren. Auf der Basis von einfachen, in die Pflege integrierten Anregungen, soll der Erlebnishorizont des Kindes oder Jugendlichen systematisch erweitert werden. Ziel ist die Fähigkeit, die eigene Umwelt und die darin ablaufenden alltäglichen Geschehnisse besser strukturieren zu können. Aus der raum- und zeitlosen Existenz im Bett soll der schwerstbehinderte Mensch in eine, wenn auch einfache, soziale Beziehung hineinfinden. Gerade tägliche Pflegevorgänge eignen sich besonders gut, um über spezielle Lagerungen, intensive Kommunikation und vor allem sensorische Anregung beim Baden, Duschen, Abtrocknen und Eincremen dem schwerstbehinderten Menschen ein differenzierteres Körpergefühl zu vermitteln. Diese Form praktischer und ganzheitlicher Förderung soll aber im Detail unter 6.0 dargestellt werden. Hier handelt es sich zunächst um notwendige Alltagsaktivitäten der Pflege, die gleichzeitig zu einer Förderung werden, wenn sie entsprechend geplant und durchgeführt werden können. Toilettentraining bildet möglicherweise einen Bereich in der Förderung schwerstbehinderter Kinder und Jugendlicher, der von allen Betroffenen als besonders anstrengend und unangenehm erlebt wird. Sauberkeit in diesem Bereich wird als hohes Ziel gesehen und sehr viel Energie darauf verwandt, es baldmöglichst zu erreichen. Auf dem Hintergrund einer ausgeprägten Sauberkeitsvorstellung wird die Diskrepanz beim schwerstbehinderten Kind als sehr belastend erlebt. Größere Kinder müßten eigentlich, so die Vorstellung, selbst zur Toilette gehen können. Schwerstbehinderte sind fast immer über lange Zeit oder auch zeitlebens inkontinent. Sowohl die Blase wie auch der Darm können nicht in wünschenswerter Weise kontrolliert werden. Durch die sehr rasch fortgeschrittene Entwicklung von Windeln hat sich für viele der Betroffenen die Situation deutlich verbessert. Noch vor 15 Jahren war die Inkontinenzversorgung außerordentlich umständlich, unhygienisch und für die Pflegenden außerordentlich unangenehm. Es stand nur Zellstoff zum Aufsaugen zur Verfügung, Gummihosen oder Stoffwindeln. Wir beobachten, daß der Umgang mit der Inkontinenz schwerstbehinderter Menschen sich ein wenig entspannt hat. Dennoch bleibt die Belastung insbesondere beim größeren Kind, beim Jugendlichen und erst recht beim Erwachsenen. Insofern gilt es tatsächlich zu überlegen, inwieweit eine gewisse Kontrolle über die Ausscheidungen erreicht werden kann. Es ist immer wieder festzustellen, daß es engagierten Müttern entgegen allen Erwartungen der Fachleute gelingt, ihr Kind "sauber" zu bekommen. Normalerweise kann man davon ausgehen, daß das Erreichen der Sauberkeit sinnvollerweise mit einem Entwicklungsniveau erreicht werden kann, auf dem das Kind schon gewisse Körpererfahrungen hat, seinen Körper etwas kennt und auch in anderen motorischen Bereichen schon kontrollieren kann. Die einfache Fähigkeit, auf einem Topf oder auf der Toilette, auch mit Spezial-Sitz, zu sitzen, ist nicht das einzige ausschlaggebende Kriterium. Am speziellen Training scheiden sich sehr oft die Meinungen aller Beteiligten. Denn nicht selten ist es nötig, das Kind außerordentlich lange Zeit sitzen zu lassen, um einen "Erfolg" zu haben. Dies wiederum ist nicht selten mit dem Auftreten massiver Stereotypien verbunden, das Kind muß oft fixiert werden und erfährt so das Sitzen auf der Toilette als einen sehr unangenehmen Vorgang. Die Geschichte einzelner Kinder zeigt, daß dieses Erlebnis des Unangenehmen oft sehr lang wirkt, gelegentlich aber auch an bestimmte Orte gebunden ist. So beobachten wir Kinder, die entweder nur in Kindergarten oder Schule oder nur zu Hause auf die Toilette gehen und sich strikt weigern, dies woanders zu tun. Wir sehen dabei, wie sehr physiologische und psychologische Elemente ineinander greifen - Fakten, die auch beim gesunden Erwachsenen in diesem Bereich immer wieder zu beobachten sind. Der Verfasser ist der Meinung, daß ein Toilettentraining bei schwerstbehinderten, sitzfähigen Kindern, Jugendlichen und Erwachsenen tatsächlich nur dann aufzunehmen ist, wenn ein gewisses Mindestmaß an Körpererfahrung und Körperwahrnehmung angenommen werden darf. Die aufgewendete erzieherische Energie steht sonst hinsichtlich ihrer Dauer und Intensität in keinem Verhältnis zu den erreichbaren Erfolgen. Es ist in der Regel einfacher, das Kind zur regulierten Blasenentleerung zu bringen, als zu einer regulierten Darmentleerung. Es kann dabei sinnvoll sein, sich all der "Tricks" zu bedienen, die man auch bei kleinen gesunden Kindern einsetzt: entsprechende Geräusche produzieren, z.B. Wasser laufen lassen. Vor allem aber scheint es notwendig, eine sichere Sitzposition herzustellen. Wo dies auf einem Topf nicht oder nicht mehr geschehen kann, sollte es ein festsitzender nicht wackelnder Spezial-Sitz sein, der dem Kind in keiner Phase den Eindruck vermittelt, unsicher zu sitzen. Es hat sich in der Praxis durchaus bewährt, sich anfangs (was auch über längere Zeit notwendig sein kann) hinter das Kind zu setzen, so daß es eine gewohnte sichere und vertraute Anlehnmöglichkeit hat. Dabei kann gerade bei bewegungsunsicheren oder sehr unruhigen Kindern Haltung korrigiert werden, um zur nötigen Entspannung zu kommen. Wo immer möglich, sollte dem Kind ein "Feedback" gegeben werden d.h. es sollte sehen oder hören können, wenn es "sein Geschäft" macht. Häufigere, aber kurze Sitzungen können das Kind unterstützen, solche Erfahrungen zu machen. Wenn auch immer wieder davon berichtet wird, daß einzelne Kinder z.B. erst nach 20 Minuten die Blase entleeren, so scheinen so lange Sitzzeiten doch ungünstig zu sein. Vielmehr weist die Zeit darauf hin, daß das Kind so lange braucht um sich zu entspannen. Möglicherweise könnten die Bedingungen verändert werden, so daß die notwendige Entspannung schneller eintritt. Wichtiger als das regelmäßige Sitzen auf der Toilette könnten die längerfristigen Vorbereitungen sein, um dem betreffenden Menschen eine sensorische Rückmeldung über den Ausscheidungsprozeß zu geben. Das durch die Windeln bedingte feucht-warme Klima gibt wenig Information darüber, ob man gerade die Blase entleert. Bei gesunden Babys ist häufig zu beobachten, daß sie dann die Blase entleeren, wenn sie ausgewickelt daliegen und wohl durch den Kontakt mit der kühleren Luft stimuliert werden, die Blasenentleerung einzuleiten. Solche Phasen fehlen häufig bei sehr schwerbehinderten Menschen. Wir konnten immer wieder beobachten, daß man sich kaum die Zeit läßt, zwischen zwei Windeln ein wenig frische Luft an den Körper des Kindes zu lassen. Hier wäre ein Ansatzpunkt, um zu beobachten, ob solche Spontanentleerungen wie beim kleinen Kind auftreten. Ist dies der Fall, so sollte dies gegenüber dem Kind verbalisiert werden, d.h. wie bei jeder anderen Aktivität sollte der Betreuer eine gezielte Rückmeldung geben. Anschließendes Abwaschen und Abtrocknen wäre eine zusätzliche Information für das Kind. Allerdings ist dies aufwendiger und zeitraubender als die routinemäßige Versorgung. Auch ohne Vorliegen einer Querschnittslähmung kann es sinnvoll sein, durch eine Klopfmassage oberhalb des Schambeins auf die Blase einzuwirken, sich zu entleeren. Diese Massage kann dem Kind eine Information darüber vermitteln, wo sich körperliche Veränderungen abspielen und welche Spannung bzw. Entspannung dabei auftritt. Das Erfahren des eigenen Körpers in Funktion ist wichtig, damit diese Funktion später einmal selbst gekonnt wird. Bei der Bewertung von Häufigkeit und Menge der Harnentleerung ist immer auch zu berücksichtigen, daß sehr viele der schwerstbehinderten Menschen im Verhältnis zu ihrem Körpergewicht eigentlich zu wenig Flüssigkeit aufnehmen. Dies liegt an den Schwierigkeiten der Nahrungsaufnahme im allgemeinen (s. unten). Es darf daher nicht ohne weiteres eine durchschnittliche Menge erwartet werden. Aber gerade bei chronischem Flüssigkeitsmangel kommt es zu Veränderungen der Urinzusammensetzung, der Geruch wird meist penetrant und die aggressive Wirkung auf die Haut steigt an. So müssen wir feststellen, daß eine ausreichende, besser noch reichliche Flüssigkeitszufuhr sehr nützlich sein kann, damit Kinder lernen die Blase aktiv zu entleeren.

Die Stuhlentleerung stellt uns meist vor wesentlich größere Probleme. Viele schwerstbehinderte Menschen leiden an einer chronischen Darminaktivität, es kommt nur selten zur Stuhlentleerung und dies meist unter sehr großen Anstrengungen durch extreme Verhärtung des Stuhls. Dies ist im Zusammenhang mit der zugrundeliegenden Bewegungsstörung, aber auch mit dem chronischen Bewegungsmangel zu sehen. Hinzu kommt die im Grunde ungeeignete Ernährung (passierte Kost), die offensichtlich die Trägheit des Darms noch weiter unterstützt. Bei nicht wenigen schwerstbehinderten Menschen sind harte Kotballen im Darm zu spüren. In der Regel greifen Eltern zu medikamentöser Unterstützung, sei es durch abführende Medikamente, durch Klistiere oder auch Spülungen. Häufig muß manuell bei der Entleerung des Enddarmes geholfen werden. Für viele schwerstbehinderte Menschen ist dies ein qualvoller Prozeß, der möglichst lange vermieden wird. So kommt es möglicherweise noch zu weiteren Verhaltungen, die die Gesamtsituation ihrerseits aber verschlechtern. Ebenso verschlechtert auf längere Sicht die regelmäßige Anwendung von Medikamenten die autonome Darmaktivität. Auch hier gilt es, die Gesamtsituation zu verbessern und

Erleichterungen zu schaffen, die möglichst ohne Nebenwirkungen auskommen. Die Ernährung spielt, wie angedeutet, eine ganz wesentliche Rolle. Die häufig gefütterten Breie und Kindernahrungen enthalten offenbar zu wenig Ballaststoffe, welche ihrerseits einer Darmaktivierung zuträglich sind. Viele Kinder aber weigern sich, ballaststoffreiche Nahrung zu sich zu nehmen. Manche ballaststoffreichen Nahrungen müssen auch als ungeeignet bezeichnet werden, z.B. Hülsenfrüchte und Kohlarten, die zu unerträglichen Blähungen führen können. Es zeigt sich, daß beim größeren Kind schon sehr ausgeprägte Eßgewohnheiten vorhanden sind, so daß das plötzliche Hinzufüttern von z.B. Leinsamen, nicht mehr akzeptiert wird. Es ist daher schon relativ früh daran zu denken, Kindern ballaststoffhaltige Nahrung vertraut zu machen. In keinem Fall darf eine radikale Nahrungsumstellung plötzlich und massiv erfolgen, da das Verdauungssystem Zeit braucht, sich auf neue Gegebenheiten einzustellen. Anderenfalls kann es zu unerträglichen Blähungen u.ä. kommen, die außerordentlich schmerzhaft sind. Hier ist es ganz besonders wichtig, sich mit den Dauerbezugspersonen zu verständigen, wie vorgegangen werden kann. Eine die Darmbewegung unterstützende oder stimulierende Massage kann in manchen Fällen sehr erleichternd wirken. Unter 6.0 wird eine Modifikation der indischen Babymassage beschrieben, die auch den Unterbauchbereich mit einbezieht. Aber auch kreisende, feste Bewegungen der Hände auf dem Bauch des Kindes können entspannend/ aktivierend wirken. Eine spezifische Kolon-Massage wird dann angezeigt sein, wenn sehr hartnäckige Stuhlverhaltungen auftreten.

Vielen ist es eine Hilfe, wenn während der Ausscheidung die Beine an den Körper gedrückt werden, im Sinne einer Beugung von Hüfte und Knie. Dies kann allerdings nur dann sinnvoll sein, wenn die betroffenen Gelenke dies schmerzfrei zulassen. Das Pressen gelingt so leichter und die Entleerung vollzieht sich gründlicher. Durch diese Hilfestellung wird das Kind auch im kommunikativen Bezug auf den Ausscheidungsvorgang direkt aufmerksam gemacht und kann so die gewonnenen Wahrnehmungen möglicherweise besser integrieren. Damit haben wir dann erst die Voraussetzung zu einem gezielteren Training, das auf willkürliche Ausscheidung hinzielt.

Der Gesamtkomplex der körperlichen Ausscheidung ist für den einzelnen wie für die Gesellschaft kein "Thema", d.h. es handelt sich hier um Prozesse, die jeder für sich an einem "stillen Örtchen" und keineswegs in der Öffentlichkeit vollzieht. Nur beim ganz kleinen Kind ist "Zweisamkeit" während dieser Prozesse akzeptiert. Hier aber wird von Eltern bzw. Betreuern gefordert, sich intensiv mit der Ausscheidung der schwerstbehinderten Menschen zu beschäftigen. Dies steht in direktem Widerspruch zu den sonst geübten Praktiken und Anschauungen und bringt somit die Betroffenen ihrerseits in eine spannungsreiche Situation. Der Prozeß selbst und die damit verbundenen Gerüche werden als sehr unangenehm empfunden, man versucht das "Geschäft" so schnell wie möglich hinter sich zu bringen, um sich dann wieder anderen Dingen zuwenden zu können. Ekel entsteht leicht, ein unangenehmes Empfinden fast immer. Dies bedeutet aber, daß für den schwerstbehinderten Menschen jeweils ein Klima entsteht, das seinem Wahrnehmen und Lernen, aber auch seiner Entspannung entgegensteht. Es ist dies ein schwieriges Zusammenwirken von Notwendigkeiten und Respekt. Im Einzelfall kann es sehr wichtig und hilfreich sein, die Spannungen zu thematisieren, im Team über die eigenen Empfindungen klar und deutlich zu reden und sich nicht "heldenmäßig" zu geben. Dann muß aber nach gemeinsamer fachlicher Überlegung gegebenenfalls der Förderplan eines einzelnen behinderten Menschen so formuliert werden, daß man sich konzentriert der Förderung der vorhandenen Möglichkeiten widmen kann. Es ist wichtig, daß dann Blasen- oder Darmentleerung zu einem "Aufgabenbereich" des Förderteams wird und nicht nur ein notwendig und unangenehmer Prozeß im Laufe des Tages. Die Erfahrung zeigt, daß auch sehr unangenehme Arbeiten erträglicher werden, wenn sie vom Team besprochen und geplant sind, wenn sie also von Schmutzarbeit zu gezielter Arbeit umformuliert werden. Dies sollte man im Team nutzen, da zweifellos das Windelwechseln und Reinigen für die erwachsenen Bezugspersonen stets sehr unangenehm zu werden drohen.

Waschen und Baden

Für viele schwerstbehinderte Kinder ist die tägliche Reinigung eine Prozedur, der sie sich mit allen ihnen zur Verfügung stehenden Mitteln entziehen möchten. Insofern unterscheiden sie sich kaum von gesunden Kindern in einem bestimmten Alter. Das Wasser, das Abgeriebenwerden, all dies scheint ihnen schrecklich und der Sinn der Prozedur ist ihnen unverständlich. So nimmt es nicht wunder, daß für viele Eltern das Waschen und/ oder gar das Baden immer wieder zu einer besonderen Anstrengung wird. Ähnliches gilt auch für die schwerstbehinderten Kinder, die in Einrichtungen versorgt werden. Beobachtet man im einzelnen, wie die Kinder gesäubert werden, so fällt auf, daß dies häufig zwar unter dem Aspekt der Schmutzentfernung zielgerichtet und angemessen geschieht, daß aber für den Betroffenen selbst tatsächlich eine Fülle rasch aufeinanderfolgender unangenehmer Eindrücke entsteht. Der nasse Lappen ist plötzlich ohne Vorankündigung im Gesicht. Empfindliche und weniger empfindliche Partien werden hintereinander rasch berührt, häufig in Kreisbewegungen über das Gesicht, die die Wahrnehmung des eigenen Gesichtes gar nicht berücksichtigen. Die Temperatur wird kaum dahingehend überprüft, ob sie für das Kind angemessen ist, und ebenso schnell wie begonnen, bricht der Kontakt mit dem Lappen wieder ab. Ein anderer kommt, rubbelt einem im Gesicht und verschwindet wieder. So müssen wir annehmen, daß dies für entsprechend schwer beeinträchtigte Kinder einen "Überraschungsangriff" darstellt, den man tatsächlich nur mit Abwehr und Schreien beantworten kann. In viel größerem Maße gilt dies für Haarewaschen und Baden. Die einzelnen Vorbereitungsschritte kommen viel zu schnell aufeinander, lassen dem Kind keine Zeit, sich an die veränderte Situation zu gewöhnen. In der Regel steigert sich die Erwachsenenaktivität in Hektik, weil man nur durch größere Schnelligkeit die Zeit des kindlichen Schreiens glaubt abkürzen zu können. Im Laufe der Zeit entwickelt sich so ein Teufelskreis, der tatsächlich für beide zu einer großen Belastung wird.

Das gesunde Kind lernt schon recht früh im ersten Lebensjahr, daß man mit Wasser auch spielen kann. In einer ihm angenehmen Position wird es in seiner kleinen Wanne gehalten, es beginnt zu plätschern, zu strampeln, macht Erfahrungen mit dem Wasser, sieht es, hört es, schmeckt es. Manche Autoren nehmen an, daß es sogar Erinnerungen an seine pränatale Zeit wieder reaktiviert, wenn es in diesem ihm vertrauten Medium Wasser sein kann. Wir wissen, daß Kinder sich um so lieber waschen lassen, wenn sie etwas Zeit für sich zum Spielen im Wasser haben. Immer dann, wenn dies durch Zeitdruck abgekürzt wird, droht es schwierig zu werden, beginnen die Kinder leichter zu schreien und sich zu wehren. Für schwerstbehinderte Kinder bestehen äußerst selten Möglichkeiten eines solchen intensiven spielerischen Waschens. Die große Badewanne ist zu umständlich; es macht objektiv außerordentlich viel Mühe, die Kinder so zu halten, daß sie tatsächlich das Gefühl von Sicherheit haben.

Auf der Basis unserer Erfahrungen lassen sich aber einige Empfehlungen formulieren, die auch bei durchschnittlichen sanitären Gegebenheiten verwirklicht werden könnten:

- Die Abfolge der notwendigen Handlungen sollte möglichst immer gleich sein. Auch sollte man einen Waschhandschuh verwenden, so daß das Kind beim Waschen der Hände, des Gesichts und des Körpers immer die vertraute Hand durch den Stoff spüren kann. Also möglichst nie einen zusammengeballten Waschlappen verwenden, der nur den Stoff spüren läßt. Es fehlt dabei der sicherheitsspendende Kontakt.

- Der Wasserhahn wird aufgedreht, das Wasser etwas laufengelassen und das Kind darauf aufmerksam gemacht. Man fährt mit dem Rollstuhl bis vor das Waschbecken und bringt eine Hand des Kindes in den Wasserstrahl. Das Kind soll das Wasser spüren. Dann erst machen wir den Waschhandschuh naß und erklären dem Kind: jetzt waschen wir dein Gesicht. Möglicherweise ist es am einfachsten, bei der Stirn zu beginnen. Sie ist nicht so empfindlich, und in einer Bewegung über die Schläfen und Wangen können wir zum Mund kommen, der oft sehr empfindlich ist. Ebenso sollten die Augen nicht am Anfang des Waschens "drankommen", da auch sie für Berührungen sehr empfindlich sind. Es ist besser, gleichmäßig große, langsame Waschbewegungen zu machen, als heftige oder flüchtige kleine Bewegungen. Auch bei Kindern, die stehen können, ist es am Anfang günstiger, sie vor dem Waschbecken sitzen zu lassen, damit sie sich ganz aufs Waschen konzentrieren können und nicht Angst haben müssen umzufallen, oder sich sonst weh zu tun.

- Das Händewaschen sollte gemeinsam geschehen. Der Erwachsene steht eng hinter dem Kind. Er müßte mit seinen Händen von hinten über die Hände des Kindes reichen und mit festen Bewegungen die Hände des

Kindes mit den seinen verschränken, mit reichlich Schaum und Seife, so daß ein intensives Gefühl für Berührung entsteht. Das Abwaschen sollte auch nicht zu flüchtig geschehen, sondern wirklich das Wasser über die Hände laufen lassen, durch die Hände rinnen lassen, um sich so dem Eindruck ganz hingeben zu können, ihn wahrzunehmen und in den Prozeß zu integrieren. Das Abtrocknen muß ebenfalls mit deutlichem Kontakt und langsamen Bewegungen erfolgen, sowohl beim Gesicht wie bei den Händen. Dies geht in jedem Fall besser und angemessener, wenn der Erwachsene hinter dem Kind steht, als wenn dies vis-à-vis geschieht. Wir, haben dann auch ein besseres Gefühl, wie wir unsere Bewegungen dem Kind vermitteln können. Es zeigt sich dabei auch, daß die Vis-à-vis-Position häufig zu fordernd, fast bedrohlich wirkt und so die Streßsituation beim Waschen erhöht. Auch hier können wir feststellen, daß sich in dem Augenblick, in dem der tägliche "Kampf" ums Wasser zugunsten einer gemeinsamen Beschäftigung am und mit Wasser aufgelöst wird, sich auch Lernmöglichkeiten ergeben, die dem Kind und dem Erwachsenen auf längere Sicht Erleichterung bringen.

- Baden. Es wäre aus hygienischen, aber auch aus sensorischen Gründen wünschenswert, schwerstbehinderte Menschen könnten recht oft in der Badewanne am ganzen Körper Wasser, Schaum, Waschlappen und Schwamm spüren. Eine Reihe von schwerstbehinderten Kindern mag dies auch sehr gerne, andere zeigen ähnliche Verhaltensweisen wie beim Waschen. Das größere Problem ist aber in der Regel die schwere Behinderung, die ein selbständiges und freies Sitzen in der Wanne unmöglich macht. Damit wird das Baden in der Wanne außerordentlich anstrengend für die Betreuungspersonen, in der Regel eben für die Mutter. Man kniet vor der Wanne, versucht, das Kind mit einem Arm zu halten und mit dem anderen zu waschen. Dies ist eine außerordentlich unphysiologische Haltung und wirkt sich sehr schnell verspannend auf Wirbelsäule und Schulterpartie aus. Auf Dauer sind gerade diese Bereiche bei Eltern sehr belastet und verdienten von Anfang an eine fürsorglichere Behandlung.

Eine höhenverstellbare Wanne wäre zweifellos der Wunsch vieler Eltern und Einrichtungen. Die Wanne könnte dann als Arbeitsplatz dem Größenniveau des Erwachsenen angepaßt werden. Er könnte in bequemer Haltung an der Wanne stehen und seine Kräfte optimal einsetzen. Doch sind diese Geräte, so wünschenswert sie sind, außerordentlich kostspielig. Für Einrichtungen, in denen mehrere schwerstbehinderte Menschen leben oder versorgt werden, scheinen sie allerdings unverzichtbar. Hier sollte im Sinn der Hygiene, der Anregungsmöglichkeiten für schwerstbehinderte Menschen, aber auch zur Verbesserung der Arbeitssituation unbedingt auf die Anschaffung solcher Wannen Wert gelegt werden.

Manche Eltern haben recht gute Erfahrungen mit Geräten, die über Wasserdruck gesteuert eine höhenverstellbare Liegefläche bis zum Wannenrand bieten. Damit ist es möglich, den behinderten Menschen über der

Wanne zu entkleiden. Man braucht ihn nicht mehr herumzuheben und kann ihn dann langsam ins vorbereitete warme Wasser ablassen bzw. das Wasser nachfließen lassen. Diese Geräte sind preislich durchaus erschwinglich und können die pflegerischen Arbeiten ebenfalls wesentlich erleichtern. Ein häufig anzutreffendes Problem sind zu kleine Badezimmer, die mit einem Rollstuhl nicht mehr befahren werden können. Auch der Einsatz eines Liftes scheitert oft an der räumlichen Beschränkung des normalen Badezimmers. Dabei könnte gerade er auf lange Sicht die Mutter entscheidend entlasten. Eine etwas erhöhte Badewanne, die bodenfrei konstruiert ist, erlaubt das Unterfahren mit den Liftauslegern. Sie ist bei nur mäßiger Erhöhung auch für alle anderen Familienmitglieder eine vollwertige Wanne. Unbedingt sollte neben der Wanne eine stabile Fläche sein, auf der der schwerstbehinderte Mensch abgetrocknet, eingecremt und wieder angezogen werden kann. Die notwendigen Utensilien sollten in unmittelbarer Griffnähe sein. Man kann sich dabei gut an den Wickelkommoden für Babys orientieren. Allerdings ist eine entsprechende Größenanpassung vorzusehen.

Es scheint wichtig, Eltern schon früh und gründlich mit den Möglichkeiten und Erfordernissen der räumlichen Gestaltung vertraut zu machen. Es ist wenig sinnvoll, wenn Mütter sich "heroisch" in diese täglichen Arbeiten stürzen und dabei ein großes Maß an persönlicher Kraft verschleißen, weil die Gegebenheiten umständlich und unangemessen sind. So wird recht bald die tägliche Pflege zu einem sehr mühsamen Geschäft, das in jeder Hinsicht zu Verspannung und Anspannung führt. Hier sollte der größtmögliche Komfort speziell für die Mutter unbedingt installiert werden, um ihr diese notwendigen Arbeiten soweit wie nur möglich zu erleichtern - sie bleiben ohnehin schwer genug.

Nach diesen mehr technischen Überlegungen soll an dieser Stelle darauf hingewiesen werden, daß das Baden, das anschließende Abtrocknen, Abföhnen und Eincremen im Grunde die Kernsituation für primäre Körpererfahrung und intensive taktile Kommunikation darstellt. Wesentliche Teile der basalen Stimulation (s. 6.0 folgende) haben sich aus dieser Situation ihre Anregung geholt. Körperliche Nähe, Einbezug des gesamten Körpers, Möglichkeiten, diesen Körper zu spüren, die Berührung mit unterschiedlichem Material, Bewegtwerden sind tragende Elemente der basalen Förderung. Beim gesunden Säugling und Kleinkind finden solche Anregungen insbesondere beim Baden und danach statt. So läßt sich auch die generelle Empfehlung aussprechen, diese Anregungsformen in einer intensiven und bedachten Weise in den Pflegeprozeß einzubeziehen. Dies gilt für das kleine sehr schwer behinderte Kind wie für den schwerbehinderten Erwachsenen auch. Es kann aber an dieser Stelle darauf verzichtet werden, die Vorgehensweisen im einzelnen zu beschreiben, da dies an anderer Stelle ausdrücklich geschehen wird.

Anziehen, Ausziehen

Für viele Menschen mit schwerster Behinderung ist das Wechseln der Kleidung eine Prozedur, die wenig geliebt scheint. Dies gilt dann auch für die betroffenen Betreuer. Die Bewegungseinschränkung macht es oft schwierig, Kleidungsstücke ohne hohen Kraftaufwand über den Kopf und über die Arme zu ziehen. Kontrakturen und einschießende Bewegungsimpulse kommen dazu. Da man oft gezwungen ist, einen schwerstbehinderten Menschen im Liegen anzuziehen, provoziert man damit nicht selten Überstreckung, was dann das Anbeugen von Armen und Beinen schwierig macht. Ein gutes Handling ist dabei sehr hilfreich, muß aber für jeden Einzelnen erarbeitet werden. Im folgenden können daher nur pauschale Hinweise gegeben werden.

An- und Ausziehen ist wie das Waschen eine Abfolge von Berührungen und Veränderungen auf der Haut. Dies kann als angenehm, aber auch als sehr unangenehm erlebt werden. Insbesondere, wenn es dem behinderten Menschen nicht möglich ist, das Geschehen insgesamt einzuschätzen, wird er es als verwirrend und störend erleben und ablehnen. Der Muskeltonus steigt, vielleicht beginnt er zu schreien oder zu jammern, die allgemeine Spannung steigt und die ganze Prozedur wird schwieriger. So ist es sehr empfehlenswert, beim Anziehen das Kind zuerst den Stoff mit den Händen spüren zu lassen, dann langsam beginnend mit gutem Handkontakt die Kleidungsstücke überzustreifen. Man wird bald feststellen, ob es besser ist, mit Strümpfen und Hosen oder mit Unterhemd, Hemd und Pulli zu beginnen. Es kommt darauf an, welche Partie vom Kind klarer erlebt wird. Beim Anziehen wäre es durchaus sinnvoll, sowohl die Kleidungsstücke wie auch die Körperteile, die gerade "dran sind" mit einfachen und immer gleichbleibenden Begriffen zu benennen. Es ist sinnvoll, bevor man das Kleidungsstück überstreift, den Körperteil, der jetzt eingehüllt wird, mit der Hand deutlich zu berühren. Dies soll aber kein kurzes Anstoßen, sondern ein wirkliches Berühren sein. Wenn möglich, sollten beim Anziehen alle Gelenke bewegt werden, d.h. die Füße, die Knie, die Hüfte, die Wirbelsäule, aber natürlich auch Schultern, Ellbogen, Handgelenke und der Nacken. Dabei kann es dann zu einer deutlichen Lockerung kommen. Es ist nicht sehr günstig, das Kind in völlig ausgestrecktem Zustand zu bekleiden. Die Muskelspannung erhöht sich in der Regel dabei erheblich, und so kann kaum etwas von dem wahrgenommen werden, was beim Anziehen am Körper passiert. Eine Unterlage unter dem Kopf, die zu einer gewissen Beugung führt, kann sich als günstig erweisen, um dem Kind zu helfen, die generalisierte Streckung zu überwinden bzw. nicht aufkommen zu lassen.

Häufig zu beobachten ist, daß der Kopf nach hinten wegsackt, wenn man ihn durch den Pullover "durchgefädelt" hat. Es kommt dann oft durch dieses Zurücksacken zu einer Moro-Reaktion, d.h. Überstreckung mit Ausfahren der beiden Arme, die es dann schwierig macht, eben diese Arme in die Ärmel des Kleidungsstückes zu führen. Also auch hier gilt das Grundprinzip der ruhigen und sicheren Bewegungsabfolge, die die Arbeit für beide wesentlich leichter macht.

Eine sichere und stabile Ausgangslage ist eine wichtige Voraussetzung für gute Pflegehandlungen. Dies gilt natürlich in gleicher Form für das Ausziehen, wobei es den Kindern häufig unangenehm ist, etwas "gegen den Strich" über den Kopf gezogen zu bekommen. Sowohl beim An- wie beim Ausziehen kann es gut sein, das Kind bewußt mit spielerischer Kommunikation (z.B. "guckguck") daran zu gewöhnen, daß der Kopf kurzzeitig eingeschlossen ist. Man sollte das Kind dabei wieder mit den Händen rechts und links des Kopfes deutlich und ruhig berühren, ihm somit Sicherheit und Halt geben, dann langsam den Stoff zusammenkräuseln bis die Augen, bis die Nase, bis der Mund herausschaut - wenn das Kind nicht sehen kann, dann kann man durch leichtes Anblasen oder durch ein Berühren von Nase zu Nase den Aha-Effekt herstellen, der dem Kind zeigt "jetzt bin ich wieder da".

Wenn man sich einen solchen alltäglichen Vorgang wie An- oder Ausziehen noch einmal vorstellt, die Notwendigkeiten berücksichtigt und die Möglichkeiten einplant, wird man feststellen, daß dies keineswegs etwas ist, was "so nebenbei läuft". Es sind auch nicht nur pflegerische "Tätigkeiten", sondern integrierte Aktivitäten, die die ganze Aufmerksamkeit des Kindes und des Erwachsenen fordern. Im Grunde unterscheiden sie sich in der Wertigkeit nicht von ganz gezielten Fördermaßnahmen, wenn sie mit Bedacht durchgeführt werden. Es wäre allerdings illusionär zu glauben, daß jedes An- und Ausziehen in jeder Situation von diesen Fördergedanken begleitet sein könnte. Dies wird weder zu Hause noch in einer Einrichtung möglich sein. Eine volle Windel, eine durchweichte Hose erfordern eben in der Regel ein recht zügiges Vorgehen, das manchmal wenig "pädagogische Rücksicht" nimmt. Dies wird bestimmt nicht zum dauernden Schaden des Kindes sein, es sollte allerdings auch nicht zur Routine werden. Wir möchten vielmehr den Kollegen Mut machen, sich auch immer wieder solchen banalen Alltagstätigkeiten mit Aufmerksamkeit und fachlicher Kompetenz zuzuwenden, weil sie dann beobachten können, daß sich vor allem hier Kommunikations- und Fördermöglichkeiten anbieten. Dies wird gerade dann wichtig, wenn man phasenweise das Gefühl hat, außer Füttern und Wickeln nichts anderes mehr tun zu können - Phasen, die jeder kennt, der einmal länger mit schwerstbehinderten Menschen gearbeitet hat.

Lagewechsel und Bewegung

Wir gehen hierbei davon aus, daß sehr viele schwerstbehinderte Menschen nicht in der Lage sind, die eigene Position zu wählen und zu verändern. Sie sind in jeder Hinsicht auf die Hilfe anderer Menschen angewiesen. Dadurch entsteht für sie, wie in den vorangegangenen Kapiteln dargelegt, häufig ein erhebliches Defizit an Körpererfahrung und Abwechslung. So sollte sich eigentlich die Lagerung, das Bewegen, das Verändern von Positionen nicht nur auf die Gegebenheiten beschränken, in denen dies für die Pflege notwendig ist, sondern es müßte ein regelmäßiges Angebot werden (s. 4.5). In Bewegung erfahren wir den eigenen Körper, uns selbst. Die von anderen mit uns durchgeführte Bewegung kann einen gewissen Ersatz dafür darstellen.

Auch hier gelten allgemeine Grundregeln, die allerdings in jedem Einzelfall ihre besondere Anwendung erfahren. Der Krafteinsatz des Betreuenden sollte möglichst zentral erfolgen, d.h. es ist wenig sinnvoll, an den Händen zu ziehen, wenn der Betroffene selbst nicht schon entscheidend mithelfen kann. Es ist unökonomisch, jemanden von den Füßen her bewegen zu wollen. Es ist vielmehr der Rumpf, als natürlicher Schwerpunkt des Menschen, der Angriffspunkt der Kräfte sein sollte. Dabei wird in der Regel viel zu selten beachtet, daß Drehungen wesentlich leichter durchzuführen sind als direkte Bewegung gegen die Schwerkraft (Heben, Ziehen). Beugung ist gegenüber einer Überstreckung immer zu bevorzugen. Bevor man also jemanden aus einer liegenden in eine sitzende Position bringt, ist es sinnvoll, ihn in Seitlage zu bringen, die Beine anzubeugen, und dann mit Einsatz an den Schultern die senkrechte Position zu erreichen. Von da aus kann man dann, so dies erforderlich, zum Tragen übergehen oder aber - wenn dies möglich ist - in eine stehende Position kommen. Es ist wichtig, daß alle Stationen, Raum- und Lageveränderungen vom behinderten Menschen in etwa gespürt werden können. Daher ist es notwendig, stabile Zwischenpositionen einzunehmen und diese auch einige Augenblicke wirken zu lassen, so daß eine Orientierungsmöglichkeit für den Betroffenen entsteht. Eine zu schnelle Sequenz von Bewegungs- und Lageveränderungen kann nicht nur vestibulär, sondern auch von der Körpererfahrung selbst her sehr verwirrend und unangenehm sein. Eine zusätzliche Hilfe kann darin bestehen, daß wir in den einzelnen Positionen durch Druck unserer Hand in Richtung der Schwerkraft die Eindeutigkeit der Information noch verstärken: In Seitlage durch Druck auf Schulter und Hüfte, im Sitzen durch Druck auf die Schultern von oben, im Stehen durch Druck nach unten mit Ansatzpunkt am Becken. Dies führt häufig zu einer stabileren Position, zu einer Verbesserung der Muskelspannung durch die intensivere Wahrnehmung des Widerstands der Unterlage. An dieser Stelle sei auf die Bedeutung der Aufrichtung gegen die Schwerkraft in der menschlichen Entwicklung hingewiesen, die möglichst auch für Menschen mit schwerster Behinderung wenigstens in Teilen erreicht werden sollte. Für das speziell praktische Vorgehen sei hier auf das Kapitel 4.5 verwiesen (vgl. Video von Hatch und Marietta "Kinästhetik").

Ein intensives Bewegen ist auch im Bett möglich. Wie weiter unten zu zeigen sein wird, kann eine solche konzentrierte Bewegung außerordentlich kommunikativ sein. Sie stiftet Beziehung und ist auch ohne großen Krafteinsatz möglich. Allerdings erfordert sie Konzentration und ein gewisses Maß an Ruhe, Zeit ohnehin. Ohne ausreichend Ruhe und Zeit ist tatsächlich vieles in der Förderung schwerstbehinderter Menschen einfach nicht möglich. Dies gilt zu Hause wie in einer Einrichtung. Und für beide gilt, wenn die mit der Arbeit befaßten Personen überlastet sind, leidet die Arbeit nicht nur darunter, sondern sie wird ab einem gewissen Punkt unmöglich.

Förderpflege, so wie sie hier versucht wurde darzustellen, bietet also ein weites Spektrum von Möglichkeiten der Annäherung, der Hilfe und Förderung. Es wird aber auch deutlich, wie hoch die Anforderungen an Eltern und Betreuer sind, die sich diesen Aufgaben stellen. Eine routinemäßige und gedankenlose Versorgung ist nicht möglich; vielmehr ist bis in den einzelnen Handgriff hinein zu planen und bewußt zu handeln. Dies kann die Arbeit bereichern, macht sie aber auch geistig anstrengender. In einer sozial isolierten Situation, sei es allein zu Hause oder allein in einer Einrichtung, kann dies auf die Dauer außerordentlich belastend werden. Es muß ein Austausch möglich sein zwischen gleichermaßen Arbeitenden, zwischen Eltern und Betreuern, sachliche Information ist auszutauschen, aber auch Kommunikation herzustellen über das eigene Erleben und Befinden bei dieser Arbeit.

4.2 Spezielle Pflege

Neben der allgemeinen Förderpflege kommt einigen speziellen Fragestellungen eine besondere Bedeutung zu. Menschen mit schwerster Behinderung sind in unterschiedlicher Weise in ihrem Wohlbefinden, in ihrer Gesundheit und in ihrer Lebenserwartung bedroht. Eine gezielte spezifische Pflege kann in gewissem Umfang eine Verbesserung der Gesamtsituation bedeuten.

Die folgende Auflistung hat nicht den Anspruch auf medizinische Vollständigkeit, sie bezieht sich auf häufig vorkommende Pflegebereiche, die auch von pädagogischem Fachpersonal zumindest in Betracht gezogen werden sollten. Hinsichtlich der notwendigen spezifischen therapeutischen Maßnahmen, der Medikamentierung sowie ärztlicher Intervention, muß auf die einschlägige Fachliteratur verwiesen werden. Allerdings ist hierbei nicht zu verschweigen, daß speziell für diesen Personenkreis eine Zusammenstellung unter medizinischem Aspekt noch aussteht.

Exsikkose

Es handelt sich um ein Austrocknen des Körpers durch Flüssigkeitsverluste, verbunden mit Mineralsalzverlusten.

Erbrechen, Durchfälle, salzloses Essen sowie unzureichende Flüssigkeitszufuhr kommen als Ursache in Frage.

Die Folgen dieses Wassermangels können in plötzlicher Nahrungsverweigerung bestehen, in unerklärlichen, "abwegigen" Verhaltensweisen bis hin zu Delirien und Halluzinationen. Längerfristige Folgen sind die bekannten Verschiebungen im gesamten Stoffwechsel.

Eine Prophylaxe besteht in der Sicherung ausreichender Flüssigkeitszufuhr.

Die Therapie besteht in der Gabe von Fruchtsäften, auch mäßig gesalzene Suppen o.ä.

Die spezifische medizinische Behandlung kann eine Flüssigkeitssubstitution durch Infusionen bedeuten.

Dekubitus

Hierbei handelt es sich um ein Durchliegen der Haut bei mangelhafter Gewebsernährung.

Die Ursache kann in zentral oder örtlich bedingter Empfindungslosigkeit liegen. Es entsteht an Stellen, an denen Knochen an der Haut unmittelbar anliegen, eine Druckstelle, später ein Druckgeschwür. Langanhaltende Bewegungslosigkeit mit punktueller Auflage kann ebenfalls zu einem Dekubitus führen.

Die Folgen können in einer Nekrobiose bestehen, d.h. das Gewebe stirbt ab. Hierbei gibt es besonders gefährdete Stellen: in Rückenlage der Hinterkopf, der 7. Halswirbel, die Schulterblätter, die Ellbogen, die Steißgegend sowie Fersen und Fersenbein. In Seitlage sind dies die Schläfengegend, das Ohr, die Schulter, der Ellbogen, der Beckenkamm, der obere Hüftknochen sowie die Knie innen und außen, auch die Knöchel.

Die Prophylaxe besteht in einem krankengymnastischen Durchbewegen, in Einreibungen mit Wasser-in-Öl-Präparaten (vergleichbar Nacht-Cremes). Eine gezielte Klopfmassage sowie häufiges Umlagern helfen, Druckstellen zu vermeiden.

Spezifische therapeutische Möglichkeiten bestehen in der vorsorglichen Wahl von Wasserkissen, Luftkissen, Gelkissen. Auch Schaumgummi- und Watteringe schützen die gefährdeten Stellen. Solche Ringe werden in unterschiedlichsten Materialien und Größen für alle denkbaren Körperteile angefertigt.

Die medizinische Behandlung eines Dekubitus besteht zunächst in der Entfernung des nekrotischen Gewebes.

In der Pflege eines bereits entstandenen Dekubitus spielte z.B. die Eiswürfelbehandlung des Randgebietes zur Durchblutungsförderung eine gewisse Rolle. Ebenso wurde das Trockenföhnen praktiziert. Bienstein und Schröder (1990) weisen auf die Problematik unerwünschter Nebenwirkungen hin.

Karies, Parodontose, Soor und Parotitis

sind Erkrankungen des Mundraums, die bei schwerstbehinderten Menschen nicht selten vorkommen.

Die Ursachen liegen in fehlendem Speichelfluß z.B. infolge von Medikamentengabe bzw. infolge unzureichender Kaumuskeltätigkeit. Es kommt zu einer unzureichenden Hygiene des Mundmilieus.

Die Folgen sind in einer Vermehrung von Bakterien und Pilzen zu sehen, die zu einer Entzündung in der Mundhöhle führen können. Der Mundraum trocknet aus und wird auf diese Art noch weiter anfällig. Bakterien können bis in die Ohrspeicheldrüse vordringen und dort schmerzhafte Erkrankungen verursachen. Schleimhautdefekte können chronifiziert werden. Die Erkrankungen an den Zähnen führen zu schmerzhaften Defekten, bis hin zum Verlust von Zähnen.

Die Prophylaxe besteht in einer regelmäßigen Mund- und Zahnpflege sowie in regelmäßigen zahnärztlichen Kontrollen.

Als Therapie kommen Mundspülungen mit Meerwasser bzw. Meersalz in Frage. Auch Salbeitees, Kamillenaufgüsse oder andere Mundwässer wären bei akuten Erscheinungen, aber auch prophylaktisch, einzusetzen. Gegen die Austrocknung bietet sich ein Auswischen der Mundhöhle und ein Abreiben der Zunge mit einem Glyzerinpräparat an. Es darf nicht vergessen werden, auch die Lippen regelmäßig einzufetten. Die Anregung der Mundmotorik ist ein weiteres Aufgabengebiet (vgl. das Kapitel über Trinken und Essen).

Die medizinische Behandlung kann sich auf zahnärztliche Eingriffe erstrekken, bzw. auf eine akute medikamentöse Therapie. Es ist jedoch wichtig, sich vor Augen zu halten, daß der Verlust von Zähnen bei schwerstbehinderten Menschen prothetisch kaum ausgeglichen werden kann.

Obstipation

Die chronische Verstopfung ist eine häufige Begleiterscheinung schwerster Behinderung.

Als Ursache kommt die Bewegungsarmut, die anhaltende Spastizität sowie unpassende Ernährung, verbunden mit einer Langzeitbehandlung mit Abführmitteln, in Betracht.

Die Folge eines Darmverschlusses ist nicht zwingend, jedoch möglich. Dies bedeutet eine unmittelbare Gefahr. Mit der Obstipation sind immer aber Schmerzen, Unwohlsein und reduzierte Aktivität verbunden.

Prophylaxe und Therapie bestehen wiederum in einem regelmäßigen krankengymnastischen Durchbewegen. Eine gezielte Kolonmassage kann die Verdauung anregen. Regelmäßige Lageveränderungen können ebenfalls helfen, die chronische Verstopfung zu mildern.

Warme Vollbäder und Bewegungsbäder sind häufig darmanregend.

Eine vermehrte Gabe von Zwischenmahlzeiten bei gleichzeitigem Verzicht auf zu große Einzelmahlzeiten erleichtert die Darmtätigkeit. Der Hinweis auf schlackenreiche Kost ist bei schwerstbehinderten Menschen nicht ganz unproblematisch. Häufig wird diese Art von Nahrung abgelehnt. Eine plötzliche, zu hohe Dosierung verursacht sehr unangenehme bis schmerzhafte Blähungen!

Über Einläufe und notfalls Abführmittel wird jeweils aktuell eine Erleichterung möglich - die Langzeitauswirkungen sind negativ. Die medizinische Behandlung bezieht sich auf die Verabreichung stärkerer abführender Mittel, die es in unterschiedlichen Darreichungsformen gibt. Klistiere, Einläufe und oral zu verabreichende Medikamente stehen zur Auswahl.

Blasenentzündung und Nierenbeckenentzündung

sind Erkrankungen, die diesen Personenkreis immer wieder betreffen.

Die Ursachen liegen in einer unzureichenden Hygiene, insbesondere bei Manipulationen im Bereich des Urogenitalsystems. Besonders gefährdet sind dabei bettlägerige und inkontinente Menschen, insbesondere aber Blasenkatheterträger.

Als Folgen von Harnwegsinfektionen kommt es zu einer nicht vollständigen Entleerung der Blase. Weitere schwere Blasen- und Nierenfunktionsstörungen können durch die primäre Entzündung entstehen. Damit sind wesentliche Organe des Menschen unter Umständen auf Dauer beeinträchtigt.

Zu den prophylaktischen Maßnahmen gehört die Gabe von reichlich Flüssigkeit. Eine regelmäßige Urinkontrolle bei gefährdeten Personen ist sinnvoll, ebenso eine jährliche Nierenfunktionsprüfung.

Therapeutische Hilfe kann über ein Abklopfen der spastischen Blase erfolgen, das Legen eines Katheters gehört ebenfalls in den therapeutisch-medizinischen Bereich. Verschiedene neue Kathetersysteme (suprapubische Katheter) versprechen eine bessere und hygienischere Versorgung, als die durch die Harnröhre eingeführten Katheter.

Kollaps

Ein Zusammenbrechen des Kreislaufes ist bei genauer Beobachtung häufiger, als allgemein angenommen wird.

Als Ursache kommt im wesentlichen die chronische Bewegungsarmut in Frage. Daraus resultiert die geringe Belastbarkeit des Gesamtorganismus. Schon relativ geringfügige Lageveränderungen (Aufrichten) können zum Kolabieren führen.

Als unmittelbare Folge stellt sich ein erhebliches Unwohlsein ein, das vermutlich von deutlichen Angstzuständen begleitet ist. Denkbar sind auch weitere negative Entwicklungen in Richtung einer Thrombose, Venenembolie und schließlich auch eines Infarktes.

Die Prophylaxe besteht wiederum in regelmäßigem Durchbewegen und einer konsequenten Veränderung der jeweiligen Lage und Position. Dabei kommt der Aufrichtung eine besondere Bedeutung zu. Schrägliegebrettern, Stehbrettern, dem Einsatz einer sitzenden Haltung wenigstens über kurze Zeit und einer Lagerung auf der rechten Seite kommen Bedeutung zu.

Die therapeutischen Interventionen ergänzen die Vorsorgemaßnahmen gegebenenfalls durch Kompressionsstrümpfe, aber immer auch durch Frischluftzufuhr und konsequent leichte Kost, um Blähungen zu vermeiden. Alle bekannten "Abhärtungsmaßnahmen" sind angezeigt, im Falle schwerstbehinderter Menschen ist vielleicht das "Abklatschen" besonders günstig.

Für die medizinische Behandlung stehen natürlich die bekannten Kreislaufmittel zur Verfügung. Allerdings ist zu bemerken, daß sehr häufig die Symptomatik fehleingeschätzt wird und es somit zu keiner spezifischen Behandlung kommt.

Infekte der Atemwege, Pneumonien

Wie schon mehrfach angedeutet, handelt es sich hierbei um den Krankheitstypus, von dem Schwerstbehinderte in besonderer Weise angegriffen werden. Der Gesamtkomplex dieser Krankheiten ist die häufigste Todesursache bei schwerstbehinderten Menschen. Daher gilt der Vorsorge in diesem Bereich ein besonderes Augenmerk.

Ursache ist wiederum die Bewegungsarmut. Durch die "Bett-Atmung" kommt es zu einer mangelhaften Durchlüftung der Lungen. Die flache Atmung läßt leichter Erreger in den Bronchialraum einwandern.

Die unmittelbaren Folgen dieser reduzierten Atmung sind mangelhafte Durchlüftung und mangelnde Durchatmung, d.h. eine Reduzierung der Vitalkapazität. Es erfolgt häufig kein Abhusten und damit ein Rückfluß der Sekrete in den Bereich der Lunge. Dies kann unmittelbar zur Lungenentzündung führen.

Die Prophylaxe besteht wiederum in regelmäßigen Lageveränderungen und einer konsequenten Frischluftzufuhr. Dabei ist auf eine konstante Luftfeuchtigkeit zu achten, aber auch auf die Vermeidung von Unterkühlung. Durch entsprechende Lagerung ist das Ablaufen von Sekreten zu erreichen, gegebenenfalls kann auch das Abhusten und Schnäutzen trainiert werden. Eine Sekretabflußlage muß allerdings über längere Zeit eingenommen werden, soll sie nutzbringend sein.

Spezielle therapeutische Maßnahmen sind das gezielte sekretlösende Abklopfen, das jedoch unter keinen Umständen laienhaft erfolgen sollte. Es kommt dabei nicht selten vor, daß Sekret wieder zurück in die Lungen fließt, statt abzufließen. Ebenso ist das Absaugen des Trachealbereiches wegen möglicher Verletzungsgefahren nicht unproblematisch. Eine übermäßige Reizung der Schleimhäute kann auch zu einer vermehrten Sekretproduktion führen.

Im übrigen gelten alle Maßnahmen als sinnvoll, die sich auch sonst bei der Prophylaxe von Erkältungskrankheiten bewährt haben.

Eine gezieltere Behandlung kann in einer Schleimhautpflege bestehen, wobei die Inhalation mit Kochsalzlösung bei entzündlichen Erkrankungen in Frage kommt. Für chronische Erkrankungen stehen unterschiedliche Medikamente zur Verfügung, die gerade bei Schwerstbehinderten jedoch nur auf ärztliche Anweisung verabreicht werden sollten.

Aus dieser Aufzählung häufig vorkommender Krankheitsformen wird deutlich, daß Krankenpflegepersonal im Team der Förderung unbedingt erforderlich ist. Zwar ist die Förderung schwerstbehinderter Menschen nicht primär eine pflegerische Maßnahme, aber auf gezielte fachliche Unterstützung kann nicht verzichtet werden. Von besonderer Bedeutung hierbei ist der "prophylaktisch-diagnostische Blick", d.h. die Fähigkeit, rechtzeitig zu erkennen, ob sich eine schwierige gesundheitliche Situation abzeichnet.

4.3 Sitz- und Lagerungshilfen

Menschen setzen sich vom Zeitpunkt ihrer Geburt, ja möglicherweise bereits seit der frühesten Schwangerschaft, mit der Schwerkraft, d.h. der Erdanziehung, auseinander. Im Laufe des ersten Lebensjahres erfolgt ein grundlegender Positionswechsel aus der Horizontalen in die Vertikale, d.h. vom Liegen kommt das Kind in verschiedenen Stationen zum Stehen. Unsere Position im Raum und unser Verhältnis zur Schwerkraft sind entscheidende Etappen unserer Entwicklung. Liegen, Sitzen, Gehen, Stehen in jeweils unterschiedlichen Formen gehören zum Repertoir unserer Bewegungsfähigkeit und Ausdrucksmöglichkeit. Unterschiedliche Situationen erfordern unterschiedliche Positionen, unterschiedliche Haltungen bewirken unterschiedliches Erleben. Schwerstbehinderte Menschen sind in diesem von der Grobmotorik beherrschten Bereich extrem eingeschränkt. Für viele ergibt sich keine Möglichkeit der aktiven Aufrichtung und Stabilisierung gegen die Schwerkraft. Liegen ist die einzig mögliche Position, die ohne Hilfsmittel oder Hilfsperson eingenommen werden kann. Damit entfallen viele Aktivitäts-, Wahrnehmungs-, Kommunikations- und Selbstdarstellungsmöglichkeiten. Wir sprechen im folgenden von "Lagerung", wenn es darum geht, Positionen für schwerstbehinderte Menschen zu finden, die über eine bestimmte Zeit eingenommen werden können. Lagerung meint also nicht nur unterschiedliche Formen des Hinlegens, sondern könnte u.U. auch Hinstellen bedeuten.

Lagerung verändert und sichert die Position im Raum. Höhere oder niedrigere, überragende oder ganz stabile Positionen am Boden können eingenommen werden und verändern damit räumliche Beziehungen. Das Selbsterleben hängt davon ab, Stabilität einerseits, Überblick andererseits, Großsein, Kleinsein, nahe an Dinge herankommen können, sichere Distanz wahren. All dies sind Unterschiede, die durch die Lagerung mit beeinflußt werden. Lagerung beschäftigt sich aber auch mit der Herstellung einer Teilmobilität, d.h. es werden Positionen gesucht und gehalten, aus denen heraus die Bewegungsstörung oder Bewegungseinschränkung in Teilen für eine gewisse Zeit überwunden werden kann und so vielleicht Kopf, Arme und Hände in eine synchrone Aktivität einbezogen werden können. Lagerung hat auch zum Ziel, die häufig eingeschränkte Atemkapazität des Menschen mit schwerster Behinderung zu verbessern. Die gute Lungenbelüftung ist ein wesentlicher Faktor für aktuelle Aktivität und Wachheit, aber auch auf lange Zeit hin gesehen für die Gesundheit hinsichtlich der häufig auftretenden Atemwegsinfekte. So können wir zusammenfassend sagen: Lagerung ist die Übernahme all der Aufgaben, die der Organismus sonst selbst hinsichtlich seiner Bewegung, Haltung und Position übernimmt, durch betreuende Personen. Der Lagerung kommt aber auch noch eine weitere spezifische Bedeutung zu, da es angesichts schwerster Behinderung darum geht, insbesondere drei Bereiche gezielt durch Lagerungsmaßnahmen anzugehen:

- reflexhemmende Ausgangspositionen machen eine gewisse Eigenaktivität möglich. Sie helfen dem Betroffenen, sich zu stabilisieren und pathologische Bewegungsmuster in ihren aktuellen Auswirkungen klein zu halten. Bei schwerster Behinderung überwiegen meist pathologische Streckmuster. Dies bedeutet, daß wir ganz besonders auf eine gute Beugung zu achten haben. Hüfte, Knie und Sprunggelenke sind hierbei ganz besonders zu beachten. Es hat sich bewährt, über die traditionelle reflexhemmende Seitlagerung hinaus beide Beine (s. Abbildung)

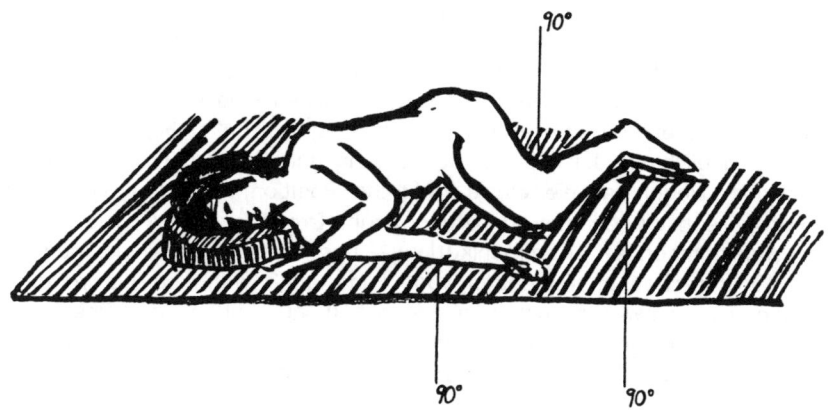

anzubeugen und zu stabilisieren. Häufig genügt das Anbeugen eines Beines nicht, um die Streckmuster unter Kontrolle zu halten. Eine vergleichbare Position kann auch in Rückenlage sinnvoll sein, wobei wiederum Hüft-, Knie- und Sprunggelenkbeugung zu sichern sind (s. Abbildung).

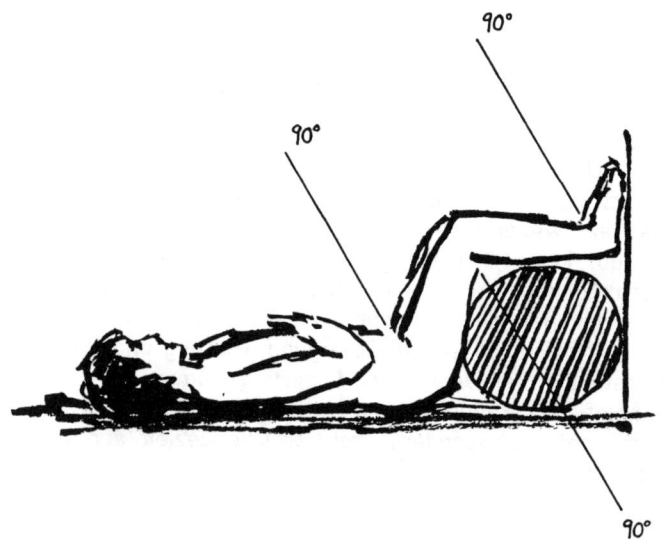

Diese Beugeprinzipien sind natürlich auch in allen Sitzpositionen unbedingt zu berücksichtigen, da nur aus einer einigermaßen harmonisierten Muskelspannung heraus überhaupt Wahrnehmungs- und Spielaktivitäten möglich sind. Es stellt keine Einschränkung des Freiraums dar, wenn auf präzise eingehaltene Positionen geachtet wird. Vielmehr ermöglicht erst diese Position Freiheiten, sich gezielt und den eigenen Absichten entsprechend zu bewegen. Andernfalls ist das Kind seinem pathologischen Bewegungsmuster ausgeliefert. Allerdings muß gerade am Beginn solcher Maßnahmen sehr darauf geachtet werden, daß man dies nicht zu lange ohne Unterbrechung und Variation durchführt. Das Kind muß sich an diese neuen Körpererfahrungen erst gewöhnen können, es empfindet sich möglicherweise noch selbst als fremd. Wer sich selbst - seit Jahren - nur in sehr hoher Muskelspannung kennt und erlebt, findet sich in einem entspannten Zustand nicht wieder. Wir sprechen davon, daß der Betroffene in ein "propriozeptives Vakuum" fällt und sich dabei außerordentlich irritiert und unsicher fühlt. So ist zu erklären, daß viele Kinder schreien und sich fast wehren, wenn man sie zu genau und zu lange in eine reflexfreie Position bringt. Wir müssen also darauf achten, daß das Kind immer noch "Erinnerungsmöglichkeit an sich selbst" behält bzw. eindrückliche zusätzliche Informationen erhält, die ihm helfen, sich selbst wiederzufinden. Dies kann z.B. intensiver Körperkontakt sein oder aber deutlicher Druck auf den Körper, sei es durch den Körper des Betreuers, sei es durch Sandsäckchen, sei es durch eine fest um das Kind geschlungene Decke. Insbesondere Druck auf den ganzen Körper in der beschriebenen Art hat sich recht gut bewährt, dieses propriozeptive Vakuum nicht erst entstehen zu lassen.

- Der Lagerung kommt auch die Aufgabe der Prophylaxe gegen Skelettveränderung zu. Es ist ein spezifisches Merkmal schwerster Behinderung, daß abnorme Muskelspannung am Körper asymmetrisch ansetzt und über Jahre hin zu erheblichen Skelettverformungen führt. Diese Skelettverformungen haben weitreichende Konsequenzen. Es handelt sich also nicht nur um ästhetische Gesichtspunkte, sondern darum, daß die Bewegungsfähigkeit weiter eingeschränkt wird, daß insbesondere Veränderungen im Bereich der Wirbelsäule Veränderungen des Brustkorbes nach sich ziehen. Es kommt zu Rippenbuckelbildung mit einer weiteren Einschränkung der Atemkapazität. Solche Veränderungen können auch Verschiebungen der inneren Organe bewirken. Bei extremen Verkrümmungen der Wirbelsäule berührt der untere Rippenbogen das Becken, die inneren Organe werden möglicherweise gequetscht. Dies betrifft vor allem die Nieren. Schmerzen und Funktionsbeeinträchtigungen sind die Folge.

Solche weitreichenden Skelettverformungen, zusammen mit den dann meist auftretenden Kontrakturen in den Gelenken, machen auch die pflegerische Versorgung immer schwieriger. Das Drehen um die Körperlängsachse wird fast unmöglich, was wiederum zu Aktivitätsverlust führt, wie auch die pflegerische Versorgung weiter erschwert. Es ist also eine wichtige Aufgabe, solchen Skelettveränderungen vorzubeugen.

Viele Menschen mit schwerster Behinderung beginnen schon im Kindesalter, "Gewohnheitshaltungen" einzunehmen, die ihnen subjektiv am wenigsten Beschwernis verursachen. Diese sind häufig von der abnormen Muskelspannung diktiert. Solche Gewohnheitshaltungen begünstigen die Skelettverformung. Es kann nun nicht darum gehen, permanent und absolut auf korrekte symmetrische Lage zu achten. Dies würde sicherlich zu einem Übermaß an Eingriffen führen. Dennoch ist darauf zu achten, daß immer wieder alternative Lagen eingenommen werden, auch mit Hilfe, und daß insbesondere in unterschiedlichen Lagen unterschiedliche Angebote gemacht werden, die hinreichend attraktiv sind, daß es sich für das Kind, den Jugendlichen und auch den Erwachsenen lohnt, sich körperlich neu zu orientieren. Eine aktive oder zumindest aktivierende Lagerung ist einer passiven allemal vorzuziehen. Die reine Gipsschalenlagerung oder andere passive Lagerungen mit Fixierung sind nur ein zweitrangiges Hilfsmittel. Wesentlich günstiger ist es, wenn es gelingt, die Eigenaktivität des Betroffenen zu stimulieren, so daß er von sich aus über eine gewisse - zunächst kurze - Zeit eine alternative Lage einnehmen kann. Dennoch kommt auch den passiven Hilfen eine gewisse Bedeutung zu, wie weiter unten zu zeigen sein wird.

Im Erfahrungsaustausch mit Kollegen wird man allerdings feststellen müssen, daß insbesondere in pubertären Wachstumsphasen dramatische Verschlechterungen der Haltung und damit des Skeletts zu beobachten sind. Diese Veränderungen sind offensichtlich auch bei intensiver krankengymnastischer Förderung nicht vollständig zu vermeiden oder aufzuhalten. Im Vergleich mit Menschen, die keinerlei prophylaktische Maßnahmen bekommen haben, zeigt es sich jedoch, daß deren Verschlechterungen ungleich schwerwiegender sind, daß die Verformungen dort ein Ausmaß annahmen, das manchmal kaum vorstellbar ist. Wir finden solche Menschen leider immer noch in großen, ausschließlich auf Versorgung orientierten Einrichtungen.

- Die Druckstellenprophylaxe ist ebenfalls ein wichtiger Anteil einer gezielt pädagogisch-therapeutischen Lagerungshilfe. Die muskuläre Situation und der Bewegungsmangel in Zusammenwirkung mit reduzierter Durchblutung lassen das Gewebe schwerstbehinderter Menschen sehr anfällig für die Entstehung eines Dekubitus werden. Solche Druckgeschwüre lassen sich durch eine häufige Veränderung der Lagerung, d.h. der Druckpunkte am Körper, recht gut auffangen. Damit ist aber auch deutlich, daß es sich nicht nur um monoton korrekte, sondern um variabel korrekte Lagerung handeln muß.

Neben den oben angeführten Grundprinzipien lassen sich noch weitere Forderungen an eine gute Lagerung für Menschen mit schwerster Behinderung aufstellen, die insbesondere dann an Bedeutung gewinnen, wenn es um die konkrete Auswahl bestimmter Lagerungshilfen geht.

Die Lage muß stabil sein. Dies bedeutet, daß die Unterlage fest, nicht wackelnd sein sollte, so daß für den Benutzer das Gefühl von Sicherheit entstehen kann.

Die Haltung soll so sein, daß die größtmögliche Körperaktivität stimuliert wird, d.h. daß der Benutzer tatsächlich seine Fähigkeiten einbringen kann, aber unter keinen Umständen überfordert wird, indem zu viel "Haltung" von ihm verlangt wird.

Aktivitätsmöglichkeiten müssen entstehen, d.h. eine Lagerung ist nur dann eine gute Lagerung, wenn aus ihr heraus auch Aktivität, d.h. aktives Wahrnehmen, Kommunizieren, Spielen, Erkunden u.ä. möglich sind. Lagerungen, die ausschließlich lagern und immobil machen, sind isolierend. Die geringste Anstrengung, d.h. der größte Komfort, ist ein weiteres Prinzip für eine gute Lagerung. Wenn der Benutzer Anstrengungen machen muß, um sich in der Lagerungshilfe zu halten, so bleibt keine Möglichkeit, sich gezielten Aktivitäten zuzuwenden. Nur wenn Haltung und Körperstabilisierung direkt zum Aktivitätsziel gemacht werden, darf unter geeigneter Hilfestellung für eine gewisse Zeit auch diese pädagogisch therapeutisch eingeleitet werden. Hier ist aber nicht vorrangig Lagerung, sondern eine spezielle Bewegungs- und Haltungsaktivierung angezeigt. Reflexfreiheit kann bei schwerster Behinderung keineswegs immer erreicht werden, aber eine Reduzierung der pathologischen Bewegungsmuster ist wesentliches Kriterium einer guten Lagerung bzw. Lagerungshilfe. Lagerung in pathologischen Mustern, insbesondere wenn diese generalisiert den ganzen Körper betreffen, kann nicht als sinnvoll bezeichnet werden. Schmerzfreiheit ist ein weiteres wichtiges Kriterium. Tauchen Schmerzzustände auf, z.B. durch überdehnte Kontrakturen, durch Druckstellen, durch zu feste Fixierung o.ä., so kommt es zu einer drastischen Erhöhung der Muskelspannung. Der Benutzer konzentriert sich gänzlich auf den Schmerz bzw. auf Möglichkeiten der Schmerzvermeidung, die Aktivitäten gehen zurück, man kann dann nicht mehr von einer im Prinzip guten Lage profitieren.

Symmetrie wäre ein weiteres wesentliches Merkmal guter Lagerung, d.h. Einseitigkeiten, Überbetonung einer Körperhälfte, sind insbesondere auf längere Sicht ungünstig. Die Körpermittelachse sollte betont erlebt werden können, die rechte und linke Körperhälfte sollte zumindest abwechselnd aktiviert werden können, da nur so ein sinnvolles Körperschema entstehen und genutzt werden kann.

Und schließlich sollte die gute Lagerungshilfe auch eine Ruhemöglichkeit bedeuten, d.h. wenn der Benutzer müde wird, muß er auch in einer entspannteren, weniger aktivierten Phase in seiner Lagerungshilfe noch stabil, bequem und sicher genug sich aufhalten können. Nicht jede Lagerungshilfe muß speziell als Ruhelagerungshilfe konzipiert sein, sie darf aber nicht gefährdend oder schmerzhaft unangenehm werden, wenn die aktive Haltung nachläßt. Im folgenden sollen einige Lagerungshilfen vorgestellt werden, die sich in der Arbeit mit schwerstbehinderten Menschen bewährt haben. Es sind dies Hilfsmittel, die zum großen Teil zunächst in Eigenkonstruktion hergestellt wurden, dabei sicher auch viele Mängel und Schwächen aufwiesen. Zum Teil wurden diese Hilfen in das Angebot orthopädischer Firmen aufgenommen.

(Es war stets das Prinzip des Landstuhler Teams, zusammen mit dem Verfasser, keine spezielle Produktion von Hilfsmitteln anzustreben. Die damit verbundene Kommerzialisierung hätte einen wesentlichen Verlust von pädagogischer und therapeutischer Freiheit bedeutet. Aus diesem Grund werden auch keine Firmen oder Marken genannt. Es muß dem einzelnen Kollegen überlassen bleiben, die vorhandenen Materialangebote kritisch zu prüfen und die Benutzer bzw. ihre Familien ebenso kritisch zu beraten).

Rollstühle

In den letzten Jahren hat sich eine deutliche Bereitschaft durchgesetzt, ganz individuell angefertigte Rollstühle für Menschen mit schwerster Behinderung herzustellen. Die technischen Möglichkeiten von Hart- und Weichschäumen bieten hierbei eine gute Basis, mechanische Systeme haben sich ebenfalls verbessert, so daß im Prinzip von der technischen Seite her heutzutage gute Rollstühle Menschen mit schwerster Behinderung angeboten werden können. Der Rollstuhl selbst, d.h. das Fahrgestell, spielt hierbei vielleicht eine etwas geringere Rolle als die eigentliche Sitzschale, die den unmittelbaren Kontakt zum Körper des Benutzers herstellt.

Es hängt wesentlich vom handwerklichen Geschick und der Variationsfähigkeit des Orthopädiemechanikers ab, solche Rollstühle bzw. Sitzschalen individuell anzupassen. Physiologische Kenntnisse, Materialbeherrschung und Orientierung an die Benutzeranforderungen müssen kombiniert werden, um die beste Möglichkeit herauszuarbeiten. Die Praxis zeigt, daß dies möglich ist. Andererseits aber ist offensichtlich noch lange nicht jeder Betrieb in der Lage, solche gut angepaßten Schalen herzustellen. Häufig genug kommt es zu oberflächlichen Anpassungen, die sehr bald ihre Schwächen offenbaren. Es kann hier nur empfohlen werden, sich bei örtlichen oder regionalen Selbsthilfe- bzw. Elternverbänden zu erkundigen, welche Betriebe schon Erfahrung mit der Sitzschalenanfertigung für schwerstbehinderte Menschen haben.

Die Sitzschalenausformung soll recht individuell erfolgen, um so eine gute Unterstützung des gesamten Körpers zu gewährleisten. Der seitliche Spielraum darf nicht zu groß sein, um der Ausbildung von Skoliosen durch Gewohnheitshaltungen entgegenzuwirken. Eine absolut paßgenaue Anpassung bewährt sich im Kindes- und Jugendalter weniger, da Wachstumsveränderungen dann den Rollstuhl sehr schnell nicht mehr groß genug sein lassen. Ebenso hat die hundertprozentige Paßgenauigkeit den Nachteil, daß Haltungsvariationen im Rollstuhl nicht mehr möglich sind. Dies führt zu einer sensoriellen Monotonie und zu einer Herabsetzung der Körperempfindung.

Von großer Wichtigkeit sind stabile und angenehm zu tragende Halterungssysteme. Die Verwendung eines einfachen Becken- und Brustgurtes kann bei schwerstbehinderten Menschen nicht empfohlen werden. Entweder müssen gut abgepolsterte und breit dimensionierte, sogenannte Sitzhosen vorhanden sein, deren Hauptzugrichtung nach hinten unten zu gehen hat. Die Durchführung der Gurte durch die Rückwand der Sitzschale muß schnell und einfach zu bewerkstelligen sein, dies sollte in der Praxis mehrfach ausprobiert werden, damit auch ein einzelner Betreuer die Arbeit leisten kann. Seitliche Pelotten werden meist schlechter akzeptiert, günstiger ist eine direkte Ausformung der Sitzschale mit entsprechenden Abstützpunkten. Die Fixierung des Oberkörpers ist häufig erforderlich. Wie schon angedeutet, entspricht ein einfacher Brustgurt oft nicht den Anforderungen, da er dazu führt, daß der gesamte Oberkörper mit den Achseln im Brustgurt hängt. Ein deutlich besseres System sind Flügel, die entweder am Brustbein oder Schlüsselbein ihren Ansatzpunkt haben (vgl. Abb.). Hier ist allerdings gelegentlich das Scharnier ein "wunder" Punkt hinsichtlich seiner Stabilität. Wenn ein Mensch mit schwerster Behinderung - wie dies häufig anzutreffen ist - Schwierigkeiten mit der Kopfkontrolle hat, so kann eine Kopfstütze dem nur bedingt Abhilfe schaffen. Häufig wird beobachtet, daß das Kind seinen Kopf seitlich fast bis auf die Schulter oder Brust hängen läßt und so die Kopfstütze scheinbar umgeht, es sackt seitlich beinahe aus der Sitzschale heraus. Wir können dies interpretieren als den Versuch, eine in sich stabile Haltung einzunehmen, den eigenen Körper kohärent, d.h. zusammenhängend, zu spüren. Die Fixierung des Kopfes durch eine überdimensionierte Kopfstütze kommt diesem Bedürfnis in der Regel nicht entgegen. Es scheint angemessener, die Sitzschale nach hinten zu kippen, so daß der Kopf seine Schwerkraft gegen die Unterlage, d.h. die Rückenlehne, spüren kann. Dies ist möglicherweise die angemessenere Position für einen Menschen mit den beschriebenen Schwierigkeiten. Erst eine gezielte, in der Regel recht langwierige Förderung der Kopfkontrolle kann dann die Möglichkeit zur Aufrichtung des gesamten Körpers bringen.

Ein weiterer kritischer Punkt in der Rollstuhlversorgung ist die untere Kante der Sitzschale, d.h. der Abschluß am Bein. Nicht selten wird die Sitzschale zu weit vorgezogen, so daß sie die Kniekehlen berührt und eine Anbeugung des Beins verhindert bzw. dort Druckstellen erzeugt, insbesondere dann, wenn bei erhöhter Spastizität die Sehnen deutlich hervortreten. Ist allerdings die Abschlußkante zu weit im Oberschenkelbereich, kommt es auch zu ungünstigen Druckverhältnissen, vor allem aber läßt die Stabilität der Hüftbeugung nach. Diese Hüftbeugung ist außerordentlich wichtig für die Reduzierung der pathologischen Spannungs- und Bewegungsmuster, sie sollte stets mindestens 90° betragen. So ist konsequent darauf zu achten, daß das Kind, der Jugendliche, der Erwachsene so in der Sitzschale sitzt, daß der Po tatsächlich so weit wie nur möglich nach hinten kommt, denn nur so kann die erforderliche Beugung entstehen. Rutschen Po und Becken in der Schale zu weit nach vorne, öffnet sich der Winkel und eine Überstreckung wird eingeleitet. Auch das zu lockere Anlegen einer Becken- oder Beinhalterung bewirkt diese Überstreckung. Man tut dem Betroffenen damit nichts Gutes, sondern bringt ihn in eine schwierigere Lage. Hat man allerdings den Eindruck, daß die Korrekturen zu stramm sitzen, daß sie weh tun, daß sie die Durchblutung stören, so müssen sie so lange geändert werden, bis ein gutes Sitzen möglich ist.

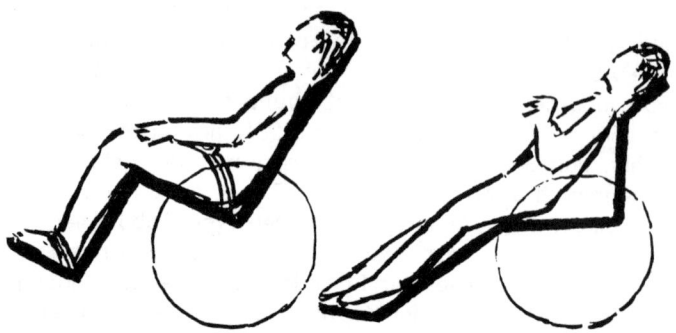

Fußstützen dienen nicht nur der Bequemlichkeit, sondern sie sind auch wichtig, damit von der Körperwahrnehmung her die Beine nicht im "Nichts" enden. Es muß Widerstand gespürt werden können, um den eigenen Körper zu spüren. Der Druck, der vom Fuß über den Unterschenkel auf das Bein wirkt, kann auch die vielleicht gestörte Durchblutung aktivieren. Ganz sicher wirkt sich die Belastung günstig auf die Skelettbildung aus. Bei Menschen mit hyper- oder dyskinetischen Bewegungsstörungen (überschießende un-koordinierte Bewegung) kann die Anpassung von Fußstützen schwierig sein, da häufige Bewegungsimpulse zum Beinschlagen führen und eine Verlet-zungsgefahr besteht. Dennoch sollte auch in diesen Fällen nicht gänzlich auf eine Fußstütze verzichtet werden, vielmehr ist sie voluminös abzupolstern, insbesondere im Bereich der Fersen, Achillessehne und Waden. Nach unten hin sollte ein stabiles Brett montiert sein, daß das Ende der unmittelbaren Sitzumwelt darstellt.

Die mechanische Belastung von Sitzschale und Rollstuhl bei schwerster Behinderung ist sehr hoch. Damit besteht auch eine große bzw. schnelle Verschleißgefahr. Die Kosten für Sitzschale und Rollstuhl haben mittler-weile erschreckende Höhen erreicht, so wird es nicht kleinlich scheinen, wenn man darauf hinweist, daß die Wartung und Pflege wirklich sorgfältig wahrgenommen werden sollten. Lose oder in Lockerung befindliche Teile werden schneller verschlissen als ausreichend gut befestigte. Wenn einmal etwas locker ist und weiterhin eine erhebliche Belastung auf dieses Teil ausgeübt wird, dann schlagen sich leicht die Lager aus und Teile des Gerä-tes oder das ganze Gerät werden unbrauchbar. Daher ist eine wöchentliche Kontrolle durchaus sinnvoll. Man sollte die Schrauben auf ihren festen Sitz, die Gurtbefestigungen regelmäßig überprüfen, um so frühzeitig schwerere Schäden zu vermeiden.

Für Einrichtungen, die sich der Förderung schwerstbehinderter Menschen widmen, ist es wichtig, daß der "Rollstuhlservice" schnell und zügig arbei-tet. Es bedeutet eine erhebliche Belastung für den Benutzer wie für das Personal, wenn auf Reparaturen lange gewartet werden muß. Häufig bedeutet dies nicht nur den Verlust von Mobilität, sondern auch den Verlust von Abwechslung und Gesellschaft. Wenn der Rollstuhl defekt ist, muß der Behinderte unter Umständen im Bett liegen bleiben oder mit völlig unzureichenden Alternativen Vorlieb nehmen.

Die Sitzschalenüberzüge sollten, wenn dies irgend möglich ist, nicht aus glattem Kunststoff sein. Dieses Material bietet kaum einen Halt, man rutscht hin und her, und die zusätzlichen Befestigungen müssen um so fester angezogen werden. Vor allem aber ist der Wärme- und Feuchtigkeitsaustausch durch solche Kunststoffe massiv beeinträchtigt. Es ist für das Wohlempfinden, aber auch für die Haut selbst nicht zuträglich, über längere Zeit in einem solchen Material zu sitzen. Es gibt mittlerweile ausreichend strapazierfähige und reinigungsfreundliche Textilien, die die beschriebenen Nachteile in viel geringerem Grade aufweisen. Der Einsatz von Fellen kann ebenfalls sehr sinnvoll sein, wenn es gelingt, diese insbesondere bei sehr stark modulierten Sitzschalen faltenfrei einzulegen (keilförmige Einschnitte sind möglich). Aber auch ein optimal angepaßter und ausgestatteter Rollstuhl darf nicht das ausschließliche Lagerungsmittel für einen schwerstbehinderten Menschen sein. Der Rollstuhl ist kein Daueraufenthaltsplatz. Er muß durch Alternativen im Laufe des Tages ersetzt werden, Liegen, Sitzen in einem anderen Möbel, vielleicht Stehen in einem Stehbrett müssen hinzukommen, um die notwendige Variation in Lage und Haltung zu erreichen.

Variationen von Sitzschalen

Unterschiedliche Sitzschalen können aus Gips bzw. Gipsbinden angefertigt werden. Dies hängt auch vom handwerklich-technischen Geschick der Mitarbeiter ab. In jedem Fall gilt, wie auch für die Anfertigung einer Rollstuhlsitzschale, daß dies nur in enger Zusammenarbeit mit den behandelnden Physiotherapeuten geschehen kann. Gipsschalen haben den Vorteil, daß sie relativ preisgünstig hergestellt werden können. Ihre Lebensdauer ist allerdings begrenzt, doch können sie gerade am Beginn der Aufrichtung sinnvoll eingesetzt werden, weil noch sehr viel gemeinsames Experimentieren und Ausprobieren notwendig ist. Solche Sitzschalen können dann, insbesondere beim kleineren Kind, auf ganz unterschiedlichen Untergestellen befestigt werden. Sie eignen sich gegebenenfalls auch zu einem Liegen in Rückenlage, sie können in einem Kinderwagen verwendet werden, aber auch in einem Leiterwagen oder auf anderen kindgemäßen Fahrzeugen. Natürlich müssen auch sie ausreichend abgepolstert werden. Hier eignet sich die Auskleidung mit einem Fell sehr gut, da ein paßgenauer Überzug häufig sehr schwierig herzustellen ist.

Vergleichbar sind Schalen aus Komponentenschaum, deren Herstellung allerdings eine außerordentlich gute Entlüftung (Dämpfe) verlangt und auch eine gewisse Routine, da schnelles Arbeiten wegen der kurzen Erhärtungszeit erforderlich ist. Diese Schalen sind leichter, häufig auch preisgünstiger, sie können auch mit Raspeln oder Fräsen nachbearbeitet werden.

Schaumstoffwürfel

können ebenfalls ohne großen Aufwand als provisorische Sitzhilfen verwendet werden. Sie bieten den Vorteil eines außerordentlich festen und gleichmäßig verteilten Drucks, der dem gesamten Körper guten Halt gibt. Macht man die Sitzhöhle entsprechend tief, so kommt es zu einer guten Abstützung bis in den Schultergürtel, was dem Kind nicht selten die Möglichkeit gibt, leichter Kopfkontrolle zu halten oder aufzubauen. Plaziert man den ganzen Schaumstoffwürfel auf ein Rollbrett, so erreicht man eine gewisse Mobilität und kann das Kind an unterschiedliche Stellen eines Raumes mitnehmen.

Als Schaum eignet sich hierzu besonders der schwerere und festere Preßschaum. (Dies ist eine Masse, die aus kleinen Schaumstoffteilchen unter hohem Druck gepreßt ist, sie verbindet hohe Dichte und Festigkeit. Das Material kann mit einem scharfen Messer, besser mit einer Schaumstoffsäge, geschnitten werden). Zum besseren Verständnis sei auf die Abbildung verwiesen.

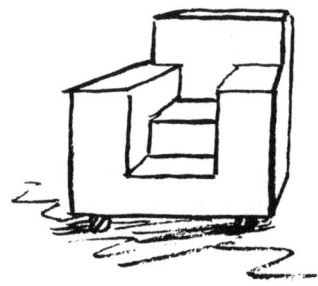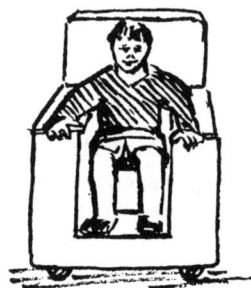

Knautschsäcke

sind eine sehr beliebte Lagerungshilfe, die allerdings den Nachteil haben, daß sie sehr schnell, oft bereits nach wenigen Minuten, ihre Form verlieren und den Benutzer absinken lassen bzw. seine Position verändern. Die kleinkörnige Füllung macht auf der anderen Seite eine sehr gute Anpassung an individuelle Körperformen möglich. Um diesen Vorteil zu nutzen, ohne daß es zu Instabilität kommt, kann es sinnvoll sein, für den Sack einen Rahmen, eine Art Kiste zu konstruieren, die diesem in sich etwas mehr Halt gibt, so daß das schnelle Herausrutschen des Benutzers verhindert wird. Es ist aber auch im Knautschsack auf eine möglichst physiologische Haltung zu achten, dennoch sollte nicht jede Freiheit der Bewegung eingeschränkt werden.

Vakuumkissen

tauchen in letzter Zeit wieder auf dem Markt auf. Sie verbinden die Vorteile des sehr anpassungsfähigen Knautschsacks mit hoher Formstabilität. Die Materialfüllung ist in etwa identisch. Nach der Anpassung wird mit einer speziellen Luftpumpe ein Vakuum hergestellt, d.h. die Luft aus dem Kissen gesogen. Dadurch entsteht eine erstaunliche Festigkeit (jeder kennt dies von vakuumverpacktem Kaffee). Diese Kissen lassen sich auch als zusätzliche Unterstützung in Sitzschalen oder andere Sitzgelegenheiten mit einbeziehen. Bei früheren Modellen war die mechanische Belastbarkeit gering, so daß es relativ schnell zu Undichtigkeiten kam, die dann ein Vakuum unmöglich machten. Die neueren Produktionen sollen diese Anfälligkeit nicht mehr haben.

Sandsäcke

sind ein klassisches Hilfsmittel für Sitz- und Lagekorrektur. Es gibt sie in professioneller Herstellung, vielerorts findet man auch selbst angefertigte. Es handelt sich immer um normalen gut rieselfähigen Sand in einer möglichst staubundurchlässigen stabilen Hülle. Auch hier ist an textilbeschichtete Oberflächen zu denken, da reine Kunststoffsäcke bei längerem Kontakt mit der Haut, aber auch durch die Kleidung durch, sehr transpirationsfördernd wirken. Es ist in jedem Fall sinnvoll, nach einer Phase des Erprobens unterschiedliche Sandsäcke herzustellen, die sowohl in der Größe und im Gewicht, als auch in der Form variieren. Zum Teil sind längliche Sandsäcke günstiger, weil mehr Anformmöglichkeit an den Körper besteht. Sandsäcke sind insbesondere für eine stabile Seitlagerung fast unverzichtbar, da sie doch einen relativ bequemen und zugleich stabilen Widerstand bieten.

Schwerstbehinderte Menschen mobilisieren oft erstaunliche muskuläre Kräfte, so daß es mit einem "Sandsäckchen" meist nicht getan ist. Die Sandsäcke sollten groß genug dimensioniert sein, allerdings ist stets daran zu denken, daß man sie auch noch tragen und bewegen können muß.

Lagerungskeile

gehören ebenfalls zur klassischen Ausrüstung. Auf sie kann in der Arbeit mit schwerstbehinderten Menschen nicht verzichtet werden. Allerdings ist auch hier an das Material die Anforderung zu stellen, daß es zum einen hautfreundlich sein muß, zum anderen durch eine möglichst textilrauhe Oberfläche das Rutschen verhindert. Der Einsatz der Keile muß auch variabel erfolgen. Die einfache klassische Lagerung auf dem Keil in Bauchlage bewährt sich weniger, da diese Position häufig eine generalisierte Überstreckung provoziert, oder aber der Kopf hängt fast haltlos vornüber und die Atmung wird durch diese abgeknickte Haltung erschwert.

Zwei dachförmig aneinandergelegte Keile bieten eine gute Ausgangsposition für die Förderung des Sekretabflusses. (s. Abbildung)

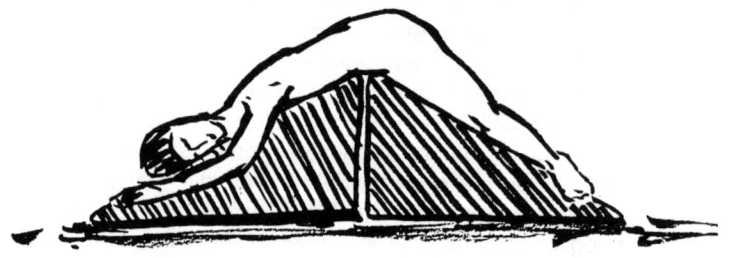

In dieser Position kann sehr gut eine Klopfmassage zur Förderung des Abhustens z.B. durchgeführt werden. Die Beugung in der Hüfte unterstützt die allgemeine Entspannung.

Im Sitzen bietet der Keil oft eine gute Rückenstütze, wobei rechts und links mit Sandsäcken abgestützt werden kann. Dies gilt vor allem bei Kindern, bei denen eine dem Schneidersitz ähnliche Haltung aufgebaut werden kann.

Auch für den Betreuer selbst stellt der Keil ein wichtiges Hilfsmittel dar. Bei vielen gemeinsamen Aktivitäten auf dem Boden, bei denen es darauf ankommt, daß der Betreuer stabil und bequem sitzt, bietet der Keil eine gute Abpolsterung gegen die Wand.

Eine wesentliche Hilfe stellt ein ausreichend großer Keil dar, um in Vis-à-vis-Position zu arbeiten. Dies kann für kommunikative Förderung, für Sprachanbahnung, aber auch für sensorische Anregungen aller Art sehr nützlich sein, gerade dann, wenn eine Überstreckung in Rückenlage zu befürchten ist (s. Abbildung).

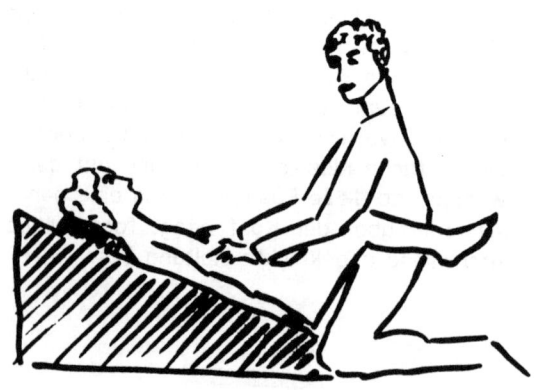

Schaumstoffkeile, in die man maßgenau eine Vertiefung einschneidet, können eine sehr gute und hochstabile Lagerungshilfe darstellen, insbesondere für Kinder, die noch keinerlei Kopfkontrolle aufbauen konnten. Das Kind wird stabil in seiner Position gehalten, das Gewicht verteilt sich gleichmäßig und dennoch ist schon eine gewisse Aufrichtung vorbereitet, die auch eine größere visuelle und auditive Aufmerksamkeit mit sich bringt.

Rollen

unterschiedlicher Länge und unterschiedlichen Durchmessers sind ebenfalls außerordentlich wichtig für die Arbeit mit Schwerstbehinderten. Diese Rollen dürfen allerdings nicht aus zu weichem Material sein, da sie sonst das Gewicht nicht aufnehmen können. Dabei ist zu berücksichtigen, daß bei vielen Aktivitäten Betreuer und Kind gemeinsam Gewicht auf die Rolle bringen. Die Rolle ist hauptsächlich dafür geeignet, in einer gut gebeugten Position dem Kind Unterstützung zu geben und dabei eine leicht wiegende Bewegung möglich zu machen. Die Position ähnelt einem Vierfüßlerstand, nur eben mit wesentlicher Unterstützung (s. Abbildung).

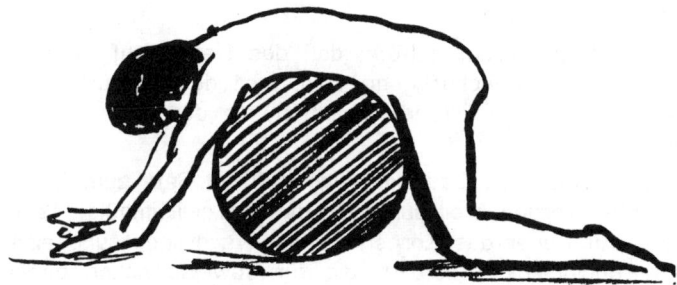

Aber auch die Lagerung längs auf der Rolle ist sehr hilfreich, insbesondere zur vestibulären Anregung und damit oft verbunden für eine gute ganzkörperliche Entspannung. Dazu muß der Durchmesser der Rolle und ihre Länge natürlich der Größe des Kindes entsprechen (s. Abbildung).

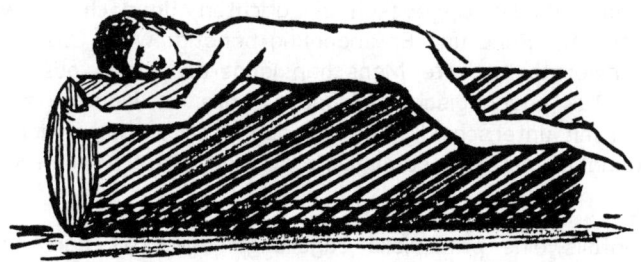

Größere Rollen mit einem deutlich über 30 cm liegenden Durchmesser können kaum mehr aus Vollschaumstoff hergestellt werden. Hier bieten sich Holzunterkonstruktionen an, die zum Teil mit Teppichboden bezogen sind. Solche sind im Handel erhältlich, andererseits können aber auf der Basis von Kunststoff- oder Stahlfässern selbst solche großen Rollen hergestellt werden.

Wasserbetten

drängen in der letzten Zeit verstärkt auf den Markt. Ihre jetzige Stabilität und auch der deutlich reduzierte Preis machen sie sehr attraktiv. Sie ermöglichen selbstvermittelte Bewegungserfahrung und Veränderung der Körperempfindung. Schon geringe eigene Bewegungsimpulse verändern die Lage, bewirken ein Schwingen und geben so eine gewisse Rückmeldung über die eigene Aktivität. Viele schwerstbehinderte Menschen schätzen es, darauf zu liegen und dieses sanfte Schwingen zu spüren. Über eine entsprechende Gestaltung der unmittelbaren Umwelt, z.B. durch Zelte, entsprechende Musik, gedämpftes Licht bis hin zu einer direkten Vibration des Wassers durch Musik, reichen die Versuche, die wir zum Teil auch selbst initiiert und durchgeführt haben, um eine möglichst frühe Erfahrungswelt zu simulieren. Bei vielen Schwerstbehinderten zeigt dies sehr deutliche positive Wirkung.

Man muß allerdings darauf achten, daß das Liegen auf dem Wasserbett auch nicht zur Dauerbeschäftigung wird, weil dann natürlich wieder eine Monotonie der sinnlichen Erfahrung eintritt, die den eigentlichen Absichten widerspricht.

Eine Wassermatratze als Dauerlagerung, z.B. im Bett zum Schlafen, kann nicht empfohlen werden, weil durch die absolut gleichmäßige Verteilung der Druckpunkte auf Dauer das Körperempfinden schwindet und eine körperliche Orientierungslosigkeit eintritt, die für sowieso schon beeinträchtigte Menschen eine verheerende Orientierungslosigkeit zur Folge haben kann.

Aber auch andere Matratzenformen können eine sinnvolle Variation des normalen Liegens darstellen. So sind Luftmatratzen vorstellbar, die unterschiedlich stark aufgeblasen sind, aber auch unterschiedliche Schaumstoffstärken und -härten oder große Sprungfedermatratzen, die zu einer Liegelandschaft kombiniert werden können. Es scheint sinnvoll, sich solche Liegelandschaften oder Liegeecken einzurichten, da doch ein wesentlicher Teil des Tages für Ruhe und Entspannung benötigt wird. Dazu kommt, daß für viele schwerstbehinderte Menschen längeres Sitzen oder Stehen ungünstig ist. Aus pädagogischen Gründen wäre es sinnvoll, solche Liegelandschaften mit unterschiedlichen Unterlagen herzustellen, damit Vorlieben und Abneigungen entdeckt, damit Unterschiede erlebt werden können.

Holzbretter

stellen ebenfalls eine prinzipielle Lagerungsmöglichkeit dar, natürlich nur für kürzere Zeit. Der harte und eindeutige Untergrund gibt wichtige Spürinformationen über das Material und den eigenen Körper. Gesunde Kinder erleben solchen harten und eindeutigen Widerstand vielfältig bei ihren

Spiel- und Bewegungsaktivitäten. Für das schwerstbehinderte Kind stellt sich die Welt sehr häufig als widerstandsarm, weich und somit oft undefinierbar dar. Solche Holzliegebretter sollten allerdings nach bestimmten Prinzipien hergestellt sein, genauer gesagt sollten es keine Bretter, sondern extrem flache Kisten sein, d.h. zwischen zwei großen Holzbrettern befindet sich ein Hohlraum, der als Resonanzraum wirkt. Es kommt darauf an, daß schon leichte Lageveränderung, Berühren wie auch Kratzen oder Klopfen sehr deutlich zu hören und als Schwingung zu spüren sind. Aus diesem Grund muß dieser "Kasten" mit Abstandshalterung zum Boden versehen sein, da andernfalls die Schwingung nicht entstehen kann. Wegen dieser Schwingung ist es eher ungünstig, Preßmaterialien zu verwenden. Besser sind langfaserige Echtholzbretter. Wo dies aus Kostengründen oder aus der Schwierigkeit der Herstellung nicht möglich ist, empfehlen sich Türblätter ohne Falz und Bohrung, die im wesentlichen schon den Kastenprinzipien genügen. Sie haben einen Hohlraum und können so Schwingung und Geräusch relativ gut übertragen. Diese Bretter sollten nicht mehr mit anderem Material überzogen oder gar abgepolstert werden. Eine Imprägnierung mit Wachs ist einer Lackierung unbedingt vorzuziehen, damit der Oberflächencharakter noch spürbar bleibt.

Materialwannen

sind Kunststoffwannen, der Größe der Benutzer angemessen, die mit unterschiedlichem Material gefüllt sein können. Man verwendet kleinteiliges Material, das sich ähnlich wie die Körnchen im Knautschsack der Körperform anpaßt und diese an vielen Ansatzpunkten unterstützt. Man kann Naturkorken verwenden, man kann kleine Kissen mit unterschiedlicher Füllung benutzen - die Verwendung von Styroporflocken o.ä. hat sich in letzter Zeit aus ökologischen Gründen als weniger günstig erwiesen. Beim Liegen oder Sitzen in solchen Materialbädern stellt sich meist auch ein angenehm aufwärmender Effekt ein, der manchem willkommen ist. Man muß allerdings auch bei diesen Materialbädern darauf achten, daß der einzelne nicht zu lange und zu oft darin bleibt, weil auch hier die Gefahr von Monotonie und Stereotypie nicht grundsätzlich auszuschließen ist. Andererseits gibt es aber viele Menschen, die gerade erst in einer einigermaßen abgeschlossenen und ruhigen, anforderungsfreien Atmosphäre eigene Aktivitäten entwickeln können.

Die *Schaukelschüssel*

stellt eine Weiterentwicklung solcher Materialwannen dar und bietet gleichzeitig die Möglichkeit vestibulärer Anregung. Sie wird unter 6.0 noch zu besprechen sein.

Hilfen zur Seitlagerung

sind vielleicht die nützlichsten und wichtigsten in der Arbeit mit schwerstbehinderten Menschen. Bietet doch die Seitlage in der Regel eine größtmögliche Freiheit von pathologischen Bewegungsmustern, insbesondere den klassischen Reflexmustern wie zu Anfang geschildert wurden (ATNR,

STNR, TLR). Die einfache Lagerung mit Kissen und Sandsäcken erweist sich oft als nicht stabil genug. Die auftretenden Kräfte verschieben die Sandsäcke und lassen den Betroffenen wieder in ungünstigere Positionen geraten. So werden verschiedene Hilfen benötigt, die die Lage stabilisieren und somit insbesondere im Aktivitätsdreieck von Augen, Mund und Hand Möglichkeiten eröffnen.

Seitlagerungsschalen

können aus Gips bzw. Kunststoff angefertigt werden, wobei die Grundposition des Benutzers vorher gut geplant werden muß. Eine möglichst leicht gebeugte bis gerade Linie von Kopf, Nacken und Schulterpartie, eine ausgeprägte Beugung über 90° im Becken, 90° in den Knien und eine ebenfalls rechtwinklige Position der Füße zu den Unterschenkeln. Wenn es gelingt, einen gewissen Druck auf die Schulterpartie auszuüben, so daß die Arme stärker nach vorne gebracht werden, kann dies von Vorteil sein. Es gelten alle oben genannten Prinzipien für die Anfertigung von Schalen.

Eine Lagerungsschlange bietet flexiblere Möglichkeiten, verbunden mit recht hoher Stabilität. Einer Anregung von Dorothee Ebert folgend, die mit zusammengerollten Decken eine wie oben beschriebene Position stabilisiert, kann dies auch jeweils individueller angepaßt durch "Schlangen" geschehen. Diese Schlangen können auch gerollte Decken sein, die dann allerdings groß genug sein müssen (eine größere Länge erreicht man durch diagonales Wickeln), die aber auch genäht werden können. Mit einer festen Füllung versehen, bieten sie sehr gute Lagerungsmöglichkeiten (s. Abbildung).

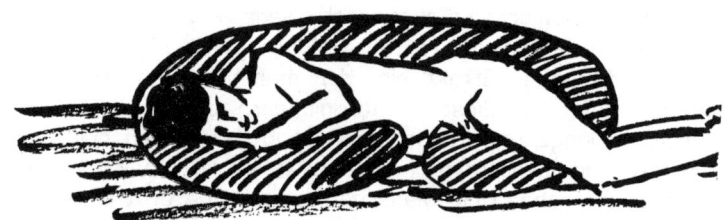

Die Schlange unterstützt den Kopf, hält ihn in einer Mittelposition, sie gibt über den Rücken hin Halt, spreizt die Beine ausreichend und muß vorne verknotet werden, was entweder mit einem dünneren "Schwanz" oder mit angenähten Bändern geschehen kann. Wenn sie fest genug zusammengefügt ist, entsteht durch den Zug auf Schultern und Po eine ausreichende Fixierung in der Beugehaltung. Natürlich können gerade diese Schlangen außerordentlich kindgerecht gestaltet werden. Wichtig dabei ist, daß durch den anschmiegsameren Stoff ein Gefühl von Geborgenheit und Sicherheit entsteht, das dann zu einer guten Ausgangsbasis für Aktivitäten wird.

Seitlagebretter

haben sich in unserer Arbeit vorzüglich bewährt. Sie sind mit relativ wenig Aufwand selbst herzustellen und entsprechen auch sehr hohen Anforderungen an Stabilität. Es geht wiederum um eine stabile und gut auskorrigierte Grundposition, die aber den individuellen Bedürfnissen angemessen ist. Zu diesem Zweck verwenden wir eine Grundplatte, die etwas breiter und länger ist als der Benutzer in einer ausgeprägten, wie oben beschriebenen Beugehaltung. Die Beugehaltung wird durch Brettchen fixiert, die am Rücken, an der Rückseite und der Vorderseite der Oberschenkel und gegebenenfalls in niedrigerer Form am Bauch angebracht sind. Die Anbringung selbst erfolgt über Winkel bzw. Konsolen, wie sie für die Herstellung von Wandregalen z.B. verwendet werden. Die Lagefläche sowie die Auflagefläche der Stütz- und Korrekturbrettchen wird mit Schaumstoff abgepolstert, der nicht stärker als 3 cm sein sollte. Im Kopfbereich muß natürlich stärker abgepolstert werden, so daß der Kopf in Seitlage dennoch eine Mittelposition einnimmt. Hinter dem Kopf darf kein Korrekturbrettchen angebracht werden, da dies eine Gegenbewegung auslöst. Druck auf den Hinterkopf bewirkt allzuleicht Gegendruck, der sich dann sehr schnell zu einer generalisierten Überstreckung auswächst.

Das ganze Seitlagebrett zu überziehen kann man sich sehr einfach machen, indem man ein Spannbettuch entsprechender Größe, am besten aus Frotteestoff, über das ganze Brett zieht. Es ist elastisch genug, daß es sich den Formen anpaßt, es kann jederzeit leicht gewaschen werden und entspricht so auch den hygienischen Vorstellungen. Der Abbildung können die Grundprinzipien der Konstruktion entnommen werden.

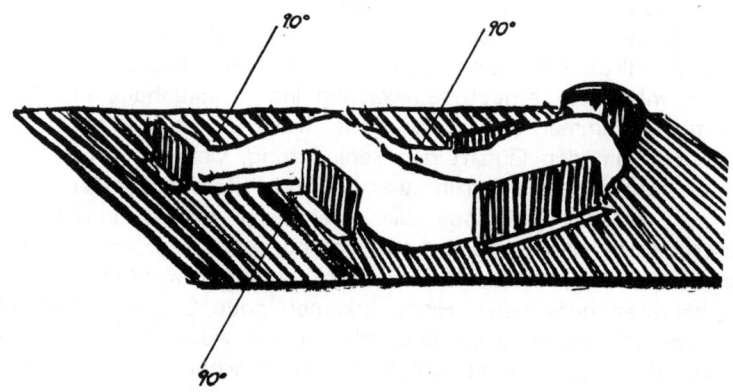

Idealerweise müßte für jedes Kind ein zweites Brett zur Verfügung stehen, das die Lagerung auf der anderen Körperseite möglich macht. Für spielerische Aktivitäten, für gemeinsame Beschäftigungen u.ä. ist die Lagerung so vorzunehmen, daß die aktivere Seite nach oben weist. So entsteht mehr Bewegungsfreiheit. In dieser Seitlagerung können Kinder aber auch relativ gut mit einem Mobile oder anderem Spielmaterial umgehen.

Soll die Position grundsätzlich verändert werden oder stimmen die Grössenverhältnisse nicht mehr, so lassen sich die Schrauben im Grundbrett leicht lösen und an einer neuen Stelle wieder fixieren. Kompliziertere, technisch aufwendigere Verfahren, z.B. die Verwendung eines Lochbrettes, haben sich nicht bewährt. Die Stabilität leidet darunter und der Gewinn ist unerheblich. Die Verwendung eines technisch variablen Seitliegebretts für mehrere Kinder hat ebenfalls mehr Schwierigkeiten als Vorteile, weil es kaum möglich ist, jeweils schnell und präzise die Position individuell einzustellen. Es kommt zu einer "Standardeinstellung", die allen Benutzern nicht voll entspricht.

Die Auflistung dieser Lagerungshilfen wird nicht vollständig sein. Sicherlich haben einzelne Eltern und Einrichtungen gute und nützliche Lagerungshilfen entwickelt, die dem Verfasser zur Zeit nicht bekannt sind, und leider gibt es zur Zeit kaum ein Forum, in dem solche individuellen persönlichen Anfertigungen vorgestellt werden könnten. Dennoch sollten die in diesem Kapitel gemachten Ausführungen für einen Einstieg in die Arbeit genügen und auch in schwierigen Fällen Anregung für eine Verbesserung bieten.

4.4 Begleitung beim Krankenhausaufenthalt

Viele Menschen mit schwerster Behinderung sind häufig akut, nicht wenige chronisch krank. Anfallsleiden machen langfristige Beobachtungen und Neueinstellungen erforderlich, Atemwegsprobleme führen nicht selten zu hochfiebrigen Erkrankungen, orthopädische Operationen sind häufig erforderlich. Damit verbinden sich Krankenhausaufenthalte, und diese stellen in vielerlei Hinsicht eine schwere Belastung dar. Das Krankenhaus an sich ist in der Erlebenswelt der Eltern und auch des behinderten Menschen ein existentieller Faktor mit meist negativer, von Angst und Schmerz besetzter Komponente. Eine erneute Einweisung ins Krankenhaus mobilisiert bei den Eltern fast immer Erinnerungen an frühere Krankenhausaufenthalte: an die Phasen um den Eintritt der Behinderung, vielleicht Erinnerungen an die Geburt und die sich daran anschließende Zeit äußerster Sorge, an Unfälle, kurz an die Ereignisse, die den Beginn des behinderten Lebens markieren. Solche Erinnerungen sind nicht nur kognitiver Art, sondern sehr stark emotional eingefärbt, d.h. Schmerz und Angst werden wieder lebendig und belasten aufs neue. Hinzu kommen neue Sorgen hinsichtlich der weiteren Entwicklung: wird die Operation den gewünschten Erfolg bringen, gelingt es, das Kind wieder anfallsfrei zu machen oder zumindest die Anfälle zu reduzieren etc. Dies alles sind Lebens- und Verhaltensweisen, wie wir sie um jede Krankenhauseinweisung herum kennen, aber häufig eben intensiver durch die ganz spezielle Lebensgeschichte des Einzelnen.

Die oft für Außenstehende fehlende Kommunikationsfähigkeit, die völlige Abhängigkeit in allen alltäglichen Dingen des behinderten Menschen, läßt auch das Krankenhauspersonal solchen Einweisungen gegenüber Ängste erleben. Ein guter Teil der gewohnten Handlungskompetenz geht verloren, diagnostische und therapeutische, pflegerische und allgemeinsoziale Einwirkungsmöglichkeiten sind eingeschränkt. Die Hilflosigkeit der Helfer manifestiert sich sehr deutlich. So wird dann oft der Umzug ins Krankenhaus für die Mutter oder andere nahestehende Bezugspersonen erforderlich. Die Familie muß dies ertragen, muß häufig viel zu früh in eine Autonomie, die sie unter normalen Umständen noch nicht erreicht hätte. Die Mutter wird im Krankenhaus als "Dolmetscher" für das behinderte Kind benötigt, sie muß Auskünfte über sein Verhalten geben, sie muß aber auch in sehr hohem Maße pflegerische und versorgende Aktivitäten beim Kind selbst übernehmen. Ganz sicher ist dies aus Sicht des schwerbehinderten Kindes zu begrüßen, daß hier´ eine Bezugsperson in einer befremdlichen und angsterregenden Situation dabei ist, auf die man sich verlassen kann. Die Vorteile der Mitaufnahme der Mutter sind zu sehen, aber auch die Gefährdung!

Über Jahre hin gesehen scheint es jedoch bei den recht häufigen Krankenhausaufenthalten zu einer chronischen Überlastung der Mutter zu kommen. Immer wieder wird sie aus ihrem familiären Alltag herausgerissen, muß sich mit ihrem Kind in eine letztlich doch fremde und immer wieder besorgniserregende Umgebung hineinwagen. Sie erlebt sich ohne Veränderung und Entwicklungsmöglichkeit immer als die einzige Bezugsperson und Verantwortliche für ihr Kind.

Beim nichtbehinderten Kind wächst die Selbständigkeit von Jahr zu Jahr, und der Bedarf nach der dauernden Anwesenheit der Mutter sinkt. Nicht so beim schwerstbehinderten Kind: über Jahre hin bleibt die Anforderung gleich hoch. Kommt dann hinzu, daß im Krankenhaus das Pflegepersonal sich schwertut, mit behinderten Kindern umzugehen, sei es aus mangelnder Erfahrung, sei es aus ungünstiger Einstellung, so sind diese Krankenhausaufenthalte für Mütter eine fast unerträgliche psychische und physische Belastung. Aus der Erfahrung des Autors muß gesagt werden, daß die durchschnittlichen Kinderkliniken schlecht gerüstet sind für die Aufnahme schwerbehinderter Kinder. Viele Eltern erleben sich als nur geduldet, fast abgeschoben. Es ist immer wieder zu beobachten, daß schwerbehinderte Kinder zu einem Zeitpunkt bereits entlassen werden, bei dem ein nichtbehindertes Kind durchaus noch der dauernden ärztlichen Aufmerksamkeit sicher wäre. Man muß den Eindruck haben, daß man vielerorts die Kinder möglichst schnell aus dem eigenen Verantwortungsbereich wieder hinaus haben möchte. Diese Situation verschlechtert sich mit zunehmendem Alter der Kinder. Meist werden sie über das übliche Alter hinaus zwar von den Kinderkliniken betreut, aber zunehmend ungern. Viele jüngere Pflegekräfte kennen dann diese jungen Leute nicht mehr als behindertes Baby oder Kleinkind, sondern sehen nur die junge Frau oder den jungen Mann, die ja eigentlich gar nicht mehr auf die Kinderstation gehören. Aversionen tauchen auf, die wiederum für die Betroffenen sehr belastend, kränkend und deprimierend sind. Andererseits aber finden sich kaum

Erwachsenenstationen, die sich qualifiziert der Pflege schwerstbehinderter, akut kranker Menschen widmen. Hier muß sehr deutlich Kritik geübt werden. Es sind Defizite zu beklagen, die so nicht sein müßten. Leider korrespondiert dies mit der allgemeinärztlichen Versorgung schwerstbehinderter Jugendlicher und Erwachsener, die ebenfalls in weiten Teilen im argen liegt. Der Kinderarzt kümmert sich lange über den Zeitpunkt der normalen Ablösung hinaus um den schwerstbehinderten jungen Menschen, bis es ihm irgendwann einmal nicht mehr möglich ist. Dann aber tut sich die Familie außerordentlich schwer einen Allgemeinarzt zu finden, der solche Probleme überhaupt kennt und der bereit ist, wirklich hausärztliche Aufgaben zu übernehmen. Bei der steigenden Zahl schwerstbehinderter Erwachsener wäre es dringend erforderlich, eine entsprechende Qualifikation anzustreben und diese auch durch die entsprechenden Organisationen (z.B. KV) den Betroffenen zugute kommen zu lassen.

Nach diesen mehr allgemein kritischen Betrachtungen soll auf einige konkretere Details aufmerksam gemacht werden, die es bei einem notwendigen Krankenhausaufenthalt schwerstbehinderter Menschen ganz besonders zu beachten gilt:

- Die Grundverhaltensweisen des behinderten Menschen müssen von einer vertrauten Person dem Pflegepersonal übersichtlich, detailliert und treffend beschrieben werden können. Es zeigt sich immer wieder, daß es hier zu groben Mißverständnissen in der Interpretation des Verhaltens kommt, wenn man den normalen Wachheitsgrad, die Ansprechbarkeit und die allgemeine Orientierungsfähigkeit nicht kennt. So lassen sich auch nur schlecht Aussagen über krankheitsbedingte Veränderungen bzw. über eine Besserung machen. Es muß dem Pflegepersonal bekannt und vertraut sein, daß solch ein Mensch z.B. nicht sprechen kann, daß er auf gesprochene Sprache inhaltlich nicht eingehen kann, daß er körperliche Nähe braucht, intensive mimische Zuwendung, um sich auf Menschen hin orientieren zu können. Im Einzelfall wird die Liste der zu klärenden Fragen sicher länger sein.

  Bei häufigem Personal- und Schichtwechsel ist es sinnvoll, eine schriftliche Liste zu erstellen, die die wichtigsten Merkmale beinhaltet. Eine solche Liste könnte von Eltern und betreuendem Personal gemeinsam erstellt und im Ernstfall verwendet werden.

- Lagerung und spezielle Dekubitus-Prophylaxe stellen erstaunlicherweise häufig ein nicht geringes Problem bei Krankenhausunterbringungen schwerstbehinderter Menschen dar. Sowohl bei orthopädisch-chirurgischen Eingriffen wie bei internistisch bedingter Bettlägrigkeit wird immer wieder von einer Vernachlässigung der kritischen Partien des Körpers berichtet, die dann dazu führen, daß die Patienten in einem schwierigen Zustand wieder entlassen werden. Die Grundlagen der Dekubitus-Prophylaxe und wechselnden Lagerungen wurden bereits beschrieben, sollten auch zum Grundwissen einer jeden Pflegeperson im Krankenhausbereich gehören. Häufig scheinen aber ungeklärte Kompetenz und Zuständigkeit sowie Arbeitsüberlastung hier ungute Wirkung zu zeigen. Es wird daher leider oft nötig sein, bereits bewährtes Lagerungsmaterial mit ins Krankenhaus zu geben, zumindest bis von dort entsprechendes Material besorgt werden kann. Hierbei ist an Dekubitus-Ringe, an Liegefelle und dergleichen zu denken. Es ist auch in diesem Bereich sinnvoll und bedeutet keine übermäßige Einmischung in den Pflegebetrieb, wenn auf einer Liste die kritischen Stellen, deren Dekubitus-Neigung bekannt ist, aufgelistet werden. Insbesondere ist hierbei nochmals darauf zu verweisen, daß der Patient selbst keine spezifische Wahrnehmungs- und Äußerungsfähigkeit hat, auf diese Gefahren des Wundliegens hinzuweisen.

- Die Ernährung schwerstbehinderter Menschen ist unter zwei Aspekten häufig problematisch: zum einen werden nicht alle Nahrungsmittel vertragen, gewisse Gewohnheiten und Notwendigkeiten haben sich herausgebildet, zum anderen ist die Nahrungszufuhr schwierig und zeitraubend. Auch hier zeigte sich, daß vom Krankenpflegepersonal äußerstenfalls das normale "Füttern" beherrscht wird. Kenntnisse in speziellen "Füttertechniken" für behinderte oder gar schwerstbehinderte Menschen werden nur sehr selten anzutreffen sein. In der Regel wird dann sehr schnell - auch aus Zeitgründen - die Ernährung über die Sonde als die problemärmste Form gewählt. Zunächst einmal ist zu respektieren, daß durch diese Ernährungsweise die notwendige Flüssigkeits- und Nahrungszufuhr wirklich gesichert werden kann. Bei Menschen mit schwerster Behinderung ist durch eine längere Sondenernährung allerdings leicht der Erfolg vorangegangener Ernährungsumstellungsversuche gefährdet. Vielen schwerstbehinderten Menschen bedeutet die Aufnahme fester Nahrung stets Mühe und Schwierigkeit, insofern kann die Sondenernährung als "Rückfall" verstanden werden in eine passivere Entwicklungsphase.

Es kann aber auch nicht als einzige Alternative die dauernde Mithilfe der Mutter angestrebt werden. Wenn Mütter zu jeder Mahlzeit in die Klinik kommen müssen, führt dies zu erheblichen zeitlichen und auch seelischen Belastungen, die m. E. nicht wünschenswert sind. Die Krankheit des Kindes, die Unsicherheit des Ausgangs sind meist belastend genug, so daß eine übermäßige Übernahme von pflegerisch versorgenden Aufgaben nicht sinnvoll erscheint. Wenn aber ein Kind vielleicht gerade gelernt hat vom Löffel zu essen, so kann es tatsächlich ermutigend und bestärkend sein, wenn die Mutter Gelegenheit bekommt, diese Fähigkeit ihres Kindes weiter zu fördern.

Leider ist festzustellen, daß keineswegs alle Krankenhäuser über geeignete Ernährungsprogramme für schwerstbehinderte Menschen verfügen. Auch hier wäre eine größere Flexibilität und Anpassungsfähigkeit an die Bedürfnisse des einzelnen Patienten dringend zu fordern.

- Im allgemeinen Bewußtsein steht mittlerweile jedem Patienten, der stationäre Aufnahme findet, Anregungsmaterial zu; Radiogeräte, Fernsehapparate, Bücher, Zeitschriften, für Kinder Spielecken oder eben ein Tablett auf dem Bett mit Spielzeug, können als Selbstverständlichkeit gelten. Schwerstbehinderte können von diesen Angeboten nicht profitieren, und so finden wir sie in der Regel recht isoliert ohne Beschäftigung in einem Zustand tiefer Langeweile, der das Entstehen oder die Verstärkung von Stereotypien natürlich fördert. Eltern trauen sich häufig nur ein Plüschtier mitzubringen, das dann weitgehend unbeachtet in einer Ecke des Bettes, später auf einem entfernt stehenden Stuhl, liegt.

Angemessenes Spiel- und Anregungsmaterial in Form speziell gestalteter Mobiles oder Greiflinge wäre gerade an einem Klinikbett recht gut anzubringen. Es bietet sich der sogenannte "Galgen" an, von dem herab direkt über Gesicht oder Handpartie des Kindes sich Objekte sehr gut aufhängen lassen, dann sind sie tatsächlich in Greif- und Sehweite des schwerstbehinderten Kindes. Offensichtlich ist es aber nicht einfach, diese Anregungsnotwendigkeit klar und deutlich zu machen. Hygienische Gründe werden häufig vorgebracht, die dann aber gegen jedes Spielzeug vorzubringen wären. Bei genauer Beobachtung zeigt sich aber, daß es die kleinen Störungen bei den Pflegeverrichtungen sind, die das Hauptmotiv gegen solcherlei Anregungsmaterial darstellen. Die hängenden Materialien stören beim Bettenmachen, beim Waschen, beim Lagern und verschwinden so häufig sehr bald, nachdem sie von besorgten Eltern oder Betreuern aufgehängt wurden. Dies ist sehr bedauerlich und zeigt, daß es an Verständnis für die spezielle Situation Schwerstbehinderter häufig fehlt.

Fast ist man geneigt, das Schlagwort vom "Pflegenotstand" sehr gezielt auf die Situation schwerstbehinderter Menschen im Krankenhaus anzuwenden. Der Verfasser möchte zwar einerseits um Verständnis für die Situation des Pflegepersonals werben, andererseits muß er aber doch auch ein gewisses Maß an Gedankenlosigkeit, kalter Routine und fehlendem Einfühlungsvermögen kritisieren, das zwar nicht gänzlich unabhängig von der Personalsituation zu sehen ist, das aber doch auch seine Gründe beim einzelnen hat. Es ist jedenfalls nicht einsehbar, daß gerade ein Personenkreis, der keine Chance hat, sich selbst zu artikulieren und seine Bedürfnisse zu formulieren, so gänzlich auf seine Familienangehörigen angewiesen ist, wenn er ins Krankenhaus kommt. Dies ist eine Situation, wie sie andere Kranke vor weit mehr als hundert Jahren hatten, als eigentlich nur ein Teil ärztlicher Versorgung und ein Bett zur Verfügung gestellt wurde, und Pflege und Versorgung weiterhin den Angehörigen überlassen blieb. Dieses "Klassensystem" kann nicht akzeptiert werden - auch hier wäre eine regionale Spezialisierung dringend erforderlich, so daß Eltern wüßten, wo sie in ihrer Region ein Krankenhausbett zur Verfügung gestellt bekommen, bei dem die spezielle Pflege schwerstbehinderter Menschen fachgerecht sichergestellt ist.

4.5 Trinken und Essen

Die Nahrungsaufnahme ist für Menschen mit schwerster Behinderung häufig eine außerordentlich problemgeladene Situation. Die motorischen und propriozeptiven Schwierigkeiten führen dazu, daß die Aufnahme flüssiger oder fester Nahrung offenbar sehr unangenehm, wenn nicht sogar gefährdend, für den Betroffenen ist. In allen Altersstufen müssen wir beobachten, daß Trink- und Eßschwierigkeiten die gesamte Befindlichkeit erheblich beeinträchtigen. Auch für Eltern bzw. Mitarbeiter in der Behindertenhilfe ist die Verabreichung von Flüssigkeit und anderen Nahrungsformen häufig sehr streßbeladen und fast gefürchtet.

Bei vielen anderen täglichen Verrichtungen lassen sich Varianten entwickeln, die für alle Betroffenen gewisse Erleichterungen mit sich bringen. Das Verabreichen bzw. Aufnehmen von Nahrung läßt sich allerdings nicht vermeiden. Es sei denn, man denkt an die neueren Techniken einer direkt durch die Bauchdecke geleiteten Magensonde. Diese speziellen Techniken sollen hier aber nur am Rande erwähnt werden, da sie eindeutig in medizinische Zuständigkeit fallen.

Im folgenden soll versucht werden, die Situation um Trinken und Essen herum etwas zu "entschärfen", was durch eine Reihe von Vorschlägen geschehen soll, die sich in der Praxis bewährt haben.

Therapeutische Unterstützung der Nahrungsaufnahme

Insbesondere im Rahmen des Bobath-Konzeptes wurden in den vergangenen Jahrzehnten spezifische "eßtherapeutische" Techniken entwickelt, die eine gewisse Verbreitung erfahren haben. Bekannt sind dabei die sogenannte "Kieferkontrolle" und spezielle Griffe zum Mundschluß. Bereits an dieser Stelle muß darauf verwiesen werden, daß diese Techniken für Erwachsene und Kinder entwickelt wurden, die zwar an nicht unerheblichen motorischen Störungen litten, die aber doch mit einer gewissen Wachheit und Selbstkontrolle die therapeutischen Hilfen aufnehmen konnten. Die Anwendung auf schwerst mehrfach behinderte Menschen war nicht im Blickfeld, so daß die Verwendbarkeit für unseren Personenkreis zumindest in Frage steht.

Die praktischen Erfahrungen der letzten Jahre haben gezeigt, daß viele dieser klassischen Unterstützungsmethoden wenig Erfolg bringen, da sie von den Betroffenen nicht integriert werden können.

So hat sich - nicht ohne Einfluß des Verfassers - eine neue Konzeption durchgesetzt, die ein "entwicklungsorientiertes Füttern" vorzieht. Es geht nicht mehr länger um eine defektorientierte Korrektur der Eß- und Trinkmotorik, sondern um eine Unterstützung der jeweils vorhandenen Grundfähigkeiten, Nahrung aufzunehmen. Die Vermeidung pathologischer Muster steht nicht mehr absolut im Vordergrund, vielmehr geht es darum, eine möglichst schädigungsarme, akzeptable Form der Nahrungsaufnahme zu finden.

Zur Entwicklung der Nahrungsaufnahme

Wenn wir, wie allgemein akzeptiert, davon ausgehen, daß bei schwerster Behinderung häufig Bewegungsabfolgen vorliegen, wie wir sie aus der frühen menschlichen Entwicklung kennen, so gilt dies auch für den "oralmotorischen" Bereich. Daher sei ein kurzer Blick auf die normale Entwicklung geworfen, aus der heraus einige Ableitungen für unseren Problemkreis möglich sind. Das Neugeborene ist von Natur aus mit einigen oralmotorischen Fähigkeiten ausgestattet, die es ihm erlauben, bereits unmittelbar nach der Geburt Nahrung aufzunehmen. Berührung an der Wange und im Mundbereich lösen Such- und Saug-, Schluckbewegungen aus. Das Kind ist damit in der Lage, die dargereichte Brust oder ersatzweise einen Sauger in den Mund zu nehmen, im Mund zu halten und Flüssigkeit daraus zu ziehen. In der weiteren Entwicklung entsteht im Mundbereich eine größere Kompetenz, mit Objekten im Mund umzugehen, sie hinsichtlich ihrer Qualität einzuschätzen. Der Mund bekommt eine Fülle sensomotorischer Anregung durch das Reichen von Nahrung. Am Anfang ist diese Nahrung ausschließlich flüssiger Art, was den Fähigkeiten und Bedürfnissen des ganz kleinen Kindes entspricht. Zusätzlich führt sich das Kind aber relativ bald auch feste, allerdings nicht eßbare Stoffe in den Mund: die eigenen Finger, einen Zipfel der Bettdecke, das Bein eines Hampelmännchens.... Der Mund sammelt also parallel zur Nahrungsaufnahme weitere sensomotorische Informationen.

Wenn, je nach sozial-kulturellen Gebräuchen, festere Nahrung angeboten wird, so tun dies die Bezugspersonen nach einem bestimmten Muster. Die Grundnahrung wird weiter in flüssiger Form, sei es Brust oder Flasche, angeboten. Die festere Nahrung wird zusätzlich gereicht, da man sich offenbar im klaren ist, daß anfänglich keine ausreichende Ernährung über die festeren Substanzen möglich sein wird. Man spricht vom "Zufüttern". Dabei sind wiederum zwei unterschiedliche Strategien zu beobachten: Breiige Nahrung wird mit dem Löffel angeboten, feste Nahrung, wie Brotkruste, Zwieback etc. wird zum Knabbern gereicht. Die breiige Nahrung mit dem Löffel wird in der Regel in einer Position gegeben, die der bisherigen Trinkposition entspricht. In einer deutlichen Rückenlage, sei es auf dem Arm oder in einer Sitzschale, wird dem Kind ein relativ angehäufter Löffel Brei an den Mund geführt. Stellt man dabei exakte Beobachtungen an, so kann man feststellen, daß das Kind den Brei mit den gleichen Bewegungen vom Löffel "saugt", die es auch zum Saugen aus der Flasche/Brust verwendet. Es sind schlürfende Bewegungen mit einem Schmatzen, d.h. einem Auf und Ab des Kiefers und der Lippen. Es kommt hierbei zu keinem Mundschluß im engeren Sinne. Auch ist das Abstreifen mit der Oberlippe vom Löffel noch lange nicht zu beobachten. Genaugenommen handelt es sich also lediglich um eine Variante des Trinkens, die mit dem Verarbeiten fester Nahrung, wie wir es aus der späteren Kindheit kennen, noch kaum etwas gemein hat. Diese Art der Nahrungsaufnahme herrscht noch längere Zeit vor. Auf der anderen Seite werden dem Kind aber dann bald auch festere Nahrungsstoffe gegeben. Dabei achten die Bezugspersonen in der

Regel wie von selbst darauf, daß längliche Stücke seitlich in den Mund geführt werden. Das Kind soll sensomotorisch die Erfahrung machen, daß Kieferbewegungen Geschmackssubstanzen auslösen, vielleicht auch kleinere Stückchen von der Brotrinde oder dem Keks ablösen. Wir wissen dabei aber sehr genau, daß es häufig zu Verschlucken und Würgen kommt. Infolgedessen sind gerade die ersten Erfahrungen mit festen Nahrungsstücken oft sehr aufregend. Bei gesunden Kindern ist die Reaktion auf Berührung des harten Gaumens in Form eines Würgreflexes im ersten Lebenshalbjahr durchaus deutlich ausgeprägt. Das Kind schließt bei diesen Aktivitäten den Mund nicht, es bewegt Zunge und Unterkiefer in einfachen Bewegungen auf und ab (Scharnierbewegung).

Auch beim Saugen aus Brust oder Flasche führt das Kind selbst keinen Mundschluß herbei. Vielmehr bleibt der Kiefer geöffnet, anders könnte ja die Mamille oder der Schnuller nicht in die Mundhöhle gelangen. Das Kind schließt auch nicht seine Lippen, vielmehr führt die Brust selbst oder der Wulst des Schnullers zu einem Abschluß der Mundhöhle. Dieser Abschluß ist notwendig, damit der erforderliche Unterdruck entsteht, der die Flüssigkeit heraussaugt. Es handelt sich also um physikalische Notwendigkeiten, nicht aber um Notwendigkeiten, die mit dem Schluckvorgang verbunden sind.

Insofern ist zu vermuten, daß der "Mythos Mundschluß" mehr kulturell zivilisatorisch aufgebaut wurde, als physiologisch entwicklungsmäßig begründet!

Auch in der weiteren Entwicklung des Essens findet sich der Mundschluß erst sehr spät bzw. sekundär. So können wir beobachten, daß Kinder, wenn sie selbständig mit den Händen essen, sich einen Mundabschluß herstellen, indem sie die geöffnete Hand auf den Mund legen. Dies gereicht selten zur Freude der Eltern, weil es gesellschaftlichen Normen nicht entspricht - es funktioniert aber vorzüglich! Die Kinder haben offensichtlich selbst die Erfahrung gemacht, daß es das Herausfallen verhindert, wenn man die Hand auf den Mund legt. Für den eigentlichen Zerkleinerungs- und Schluckvorgang scheint dieses Zuhalten des Mundes jedoch nicht erforderlich zu sein. Bis in das Schulalter hinein verwenden wir ja außerordentlich viel Energien beim nichtbehinderten Kind darauf, ihm das "anständige" Essen zu vermitteln. "Mach den Mund zu beim Essen" ist einer der wohl meistgehörten Appelle. Dies allein ist schon ein Hinweis darauf, daß aus funktionellen Gründen der Mundschluß gar nicht erforderlich wäre. Niemand muß einem Kind immer wieder sagen, wenn du gehen willst, mußt du einen Fuß vor den anderen setzen - anders geht es ja gar nicht. Der Mundschluß selbst ist keine zwingende Notwendigkeit für Nahrungsaufnahme.

Bei Durchsicht der einschlägigen logopädischen, sprachtherapeutischen und eßtherapeutischen Literatur ist dieser Entwicklungsansatz noch kaum zu finden. Der Verfasser konnte jedoch in einigen Video- und Fotostudien deutlich zeigen, daß der Mundschluß nicht unbedingt eine physiologische Notwendigkeit in der Normalentwicklung darstellt.

Aus diesen knappen Ausführungen geht hervor, daß auch bei der Unterstützung der Nahrungsaufnahme für sehr schwer mehrfachbehinderte Menschen eine Umorientierung möglich ist. Als Zielstellung gilt: die möglichst problemarme und ausreichende Ernährung. Ein Hauptproblem ist in der Regel die Aspiration, d.h. das Eindringen von Nahrungspartikeln in die Luftröhre, die Bronchien und die Lunge selbst. Bei sehr vielen schwerstbehinderten Menschen finden sich erhebliche Verschattungen der Lungen, was zu einer deutlichen Funktionseinschränkung führt. Aspiration führt nicht selten zu akuten, lebensbedrohlichen Krisen - gelegentlich kommt es sogar zu Todesfällen. Die Bedrohung durch Atemnot ist wohl auch der Grund für die vielen Verweigerungen, die schwerstbehinderte Menschen angesichts der "drohenden Fütterung" zeigen. Schreien, Weinen, Abwehr, prophylaktisches Würgen und Erbrechen sind deutlichste Anzeichen dafür, daß die Nahrungsaufnahme nicht nur unangenehm, sondern ängstigend erlebt wird. Hinzu kommt natürlich immer auch der Streß der Bezugspersonen, die unter Druck stehen, doch ausreichend Nahrung verabreichen zu müssen.

Wir fordern dazu auf, mit Kreativität und Sensibilität darüber nachzudenken, wie die Nahrungsaufnahme human gestaltet werden kann.

Spezifische Probleme bei der Nahrungsaufnahme

Trinken und Essen sind komplexe Bewegungsvorgänge, die sich unterschiedlichster Organe bedienen. Infolgedessen sind sehr viele Störbereiche für die Nahrungsaufnahme bedeutsam:

Gestörte Rumpf- und Kopfkontrolle

Der Kopf wird häufig nach hinten überstreckt, dabei kommt es zu einer sehr weiten Mundöffnung. Ein aktives Schließen des Mundes ist in dieser Position oft nicht möglich. Die Mundöffnung ist eine Streckreaktion, sie paßt in das Muster der gesamten Überstreckung. Eine sitzende oder halbliegende Position mit deutlicher Beugung im Becken und Kniebereich kann helfen, die Überstreckung zu verhindern. Nicht selten provoziert die Bezugsperson eine solche Position, da die Nahrung von zu weit oben her angeboten wird. Aber auch eine hypotone oder sehr gebeugte Haltung des Kopfes macht erhebliche Schwierigkeiten beim Füttern. Bei sehr starker Beugung läuft häufig Flüssigkeit oder Nahrung aus dem Mund heraus, es kann auch nicht geschluckt werden.

Eine Dyskinese des Kopfes, d.h. häufig wechselnde stark einschießende Bewegungen, machen eine Orientierung auf die Nahrungsquelle schwierig.

Fehlendes Schlucken

Ein Schluckreflex scheint häufig unterentwickelt, der Betroffene sammelt das Essen im Mundraum und zeigt keinerlei Tendenz, es hinunterzuschlucken. Die Nahrungsaufnahme ist extrem verlangsamt, wenn nicht gänzlich unmöglich. Andererseits besteht akute Aspirationsgefahr, wenn das Zusammenspiel zwischen Luftröhrenabschluß und Schluckakt nicht funktioniert.

Störungen der Kaukoordination

Meist sind nur einfache Scharnierbewegungen möglich, eine Rotation des Kiefers und der Zunge wird bei den beschriebenen schweren Behinderungsformen nur selten beobachtet. Diese Rotationsbewegung stellt nämlich ein wesentlich "höheres" Bewegungsmuster dar, das in der Regel erst mit einer wesentlich verbesserten Gesamtmotorik erreicht werden kann. Dadurch wird Nahrung nicht oder nur sehr schlecht zerkleinert, häufig mit der Zunge an den Gaumen gedrückt. Zu große Stücke werden dann geschluckt, es kommt ebenfalls zu einer akuten Aspirationsgefahr.

Reflektorische Zungenbewegungen

Im Rahmen der gesamten Überstreckung kommt es zu einer Streckbewegung der Zunge (Extensorenstoß). Dabei wird das Essen aus dem Mund geschoben, oder aber die Zunge drückt gegen den Gaumen und das Essen läuft wieder aus dem Mund heraus - oder in den hinteren Mundraum. Dies bedeutet wiederum Gefahr, sich zu verschlucken oder gar zu aspirieren.

Diese Grundstörungen erschweren die Nahrungsaufnahme bzw. das Füttern oft ganz erheblich. Einfache, in jedem Fall wirksame Gegenmaßnahmen sind nicht bekannt.

Grundpositionen bei der Nahrungsaufnahme

Die oben beschriebenen Störungen sind zum Teil lageabhängig, wie an anderer Stelle (4.4) bereits beschrieben wurde. Auch für das Aufnehmen von Nahrung gelten die immer wiederkehrenden Grundprinzipien von Symmetrie und Rhythmus. Eine symmetrische Körperposition, insbesondere die Mittelstellung des Kopfes, ist für eine weniger gestörte Nahrungsaufnahme von entscheidender Bedeutung. Die Vermeidung von Überstreckung bzw. übermäßiger Beugung ist ebenfalls ein Grundprinzip. Wir müssen also dafür Sorge tragen, daß durch eine stabile Grundposition die Motorik des Mundes und des Schlundes weitestgehend freiwerden. Nach unseren Erfahrungen hängt dies im wesentlichen davon ab, daß Kopf, Nacken und Rücken eine Linie bilden, ohne daß es zu deutlichen Abknickungen in einer Ebene kommt.

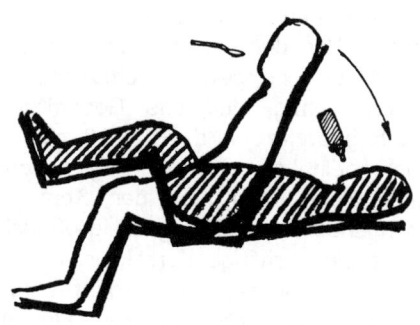

Die absolute Lage im Raum hingegen kann variiert werden. Es zeigt sich, daß eine deutlichere Rücklage die Nahrungsaufnahme durchaus erleichtern kann. Der Schluckprozeß selbst ist ja bekanntlich nicht von der Schwerkraft abhängig (auch in einer Kopfstandposition kann geschluckt werden), so daß man sich die entspanntere Situation in einer gemäßigten Rücklage durchaus zu Nutze machen kann. Allerdings ist hierbei jede Überstreckung zu vermeiden, was durch die genannten Prinzipien der Beugung im unteren Körperbereich jedoch erreicht werden kann. Die Abstützung des Kopfes ist hierbei besonders wichtig, da hier gerade beim Essen Streckung eingeleitet wird.

Insbesondere bei größeren Kindern, Jugendlichen und bei Erwachsenen ist es häufig nicht leicht, die Nahrung unmittelbar von vorne zu reichen. Dabei kommt es dann nicht selten zu einer Seitwärtsdrehung des Kopfes, was eine Verwindung im Schlund mit sich bringt. Diese Verwindung bedeutet eine weitere Erschwerung beim Schlucken und eine erhöhte Aspirationsgefahr. Die Mittelstellung ist, wenn irgend möglich, unbedingt einzuhalten.

Die erhöhte Berührungssensibilität im Gesichts- und Mundbereich führt zu überschießenden Reaktionen. Insbesondere plötzliche, schlecht zu lokalisierende Berührungen bewirken solche Reaktionen. Das Füttern mit dem Löffel stellt unter Umständen eine Kette von unerwarteten und störenden Berührungen dar. Abtupfen und Abwischen von Nahrungsresten kann ebenfalls zu einer deutlichen Irritation führen. Die Nahrung selbst wird offensichtlich nicht selten als diffus-unangenehmer, taktiler Eindruck im Mund gewertet.

Aus diesen Gründen heraus ergibt sich für die Füttersituation folgendes positive Grundmuster:

- Symmetrische Grundposition

- Optimale, reflexeinschränkende und stabilisierende Sitzposition

- Stabilisierung der Mittelstellung des Kopfes, verbunden mit taktiler Beruhigung

In der eigenen Arbeit hat sich folgendes Vorgehen bewährt: die Bezugsperson sitzt möglichst vis-à-vis dem schwerstbehinderten Menschen. Auf einem Bürodrehstuhl kommt man relativ nahe auch an einen großen Rollstuhl heran, durch die Höhenverstellbarkeit kann man sich eine optimale eigene Position sichern. Vor dem eigentlichen Füttern wird man sich ein wenig unterhalten und für eine gewisse emotionale Vorbereitung sorgen. Es ist außerordentlich wichtig, daß das Gesamtarrangement ruhig und ergonomisch praktisch gestaltet wird. Es muß eine Abstellmöglichkeit für den Teller vorhanden sein, die nötigen Begleitutensilien müssen bereit liegen. Mit der linken Hand kann man den Kopf in einer Mittelstellung halten. Dabei ist nach unserer Erfahrung die großflächige ruhige Berührung ausschlaggebend, nicht eine kräftige Korrektur. Die Hand liegt dabei mehr an der Kopfseite (auf der anderen Seite könnte ein kleines Kissen einen Gegendruck bieten). Der etwas abgespreizte Daumen kann sich langsam nach vorne in Richtung des Mundes bzw. des Unterkiefers bewegen. Dies ist aber keineswegs immer notwendig. Mit der Hand spürt man am Anfang sehr deutlich die hohe Muskelspannung der Kiefermuskulatur. Ein Anzeichen für Erregung und gleichzeitig dafür, daß jetzt eigentlich noch nicht gegessen werden kann. Die ruhige und warme Berührung mit der Hand sorgt in der Regel dafür, daß die Muskelspannung sich normalisiert. Der eindeutige Druck mit der Handfläche führt zu einer Desensibilisierung der gesamten Gesichtspartie (Druck wird dominant wahrgenommen). Es zeigt sich, daß in vielen Fällen eine weitere Manipulation am Lippen- und Kieferbereich gar nicht mehr nötig ist, wenn man von Anfang an für eine ruhige, symmetrische und entspannte Ausgangsposition in dieser Art gesorgt hat.

Flasche, Becher oder auch Löffel können in ruhigen und gleichmäßigen Bewegungen dem Mund angenähert werden. Je nach dann noch vorhandener Hypersensibilität ist es sinnvoll, insbesondere mit dem Löffel seitlich in den Mund zu gehen. Dies bedeutet jedoch nur, daß der Löffel nicht genau von vorne in den Mund gebracht wird, es heißt nicht, daß von der Seite her gefüttert wird. Der Kopf bleibt auch dann in Mittelstellung! Die Köpfe der Beteiligten, des behinderten Menschen wie der Bezugsperson sollten etwa in gleicher Höhe sein. Eine höhere Position des Fütternden führt fast immer dazu, daß die Orientierung nach oben erfolgt und es zu der bekannten unerwünschten Überstreckung kommt. Mit der doppelten Verbindung (taktil und visuell) kann dann auch sensibel gearbeitet werden. Sitzt man seitlich neben dem zu Fütternden, so sind die Kommunikationsmöglichkeiten in allen Kanälen sehr eingeschränkt. Dies führt zu häufigen Mißverständnissen, zu einem nicht Übereinstimmen der Rhythmen etc.

Aufbau von Trinkaktivitäten

Trinken ist beim Menschen eine Funktion von hohem sozialen Rang. Vom Stillen des Säuglings hin bis zum Bier am Tresen steht nicht nur die Flüssigkeitsaufnahme im Vordergrund, sondern vom Gefühl her fast gleichrangig, die soziale Kommunikation. Die "Zufuhr von Flüssigkeit" bei schwerstbehinderten Menschen entbehrt oft dieser kommunikativen Dimension. Daher erscheint es uns außerordentlich wichtig, gemeinsame Aktivitäten zu finden, die auch sozial kommunikativ werden können.

Die Flüssigkeitsmenge für jeden einzelnen Betroffenen wird unterschiedlich sein. Generell zeigt sich, daß sehr viele schwerstbehinderte Menschen chronisch "ausgetrocknet"sind. Den Nieren steht nicht genug Flüssigkeit zur Verfügung, Giftstoffe abzutransportieren, unklare Fieberschübe treten auf, diese wieder können sich auf Anfälle begünstigend auswirken. Medikamente werden nicht regulär umgesetzt, es kommt zu unerwünschten Ansammlungen wirksamer Substanzen.

Neben der Sicherung der Lebensbedingungen kommt aber der Gestaltung einer sozial kommunikativen und physiologischen Trinksituation ganz besondere Bedeutung zu. Im günstigsten Falle soll der schwerstbehinderte Mensch lernen, selbst zu trinken, die Menge und den Zeitpunkt selbst zu bestimmen und Variationen im Getränk zumindest zu tolerieren, besser noch zu wünschen. Für schwerstbehinderte Menschen gilt m. E. die Zielstellung nicht, in jedem Falle unauffällig aus einem Becher zu trinken. Andere Formen schaffen in der Regel mehr Selbständigkeit und Autonomie.

Es muß aber gelingen, den notwendigen Flüssigkeitsbedarf einem Kind zuzuführen, wobei auf Sondenernährung nur in extremen Ausnahmefällen zurückgegriffen werden darf. In den allermeisten Fällen wird dies durch eine gekonnte und geduldige Trinktechnik zu umgehen sein.

Um diese Ziele zu erreichen, hat sich folgendes Vorgehen recht gut bewährt, so daß auch andere darauf ansprechen und ebensolche Lernschritte durchlaufen können:

Aufbau des Trinken—Lernens

Eine kleine Pipette, die unbedingt aus unzerbrechlichem Kunststoff sein muß und am oberen Ende einen Gummiballen zum Aufsaugen der Flüssigkeit hat, wird benötigt. Für mehrere Kinder sollte man auch mehrere Pipetten besorgen, man bekommt sie in Apotheken oder Sanitätshäusern und natürlich beim Handel für Laborbedarf.

Man braucht dann eine kleine Menge einer säuerlichen Flüssigkeit. Dies kann naturtrüber, ungezuckerter Apfelsaft, Zitronensaft (verdünnt), Tee mit Zitrone und ähnliches sein. In jedem Fall wird der säuerliche Geschmack benötigt, da die Säure ein reflektorisches, d.h. unwillkürliches Schlucken stimuliert.

Man nimmt nun das Kind so, daß man mit dem einen Arm Kopf und Nakken des Kindes stützen und mit der anderen Hand die Pipette bedienen kann. Es kann dies mit dem Kind am Boden geschehen oder aber im Spezialstuhl, der ein wenig nach hinten geneigt ist.

Man saugt etwas Flüssigkeit auf und gibt einzelne Tropfen, höchstens fünf, auf die mittlere bis hintere Zungenpartie des Kindes. Es kommt fast automatisch zu Schluckreaktionen.

Es wird im Einzelfall nicht ganz einfach sein, das Kind dazu zu bringen, den Mund weit genug zu öffnen. Es kann oft nur gelingen, wenn man sich viel Zeit nimmt, mit dem Kind spricht und spielt, seine Mundpartie anregt und so Bewegung im Mundbereich provoziert.

Man sollte zusehen, daß man das Kind im Laufe einer Einheit etwa 10 - 12 mal zum Schlucken bringen kann - wobei immer wieder Pausen einzulegen sind, wobei man auch die Flüssigkeit wechseln kann, sie muß aber sauer bleiben.

Nach jeweils 2 - 3 solcher Sitzungen, je eine bis zwei pro Tag, kann man versuchen, die Menge der Flüssigkeit ganz langsam zu steigern. Es genügt, wenn das Kind 10 - 12 Tropfen auf einmal schlucken kann. Es soll zunächst nicht mehr gegeben werden, damit das Kind nicht die Erfahrung machen muß, sich zu verschlucken, "überzulaufen" und sich damit unwohl zu fühlen.

Wenn diese Schluckaktivitäten sicher sind, wird man - immer noch recht weit hinten im Mund - eine andere Flüssigkeit anbieten. Diese Flüssigkeit sollte dann nicht mehr säuerlich sein, so daß diese Schluckunterstützung wegfällt. Man steigert dann wieder langsam die Menge, bis man bei 12 Tropfen etwa angelangt ist. Nun beginnt ein neuer, wichtiger Teil dieses Lernens. Das Kind bekommt - in der beschriebenen, langsamen Steigerung - nun Tropfen auf den vorderen Zungenteil. Dabei muß man sehr gut darauf achten, daß nur so wenig gegeben wird, daß das Kind nicht die Erfahrung machen muß, daß ihm Flüssigkeit aus dem Mund herausläuft. Als Steigerung dieser Art, Flüssigkeit aufzunehmen, wählten wir "Saugschwämmchen" bzw. "Schwämmchen am Stiel". Ein Stück Schwamm (Schaumgummi) wird an das eine Ende eines Gartenschlauchstückes geklebt.

Diesen Schwamm tränkt man mäßig mit einer Flüssigkeit, die das Kind gerne zu mögen scheint. Man gibt dann dem Kind diesen Schwamm an die Lippen, drückt ihn auch ein wenig dazwischen, gegebenenfalls auch zwischen Ober- und Unterkiefer. Jede, wenn auch noch nicht sonderlich koordinierte Bewegung des Mundes, bringt nun dem Kind Saft in den Mund, in geringen Mengen, die es schon gelernt hat zu schlucken. Mit diesem Stielschwämmchen kann dann noch weiter gearbeitet werden (s.u.).

Auf Anregung von Paul Goldschmidt wenden wir im nächsten Schritt Aquadestflaschen aus Kunststoff an, die in der Mitte der Verschlußkappe ein Austrittsrohr haben, in dem man die Flüssigkeit durch Druck auf die Flasche nach oben pumpen kann. Wir ersetzen das Rohr durch einen weicheren Kunststoffschlauch gleicher Stärke, verdicken diesen am Ende durch einen aufgeschobenen zweiten, stärkeren Schlauch. Dieses Ende kann das Kind in den Mund nehmen, auch zwischen die Zähne, es gibt etwas nach, läßt sich aber nicht vollständig zusammendrücken.

Durch den Druck auf die Flasche kann die Flüssigkeit bis kurz vor die Austrittsöffnung gebracht werden, so daß das Kind kaum Saugkraft aufbringen muß, um einen Erfolg zu haben. Je nach Fähigkeit des Kindes kann dieser Druck zurückgenommen werden.

Man kann das Ende des Schlauches auch mit einem kleinen Saugschnuller (Welpensauger aus der Zoohandlung) umkleiden, um einen guten Übergang zum Flaschetrinken vorzubereiten.

Beim Einsatz der Goldschmidtflasche ist es sehr gut und einfach möglich, dem Kind Hilfestellung am Mund zu geben. Die getrunkene Menge läßt sich fast beliebig steigern, es gibt diese Flasche in vielen verschiedenen Größen. Man braucht nicht abzusetzen oder neu nachzuschenken, so daß ein Kind genüßlich, langsam und ausdauernd "suggeln" kann - wiederum ohne sich zu verschlucken, ohne mit zuviel Flüssigkeit im Mund kämpfen zu müssen. Wenn das Kind diese Fähigkeit erreicht hat, kann man davon ausgehen, daß die Sicherung der Flüssigkeitsmenge nunmehr gegeben ist.

Für einzelne Kinder kann es an dieser Stelle des Lern- und Entwicklungsprozesses schon sinnvoll sein, diese Art Flaschen fest an den Rollstuhl zu montieren, etwa wie Rennradfahrer ihre Trinkflasche mit sich führen. Wenn die Halterung so angebracht ist, daß das Schlauchende in Mundnähe des Kindes reicht, und dieses so viel Bewegungsmöglichkeit hat, kann es vielleicht lernen, selbständig aus dieser Flasche zu trinken, die ja nicht gekippt werden muß, wenn das Schlauchende bis zum Boden reicht.

Man sollte für einige Kinder jedoch noch mehr Selbständigkeit anstreben, zumal sich damit ganz neue Fähigkeiten verbinden lassen. Ziel ist für diese Kinder das Trinken aus einer normalen Baby-Saugflasche. Das Saugen am Schnuller hat den Vorteil, daß es Mundschluß begünstigt und koordinierte Saug-Schluckbewegungen, Bewegungen der Zunge, fördert. Durch die Größe der Saugeröffnung kann man auf die Fähigkeit jedes einzelnen Kindes eingehen. Die Flasche kann von einzelnen Kindern einmal selbst gehalten und zum Mund geführt werden, fällt sie um, entsteht dadurch kein Schaden.

Um diese Fähigkeit mit dem Kind zusammen aufzubauen, sollte man zunächst andere als die normalen Flaschen benutzen. Das gesunde Kind benutzt in der Regel beide Hände zum Flaschehalten, wenn es alleine trinkt. Die Kinder, von denen hier die Rede ist, sind zum beidseitigen Gebrauch ihrer Hände meist nicht in der Lage, eine Seite kann oft nur in Ansätzen koordiniert bewegt werden. Deshalb benutzen wir Saugfläschchen mit ganz kleinem Durchmesser (2-3 cm). Es handelt sich um Welpenfläschchen, die man samt Schnuller in Zoohandlungen bekommt.

Da das Trinken aus einer Flasche, die selbst gehalten wird, wieder neue Anforderungen an das Kind stellt, kann es gut sein, nochmals einen Schritt zurückzugehen, bzw. Teile dieser Anforderungen schon früher ins Programm einzubauen.

Ob man nun mit dem Saugschwämmchen am Stiel (frühe Stufe) oder mit der Flasche selbst arbeitet, das Vorgehen gleicht sich so, daß es nicht doppelt dargestellt werden muß.

Nach unseren Erfahrungen eignet sich eine physiologische Seitenlagerung am besten, um den Kindern diese wichtige Koordinationsleistung möglich zu machen.

Das Kind liegt so, daß die "gute Seite" oben ist.

Zunächst gibt man ihm die Flasche bzw. das Saugschwämmchen in die Hand und schließt diese mit dem Kind um das Objekt. Mit Hilfestellung am Schultergelenk kann der Arm gebeugt werden und man führt die Hand zum Mund. Man läßt die Hilfestellung zunächst bestehen und vermittelt dem Kind die Erfahrung "ich halte etwas in der Hand, ich halte die Hand am Mund, ich bekomme etwas zu trinken". Für dieses Vorgehen sollte man sich unbedingt krankengymnastischen Rat einholen, um die beste Position für das Kind herauszufinden. Ganz langsam, d.h. nach drei oder vier ganz erfolgreichen Trinkversuchen, wird man die Hilfestellung zurücknehmen. Dies kann je nach Kind darin bestehen, daß man die Hand des Kindes nicht mehr ganz so deutlich umfaßt hält, so daß das Kind die Flasche ein wenig mehr alleine halten muß. Danach wird sich die Hilfe verringern, mit der man die Hand des Kindes an seinen Mund hält. Die

Verringerung der Hilfe kann darin bestehen, daß man die Kraft vermindert oder auch, daß man kurzzeitig das Kind an dieser Stelle ganz losläßt, um es dann wieder zu führen. Man muß dies mit jedem Kind einzeln ausprobieren. Nach 20 - 30 "Trinksitzungen" kann man hoffen, sich auf eine Hilfestellung an Oberarm und Schulter beschränken zu dürfen. Es kann dies allerdings auch länger dauern. Bis zu einem Trinken ganz ohne Hilfestellung sollte man wohl 6 Monate rechnen.

Für verschiedene Kinder sind unbedingt Variationen in der Zielstellung einzuplanen. Mobilere und in der Handfunktion nicht so schwer eingeschränkte Kinder können dazu kommen, in Bauchlage eine vor ihnen stehende Flasche zu sehen und mit der über den Boden geschobenen Hand zu fassen, sich auf die Seite oder den Rücken zu legen und dann zu trinken. Ein individuelles Höchstmaß an Selbständigkeit wäre damit erreicht. Andere Kinder werden immer darauf angewiesen sein, daß man ihnen das Fläschchen in die Hand gibt, wieder andere, insbesondere solche mit schweren spastisch-athetotischen Störungen, benötigen dazu noch eine leichte Handschiene, die ihnen das Halten ermöglicht. Gerade bei einigen dieser Kinder, die körperlich sehr schwer beeinträchtigt, aber geistig und sozial recht wach sind, kann man beobachten, wie ungemein wichtig es für sie ist, "alleine" zu trinken und nicht mehr ausschließlich gefüttert zu werden.

Es ist hier nochmals zu betonen, daß wir das Trinken aus der Flasche nicht als einen "Rückschritt" sehen können. Vielmehr erreicht das Kind einen höheren Grad an Selbständigkeit und individueller Bedürfnisbefriedigung. Das scheinbar normale Trinken aus dem Becher bedeutet für diese Kinder mehr Pflegebedürftigkeit, Abhängigkeit und weniger Spaß am Trinken.

Der weitgehend selbständige Umgang mit der Goldschmidtflasche oder einer Saugflasche stellt m. E. einen höheren Grad an Selbständigkeit dar, als der relativ auffällige Umgang mit dem Becher. In der Regel werden schwerstbehinderte Menschen nicht selbständig aus dem Becher trinken können. Sie sind stets darauf angewiesen, daß jemand ihnen den Becher gibt, ihn hält und die Flüssigkeit in den Mund gießt. Damit sind sie in höherem Maße abhängig, was Zeitpunkt und Trinkgeschwindigkeit angeht. Das reichhaltige Angebot an "Rennfahrerflaschen" (Fahrradhandel) bietet weitere Möglichkeiten, behinderungsspezifisch angemessene Trinkangebote zu verwirklichen.

Aufbau von Eßaktivitäten

Wie bereits angedeutet, sind die ersten sensomotorischen Aktivitäten im Mundbereich erkundender und spielerischer Natur. Lippen, Zunge und Gaumen erkunden Objekte. Dabei stellt das Kind langsam fest, daß manche dieser Objekte Geschmack absondern, daß sie eßbar sind. Dies ist ein Lernprozeß, der in enger Wechselwirkung mit der Eigenaktivität im Oralbereich steht. Ohne ein ausreichendes Maß an Eigenerfahrung kann dieser Entwicklungsstand nicht erreicht werden, der es dem Kind erlaubt, mit eßbarem, festem Material sachgerecht umzugehen. Daher ist es eine wesentliche pädagogisch therapeutische Aufgabe, schwerstbehinderten Menschen sensomotorische Erfahrung mit unterschiedlichem eßbaren Material anzubieten.

Zunächst haben sich Lutschobjekte bewährt, die mit unterschiedlichen Geschmacksprodukten bestrichen werden können. Die erste Erfahrung von `Objekt plus Geschmack` mit einer Aktivierung des Lutschens und Schleckens steht am Anfang. Unterschiedliche Greiflinge können unter diesem Aspekt verwendet werden. Wo es möglich ist, kann auch der eigene Finger und auch der Finger des Therapeuten/Pädagogen eingesetzt werden, um solche Geschmackserlebnisse im Mund herbeizuführen. Es zeigt sich, daß recht unterschiedliche, aufeinanderfolgende Geschmacksangebote das Kontrasterleben erhöhen.

Eine allgemeine Desensibilisierung des gesamten Mundraumes muß sich anschließen. Wir haben bereits erwähnt, daß frühe Würgereflexe über lange Zeit persistieren können. Nur sensomotorische Erfahrungserweiterung kann solche Reflexe vermindern. Daher stellt eine allgemeine orale Stimulation den Anfang bzw. die Vorbereitung für die Aufnahme festerer Nahrung dar. Es muß die Möglichkeit gegeben werden, unterschiedliche Oberflächen, Strukturen und Härtegrade mit dem Mund in ausreichendem Maße zu erfahren.

Orale Anregung

Wir kommen nun zu einem Abschnitt, der eine breite Skala von Entwicklungsphasen umfaßt und in vielfältiger Hinsicht Bedeutung für die Person des Kindes hat. Wiederum lassen sich schon in recht früher Schwangerschaft Lippenbewegung, Saug- und Schluckaktivitäten beobachten, auch Schmatzen und Fingerlutschen ist häufig nachgewiesen worden. Das Kind sollte ja dann von Natur aus gleich nach der Geburt in der Lage sein zu saugen und zu schlucken, um Milch trinken zu können - also ein normalerweise schon gut vorentwickelter Bereich kindlicher Entwicklung. Lange Zeit stellen dann der Mund und die Lippen das Hauptorgan der taktilen Wahrnehmung dar, d.h. das Kind befühlt und erkundet vor allem mit dem Mund.

Schon sehr früh kennt das Kind Geschmacksrichtungen, mag etwas gerne, spuckt etwas anderes aus, also ist auch dieser Anteil oraler Wahrnehmung schon in den ersten Lebenstagen (!) gut entwickelt, wenn es auch im Laufe der ersten Jahre dann zu häufigen Wandlungen des Geschmacks kommen mag. Zusammen mit den Aktivitäten des Mundes beim Saugen und Trinken, dann aber auch beim Lutschen und Befühlen, kommt es zu Lautbildungen, die die Grundlage für die kommende Sprachentwicklung mit bilden. Wenn das Kind dann beginnt, den eigenen Mund mit den Händen zu befühlen, mit ihm zu spielen, befinden wir uns schon mitten in den elementaren Anfängen des "Sprechens".

Bei schwer entwicklungsgestörten Kindern können häufig schon vom ersten Lebenstag an Auffälligkeiten, nicht selten sogar massive Schädigungen gefunden werden. Sonderernährung ist notwendig, gestörte Mundmotorik erlaubt keine koordinierten Abläufe, späterhin gelingt es nicht, die eigene Hand zum Mund zu bringen, zu fühlen, zu lutschen etc. Dies gilt insbesondere für Kinder mit cerebralen Bewegungsstörungen, aber auch für fast apathische, schwache Babys und alle extrem retardierten Kinder.

Entsprechend der vielfältigen Entwicklungsaspekte sind auch die Ziele einer Anregung des Mundes und seiner Möglichkeiten beim schwerstbehinderten Kind nicht komplex. Es soll hier versucht werden, eine gewisse systematische Gruppierung vorzunehmen, um sich einen Überblick zu verschaffen - das darf aber nicht den Eindruck erwecken, als könne man die "Einheit Mund" in verschiedene, voneinander unabhängige Therapiebereiche aufgliedern.

Ein erstes Ziel wird sein, den Mund für neue Eindrücke sensibel zu machen, was aber widersprüchlicherweise gleichzeitig bedeutet, das Kind erst einmal tolerant gegenüber neuen Eindrücken im Mund werden zu lassen. Das heißt, Sensibilisierung und Desensibilisierung bedingen einander. Danach könnte das Kind lernen, den Mund zum Erkunden von Eigenschaften zu benutzen. Hinzu kommen neue Fähigkeiten, Geschmack und Geruch zu differenzieren. Im Aufgabenzentrum steht sicherlich eine Verbesserung der Trink- und dann der Eßmöglichkeiten und danach eine Anregung der Artikulation.

Eine Stufe weiter sollten noch Koordinationsmöglichkeiten von Hand und Mund gefunden werden.

Stimulation des Mundes

Wir können feststellen, daß bei vielen sehr schwer entwicklungsgestörten Kindern das Essen und Trinken problematisch und emotional belastet ist. Wir haben deshalb versucht, entgegen "normaler" Erwartung, die orale Stimulation zunächst einmal vom Essen/Trinken zu trennen - wohl mit der Absicht, dies wieder zusammenzuführen. (In diesem Bereich verdanken wir Paul Goldschmidt sehr viele praktische und theoretische Anregungen).

Berührung

Zunächst wird es wichtig sein, das Kind langsam und behutsam daran zu gewöhnen, daß man sein Gesicht und speziell den empfindlichen Mund berühren will. Dazu kann man sehr gut schon bei den Anregungen beginnen, wie sie als "somatische Anregungen" beschrieben wurden, z.B. beim Baden.

In einer möglichst entspannten und freundlichen Situation versuchen wir mit der Hand herauszufinden, wie und wo wir das Kind im Gesicht streicheln (nicht zu zart!) und berühren können. Wir beginnen dabei möglichst weit weg vom Mund und bewegen uns langsam auf den Mund zu. Kinder, die schon bei einer Berührung der Wangen anfangen, Saug-, Schluck- und Schmatzbewegungen zu zeigen, oder unwillkürlich zu lachen scheinen, sind noch auf einer sehr frühen Stufe ihrer Entwicklung. Die Reizschwelle dieser sehr plötzlich auftretenden Reaktionen des Kindes sollte man nicht überschreiten, vielmehr nur bis zur jeweiligen Grenze gehen.

Kühle Objekte

Es wird dann im nächsten Schritt leichter sein, mit gekühlten Objekten die Lippen des Kindes anzuregen. Man kann dazu alle Arten von Beißringen, kleinen Gummibällchen, Schnuller, gefüllte Plastikröhrchen und andere verwenden. Diese Dinge legt man in den Kühlschrank (nicht ins Eisfach), damit sie weniger stark anregend wirken. Am besten hat man das Kind im Schoß liegen, so daß es mit dem Gesicht einem selbst zugewandt ist. Man muß darauf achten, selbst bequem und angelehnt zu sitzen, am besten auf dem Boden mit dem Rücken zur Wand, damit man lange genug ruhig und konzentriert arbeiten kann. Mit einer Hand kann man ihm den Kopf halten, wenn es erforderlich ist, oder es einfach berühren, um ihm Nähe zu signalisieren. Mit der anderen freien Hand kann man dann abwechselnd die Objekte dem Kind an den Mund führen.

Es wird wieder günstig sein, deutlich unterscheidbare - z.B. glatte und genoppte - Objekte nacheinander anzubieten. Man berührt leicht die Lippen, aber doch so, daß das Objekt gespürt werden kann und nicht nur eine diffuse, zarte Berührung gefühlt wird. Man bewegt das gewählte Stück streichelnd oder rollend über die Lippen, drückt einmal leichter, einmal deutlicher auf sie. Sollte das Kind deutliche Schluck-, Saug-, Schmatz- oder Lachbewegungen (Zurückziehen der Mundwinkel) zeigen, so muß man wieder für eine ruhigere Situation sorgen, eine Pause einlegen oder Dinge aussuchen, die nach der bisherigen Erfahrung weniger stimulierend für das einzelne Kind sind.

Ein Wechsel von den Lippen zur direkten Umgebung (etwa die Fläche, die ein Clown als Mund geschminkt hat) sollte nach einer halbminütigen Anregung erfolgen. Dann macht man im Wechsel weiter.

Wenn das Kind diese Anregung tolerieren kann, wird man einen Teil der Beißringe etc. nicht mehr kühlen, sondern auch den Temperaturunterschied mit in das Anregungsspiel einbeziehen. Von hier aus geht dann eine direkte Weiterführung zum "oralen Spielen", wie weiter unten dargestellt ist.

Zahnbürsten

Mit sehr weichen Zahnbürsten kann man versuchen, auch den inneren Mundraum gegenüber neuen Berührungsreizen "aufgeschlossener" werden zu lassen. Es hat sich gezeigt, daß man diese Stimulation gut mit geschmacklicher Anregung verbinden kann, indem man die Bürsten abwechselnd in verschiedene Flüssigkeiten taucht (z.B. Himbeerwasser, Mundwasser, neutrales Wasser etc.). Dann bürstet man vorsichtig zuerst einmal in der Region der Schneidezähne und ihres Zahnfleisches; wenn das Kind dann bereit ist, den Mund weiter zu öffnen, wird man die Backenzahnregion mit einbeziehen. Das einzelne Bürsten sollte nicht sehr lange dauern, einige Sekunden zunächst, man kann es mit Fühlangeboten - wie oben - unterbrechen.

Bei Kindern, die auf Vibration sehr gut reagieren, kann man versuchen, eine elektrische Zahnbürste zu verwenden - manchen Kindern macht dies aber auch Angst.

Wenn man konsequent regelmäßig und freundlich mit den Kindern an dieser Sache arbeitet, so erreicht man fast immer, daß sich die Kinder dann auch regelmäßig die Zähne putzen lassen - eine enorm wichtige Sache, wenn man die meist verheerende Situation der Zähne sieht.

Anregung mit Schwämmchen

Um die Mundhöhle des Kindes zusammen mit den Lippen anzuregen, griffen wir auf Schwämmchen bzw. Stückchen von unterschiedlichen Schwämmchen zurück (ganz weich - feinporig - bis rauh - grobporig).

Diese Schwämmchen kann man wiederum in unterschiedliche Flüssigkeiten tauchen, in kühle und warme, und sie dann dem Kind an die Lippen bringen, zwischen die Zähne geben oder auch weiter - vorsichtig - in den Mund stecken. Natürlich muß man sie dabei festhalten, sie dürfen auch nicht zu groß sein. Die Schwämmchen haben den Vorteil, daß sie bei Berührung der Zähne meist keine unwillkürlichen Beißreaktionen auslösen, wie dies härtere Gegenstände leicht tun. Diese Anregung läßt sich nicht beliebig differenzieren, dies wird auch nicht erforderlich sein - aber sie läßt sich, und das ist sehr wichtig, zu einem echten, frühen Spiel mit dem Kind entwickeln. Säuglinge spielen so oft, wenn die Flasche leer ist, den Sauger loslassen, zwischen die Lippen nehmen oder lächeln, wenn man mit dem Schnuller über die Lippen fährt usw.

Etwa in dieser Art kann man spielen und dem Kind so eine Menge oraler Dinge geben, die dann eng in kommunikative Vorgänge - Stimme, Gesicht, Lachen - eingebunden sind.

Kau-Säckchen

Wenn ein Kind noch sehr passiv ist, kann man Kau-Säckchen verwenden, die ebenfalls einen Übergang zu spezielleren Fertigkeiten aufbauen helfen können. Diese Kau-Säckchen bestehen aus Schlauchverband von Fingerstärke, den fast jede Verbandstoff-Firma herstellt. Man sollte die Packungen mit Endlosware (15 m) wählen, nicht vorgeschnittene Stücke. Man schneidet sich dann ein etwa 12 cm langes Stück ab, knotet es am oberen Ende zu, besser, wenn man es mit einem Faden zubindet, das trägt wenig auf, stülpt das ganze um und steckt ein Gummibärchen oder einen Kaugummi hinein. Es ist gut, wenn diese Süßigkeiten nicht zu hart oder zäh sind. Man kann sie kurz in warmes Wasser halten, dann werden sie sehr schön weich. Dieses Kau-Säckchen kann man dem Kind zwischen die Backenzähne geben und den Kiefer ein wenig bewegen, so daß das Kind die Chance hat, etwas festeres als Brei einmal im Mund zu spüren und zu schmecken. Das offene Ende des Schlauches hält man in der Hand und kann so die Lage korrigieren, das Kind braucht keine Stückchen zu schlucken, kann sich nicht verschlucken, seine Zunge wird nicht irritiert und doch bekommt es etwas. Wenn das Kind den Unterkiefer nicht bewegt, sich wehrt oder Zeichen von Abwehr von sich gibt, kann man auch noch - eine Stufe einfacher - das Säckchen in die Backentaschen des Kindes schieben, es dort ein wenig bewegen, durch leichten Druck von außen fühlbar machen, der Saft des Inhalts wird auch so geschmeckt werden können.

Natürlich wird man die zuerst sterilen Verbandstücke nach Gebrauch wegwerfen und auch für ein Kind nicht mehrmals benutzen.

Orales Erkunden

Zwischen der Stimulierung des Mundbereiches und der Anregung oralen Erkundens (Knabbern, Lutschen, an Gegenständen saugen, Befühlen mit den Lippen etc.) bestehen wenig sichtbare Unterschiede. Daß dennoch zwei verschiedene Abschnitte gewählt werden, um diese Entwicklung darzustellen, hat seinen Grund im unterschiedlichen Aktivitätsniveau des Kindes in diesem so bedeutsamen Bereich. Möglicherweise ist das aktive Erkunden mit dem Mund auch für das sehr schwer behinderte Kind die erste Möglichkeit, Dinge zu untersuchen, Kontakt mit etwas herzustellen.

Daher - und dies ist uns besonders wichtig - sollte man sich nicht vorschnell freuen, wenn ein Kind nichts in den Mund nimmt, nicht an allem herumlutscht. Dies ist nicht "eine Unart weniger", sondern unter Umständen ein wesentliches Defizit natürlicher Entwicklung, das wir pädagogisch wieder einleiten müssen, ob das Kind schon intensive Phasen oralen Erkundens durchlaufen hat, oder ob hier wirkliche Erfahrungsausfälle angenommen werden müssen. Daß es dann leicht zu erzieherischen Meinungsverschiedenheiten kommen kann, sei nur angedeutet.

Knabberdinge

In ähnlicher Form, wie oben das "Spielen" mit dem Schnuller beschrieben wurde, kann man sich die Möglichkeiten vorstellen, mit einem Kind Anregung zum aktiven Erkunden mit dem Mund durchzuführen. Beißringe verschiedener Machart, Schnuller, Schwämmchen etc. streicht man dem Kind über die Lippen, gibt die Dinge zwischen die Lippen und auch zwischen die Zähne. Wenn das Kind den Mund schließt, ein wenig zubeißt oder dergleichen, kann man spielerisch versuchen, das Spielzeug wieder wegzuziehen, um so das Kind zum Festhalten zu provozieren. Auch bei diesem Spielen sollte man zwischendurch immer wieder gekühlte oder gewärmte Objekte verwenden, um die Unterschiede für's Kind deutlicher werden zu lassen.

Finger-Mund-Spiele

Das gegenseitige Erkunden von Mund und eigenen Fingern stellt in der regulären Entwicklung des Säuglings eine wichtige Phase dar. Man sollte versuchen, auch diese Erfahrungen dem behinderten Kind zu vermitteln. Allerdings muß man sicher sein, daß das Kind nicht reflektorisch fest zubeißt, sonst sind diese Anregungen zu gefährlich.

Wir können wieder davon ausgehen, daß solche Spiele grundsätzlich in allen Situationen möglich sind, in denen das Kind entspannt und mit bewegungserleichternden Hilfestellungen etwas tun kann. Es kann dies zusammen mit dem Betreuer in der Wanne sein, auf dem Schoß, in einem gut angepaßten Stuhl oder auch in Seitenlage in einer entsprechenden Position (Seitlagebrett).

Wenn man zuerst mit dem Kind, wie zuvor dargestellt, gespielt hat, nimmt man nun seine Hand, möglichst am Schultergelenk durch stabilisierenden

Druck von hinten nach vorne unterstützt, und berührt mit den Fingern des Kindes dessen Mund. Man kann dies ohne weitere besondere Technik tun, sollte immer wieder versuchen, die Unterstützung an der Hand des Kindes zu vermindern und nur mit Hilfe vom Ellbogen oder vom Schultergelenk aus zu geben, damit das Kind nur den taktilen Eindruck Hand-Mund hat.

Auch einen einzelnen Finger, sei es der Daumen oder ein anderer, kann man dem Kind in seinen Mund stecken.

In diesem Zusammenhang sei daran erinnert, daß Babys so um das erste Halbjahr herum dem Erwachsenen sehr gerne ihre Finger in den Mund stecken - offenbar um das Saugen zu fühlen und diese gänzlich eigenartige "Höhle" zu erkunden.

Wie weit man sich selbst in dieses Spiel einbeziehen mag, muß dem Einzelnen in der jeweiligen Situation überlassen bleiben.

Knabberspielzeug

Um den Erfahrungshorizont auszuweiten, sollte man den Kindern dann auch andere Materialien anbieten, die sie mit dem Mund befühlen können. Da es sich bei diesen Kindern ja schon um größere handelt, d.h. auch der Mund größer ist, hat man eine noch breitere Auswahl an fast beliebigen Objekten. Gummitiere, Bälle, Noppenbälle, Bauklötze der verschiedensten Macharten, Löffel, Dosen, Kau-Säckchen usw. kann man dem Kind geben, um ihm den eigenen Mund und seine Sensorik interessant zu machen.

Ganz eng und fast übergangslos schließt sich an diese Förderung der Abschnitt über orales Spielen und Hand-Mund-Koordination an, der weiter unten dargestellt ist. Alle hier aufgeführten Bereiche durchdringen einander eigentlich untrennbar.

Knabberspielzeug kann man ebenfalls zur Anregung des Kindes mit allen nur denkbaren Geschmacksstoffen einreiben und so beginnen, dem Kind neue Varianten vorzustellen. Diese Variationen über das Gewöhnte hinaus bieten eine gute Vorarbeit für die meist erwünschte und erforderliche Auswertung des Speiseangebotes an Kindern. Oft genug lehnen diese ja die Mehrzahl der Speisen ab, bleiben bei einigen wenigen Nahrungsmitteln über Jahre hin.

Mit den zur Verfügung stehenden Gewürzflüssigkeiten kann man sehr einfach Knabberspielzeug und Lutscher einreiben. Von Knoblauchwürze bis zu Vanilleextrakt sollte man mit dem einzelnen Kind alles versuchen, oft findet man überraschend neue Vorlieben.

Bei Kindern, die noch keine ausgeprägte Lust haben, aktiv zu lutschen, kann man mit einer unzerbrechlichen (!) Pipette versuchen, einzelne Tropfen solcher Flüssigkeiten, aber auch salzige, süße, saure, bittere und neutrale Tropfen, auf die Zunge zu geben. Immer wieder sind genüßliche Schmatzbewegungen zu beobachten, mit denen ein Kind "mehr" signalisiert, wenn es an etwas Geschmack gefunden hat.

In Fortführung dieser Angebote kann man dann versuchen, einzelne Speisen, die das Kind bekommt, geschmacklich zu intensivieren, den jeweiligen und unterschiedlichen Geschmack deutlicher zu machen. (Obwohl der Verfasser die "haute cuisine" sehr verehrt, rät er hier doch dazu, auch einmal nicht zusammenpassende Variationen zu probieren, wenn man so vielleicht den Appetit eines Kindes stärken kann).

Vor dem reichlichen Gebrauch von Zucker muß man natürlich warnen, Überzuckerung des Stoffwechselhaushaltes führt zu plötzlichen Leistungstiefs mit ebensolchen des Wohlbefindens, und über die Aggressivität des Zuckers auf Zähne braucht man kaum mehr viel zu sagen.

Zusammenfassende Bemerkungen zum Aufbau von Trink- und Eßaktivitäten

Trinken und Essen stellt für sehr viele schwerstbehinderte Menschen eine täglich neue "Bedrohung" dar. Aber auch für die Bezugspersonen ist die Verabreichung von Trinken und Essen immer wieder eine äußerst strapaziöse Situation. Nervosität und Gereiztheit, ja sogar Aggressivität und Ablehnung schleichen sich immer wieder in die Füttersituation ein. Andererseits wissen wir sehr genau, daß gerade in der Intimität des Fütterns der ganz besondere persönliche Bezug gefordert ist. Spannung, Ärger und Streß wirken sich besonders negativ aus.

Es ist leider eine weit verbreitete Unsitte, verschiedene hilfeabhängige Menschen gleichzeitig zu füttern. ´Du ein Löffelchen, du ein Löffelchen und dann noch ein Gäbelchen´ .... Es ist offensichtlich, daß diese Situation nicht tolerierbar ist! Sie ist im eigentlichen Sinne für alle beteiligten Menschen unwürdig.

Selbst bei ungünstigster Personalbesetzung und drängender Zeit sollte überlegt werden, ob hier nicht eine grundsätzliche Änderung möglich wäre. Das Essen ist eine so wichtige Arbeit im Laufe des Tages, daß ihr genügend Aufmerksamkeit und Freiraum geschenkt werden sollte.

Auch die Art der Essensdarbietung läßt in vielen Fällen zu wünschen übrig. Passiertes Essen wird nicht selten ohne Berücksichtigung der einzelnen Bestandteile, zu einer Einheits-"Pampe" zusammengerührt. Wer einmal davon versucht hat, wird feststellen, daß alle Speisen in der zusammengerührten Form nicht nur gleich aussehen, sondern auch gleich schmecken. Damit wird eine geschmackliche Eintönigkeit erreicht, die wir unter dem Aspekt der Wahrnehmung unbedingt ablehnen müssen. Eine Ausweitung der Sensorik wird verhindert, damit auch eine Kompetenzsteigerung im Sinne eines eigenaktiven Essens. Darüber hinaus leidet die Ästhetik auch für denjenigen, der füttert, ganz erheblich. Manchmal will scheinen, daß bestimmte Bereiche in der Arbeit mit Schwerstbehinderten zumindest gedankenlos auf einem sehr anspruchslosen Niveau gehalten werden.

Die in diesem Kapitel angeführten Punkte sind noch keineswegs umfassend. Die gesamte Ernährungssituation, inklusive der Stoffwechselproblematik, der Verdauung etc. könnte eine eigene Publikation für sich erfordern. Um jedoch im Rahmen der Gesamtdarstellung kein zu deutliches Ungleichgewicht aufkommen zu lassen, sei abschließend daran erinnert, daß Essen und Trinken zu den schönsten Dingen des Lebens gehören können.

5.0 Fragen der allgemeinen Förderung
5.1 Rhythmisierung der Aktivzeiten und Ruheperioden

Es kennzeichnet viele Menschen mit schwerster Behinderung, daß sie ihre Phasen von Wachheit und Aktivität bzw. Schlaf und Ruhe nicht oder noch nicht in einem Rhythmus geordnet haben, wie ihn ältere Kinder oder Erwachsene zeigen. Zweifellos ist dieser Rhythmus nicht nur von der inneren "biologischen Uhr" bestimmt, sondern auch von sozialen und kulturellen Einflüssen, die im Laufe der ersten Lebensjahre verinnerlicht werden. In unserem sozialen Leben sind wir in hohem Maße darauf angewiesen, daß eine solche gemeinsame Rhythmisierung erfolgt, da wir nur so unser Verhalten sinnvoll aufeinander einstellen können. Hierzu aber braucht man gewisse Möglichkeiten des Miterlebens, der Aufmerksamkeit, der Orientierung auf das soziale Umfeld, um sich ihm anzupassen. Schwerste Behinderung kann die natürlichen Lernmöglichkeiten so einschränken, daß in der subjektiven Isolation eine Orientierung an der Umwelt kaum möglich ist – vielleicht auch nicht als notwendig empfunden wird. Hinzu kommen die massiv eingeschränkten Aktivitätsmöglichkeiten, so daß Tag und Nacht von einem gewissen Gleichmaß bestimmt sind: Liegen im Bett, Liegen auf dem Sofa, Liegen auf einer Krabbeldecke, all dies gleicht sich so sehr, daß der persönliche Tag eines Menschen mit schwerster Behinderung ein zeitliches "Einerlei" darstellt, dem man sich in keiner besonderen Weise anpassen muß.

Schwierigkeiten einer zeitlichen Anpassung entstehen sicherlich auch durch die zugrundeliegenden zentralen Schädigungen, die Wachheit und Aktivität direkt beeinflussen. Wir sprechen nicht zu unrecht von "Dämmerzuständen", wenn wir analog zum Übergang von Tag und Nacht den Übergang von Wachsein zu Schlafen oder umgekehrt beschreiben. Es ist weder das eine noch das andere, man bekommt etwas mit, mag sich aber nicht mehr aktiv in das Geschehen einschalten. Diese reduzierte Wachheit kennzeichnet viele Menschen mit schwersten zentralen Schädigungen, ist wohl mit ein Hauptcharakteristikum.

Die häufig notwendige starke Medikamentierung tut ein übriges, um Wachheit zu reduzieren, Aktivitäten einzuschränken. Andererseits schaffen sie aber auch diffuse Unruhezustände, die ein tiefes Entspannen ebenfalls erschweren. Analog zur allgemeinen Entwicklung können wir von einer gewissen "Zeitlosigkeit" sprechen, die sich mit den genannten Faktoren wechselseitig verstärkt.

Viele Eltern berichten über Jahre hin von gestörten und außerordentlich störenden Perioden nächtlichen Wachseins, und umgekehrt wissen viele Mitarbeiter in Kindergärten und Schulen von langen Dämmer- und Schlafperioden während des Tages. Es ist nun nicht nur eine Anpassung an soziale Konventionen, wenn man die Rhythmisierung von Aktivzeiten und Ruheperioden zum pädagogischen Ziel erhebt. Vielmehr könnte durch eine bewußt erlebte und wachere Aktivzeit die Anteilnahme am Umweltgeschehen, die Interaktion mit anderen Kindern und Erwachsenen und die

Aufnahme von Förderangeboten deutlich verbessert werden. Ausgeprägte und durchgehaltene Ruhezeiten hingegen dienen der Rekreation, der Entspannung - wobei insbesondere auch an die im Schlaf häufig wesentlich verbesserte Reflex- und Tonussituation zu erinnern ist.

Zunächst einmal scheint es wichtig, durch die pädagogische Betreuung für das Kind eine deutlich wahrnehmbare Abwechslung von Aktivzeiten und beschäftigungsarmen Zeiten herzustellen. Aktiv bedeutet natürlich nicht hektisch, laut und streßerzeugend, sondern intensiv, konzentriert und zugewandt sein.

Wie auch in der allgemeinen Kindererziehung scheint es notwendig, auf bestimmte, der Entwicklung angemessene gleichbleibende Tagesabläufe zu achten. Regelmäßige Zeiten des Aufstehens und Zubettgehens setzen den Rahmen. Aber auch im Laufe eines Tages, d.h. zu Hause oder in einer Einrichtung, sollten bestimmte wiederkehrende Aktivitäten und Beschäftigungen möglichst zu gleichen Zeiten über die Woche hin verteilt eingerichtet werden. Nur durch die regelmäßige Wiederkehr kann beim Kind eine Erwartungshaltung entstehen, die sich langsam an zeitlichen Abläufen orientiert. Zu Beginn werden dies nur sehr kurze Intervalle sein können, die dem Kind überschaubar werden. Dazu ist es aber notwendig, daß gemeinsame Aktivitäten und Beschäftigungen in gewisser Weise "ritualisiert" werden. Dies soll besagen, daß bestimmte "Riten" eine Beschäftigung vorankündigen, auf sie zuführen und dann auch wieder beschließen. Am besten ist dies eigentlich beim Essen zu beobachten: das Geschirr klappert, Düfte steigen auf, sprachliche Zuwendung "gleich gibt es was zu essen" kommt hinzu. Ein Lätzchen wird umgebunden, eine entsprechende Position im Stuhl gesucht, und dann beginnt das Essen. Solche Abfolgen, die auf das eigentliche Ereignis hinführen, lassen sich aber auch bei allen anderen gemeinsamen Beschäftigungen konstruieren.

Auch Ruheperioden während des Tages, die über lange Zeit noch notwendig sein können, lassen sich durch solche Riten einbetten und so in die Erwartung des Kindes aufnehmen. Man sollte also ein Kind, wenn dies irgend möglich ist, nicht einfach einschlafen lassen, sondern es vielleicht in eine besondere Ecke des Raumes bringen, eine angemessene Lagerung herstellen, ihm eine Schmusedecke geben, und zwar eine bestimmte und immer die gleiche; das Licht reduzieren, auch wenn das Kind bei Helligkeit schlafen könnte. Mit dieser Herstellung von Dunkelheit bereiten wir dann auch das Schlafen bei der Nacht vor. Ein Schlafschmusetier könnte möglicherweise auch zum begleitenden Symbol für Ruhe werden. Und eine solche Ruhezeit müßte dann auch, wenn irgend möglich, von den Mitarbeitern der Gruppe bzw. der Familie geachtet werden. Selbst wenn das Kind dann nur eine kurze Zeit ruhen würde, sollte die Situation ebenfalls wieder rituell und gleichbleibend beendet werden. Kinder, die behinderungsbedingt, oder weil sie eben nachts nur kürzer schlafen, am Tag länger ruhen, sollten langsam an kürzere Zeiten gewöhnt werden. Dabei ist es notwendig, sehr sanfte und kommunikative Wege des Aufweckens zu wählen. Es bekommt sehr vielen Kindern nicht gut, wenn man mit einem Schlag Licht macht, die Rolläden hochzieht oder ähnliches. Gerade dies löst häufig auch Anfallsattacken aus. Berührung, Stimme, ein bißchen Knuddeln und Erzählen können wesentlich bessere Aufwecktechniken darstellen.

Wenn irgend möglich sollte vermieden werden, das Bett als "Aufbewahrungsort" zu verwenden. Auch bei räumlich schwierigeren Verhältnissen zu Hause sollte irgendwie versucht werden, noch eine zweite Liegemöglichkeit für das Kind zu haben, so daß das Bett wirklich nur zur Ruhe und zum Schlaf genommen wird und so auch wieder dem Kind hilft sich zu orientieren, was an dieser Stelle und in dieser Zeit zu tun ist.

Kinder mit schwersten Behinderungen neigen, wie schon dargestellt, dazu, auch in Zeiten der Wachheit gleichsam abzusacken in Dämmerzustände, häufig begleitet von Stereotypien, wobei in solchen Phasen meist eher sanfte Stereotypien vorkommen. Daher scheint es sinnvoll, auch wenn im Augenblick keine direkte Beschäftigung mit dem Kind möglich ist, es doch räumlich, dann aber auch stimmlich und durch Berührung an den allgemeinen Aktivitäten zu beteiligen. Das heißt, man dürfte eigentlich - wenn dies irgend möglich - die Kinder sich kaum selbst überlassen. Sie benötigen so etwas wie einen immer wiederkehrenden kleinen "Stubs", der ihnen zeigt, daß jemand bei ihnen ist, daß um sie herum etwas passiert, daß es sich lohnt, sich nach außen zu orientieren.

Noch einmal sei davor gewarnt, diese Anregungen in Richtung eines permanenten Trubels um das Kind herum zu verstehen. Wenn die Reize, die auf das Kind einströmen, zu mannigfaltig, zu stark sind, kann der gleiche Effekt entstehen, nämlich ein Rückzug in Dämmerzustände. (Für den Leser könnte ein sommerliches Freibad als Beispiel dienen. Stimmen, Geschrei, flirrendes Licht, vielerlei Geräusche und Gerüche, rennende und springende Kinder, Farben und Formen werden zu einem solchen Wahrnehmungs"brei", d.h. einem übersättigendem Gemisch von Reizen, daß auch wir leicht in einen Dämmerzustand fallen, der alle Reize fast in einem Nebel verschwinden und uns gänzlich inaktiv werden läßt. An einem Sommernachmittag eine angenehm entspannende Situation, als Dauerzustand nicht unbedingt erstrebenswert). Es ist also wichtig, für klare und eindeutige Ereignisse, Begegnungen, Berührungen, stimmliche Kontakte zu sorgen - sie sind es, die Kinder, Jugendliche und Erwachsene mit schwerster Behinderung wach sein lassen.

5.2 Schaffung geeigneter Lebens- und Lernräume

Für schwerstbehinderte Menschen muß ein besonderes Augenmerk auf ein ihnen angemessenes räumliches Angebot gelegt werden. Die schweren Beeinträchtigungen körperlicher, geistiger und seelischer Art finden leider häufig eine Entsprechung in einer ganz besonderen räumlichen Beeinträchtigung. Klinisch einwandfrei, hygienisch zu pflegen, übersichtlich und pflegetechnisch geplant, stellen sich Räume nicht als Erlebens- und Lebensräume dar, sondern als nüchterne, funktionsorientierte Stationen.

Unter dem Gedanken der Normalisierung muß auch dieser Bereich des täglichen Lebens mit einbezogen werden. Es läßt sich nicht rechtfertigen, daß schwerstbehinderte Menschen von all den Dingen des täglichen Lebens ausgeschlossen sind, die uns selbst als angenehm, erstrebenswert oder interessant erscheinen. Hierzu gehört insbesondere das Erleben und Leben im Raum, der eigenen Wohnung, des eigenen Hauses, des eigenen Zimmers oder wenigstens doch einer eigenen Ecke.

Im Bereich der Architektur dominiert z.Zt. die sogenannte "Postmoderne". Wir erleben eine Abkehr von reiner Funktionalität, die wir zunehmend mit Sterilität gleichsetzen. "Der unbehauste Mensch" sucht nach Bereichen, in denen er sich ausdrücken und darstellen kann, in denen er sich eine direkte Umwelt schafft, wie sie ihm und seinen ganz eigenen Bedürfnissen entspricht. Wohnen bedeutet möglicherweise das Lebenszentrum des Einzelnen und seiner Familie. Das eigene Haus, die eigene Wohnung oder eben das eigene Zimmer gelten als Refugium einerseits, und andererseits als Ausdrucksmöglichkeit der eigenen Persönlichkeit. Es kommt damit dem Wohnen auch ein kreativer Aspekt zu, nicht nur ein Erlebensaspekt. Wir gestalten uns unsere direkte Umwelt, um in ihr zu leben und in ihr Anregung und Entspannung zu erfahren. In der weitgehend vorgefertigten und von oben/außen gesteuerten Arbeitswelt stellt somit der Wohn- und Privatlebensbereich ein eigenständig und selbstverantwortetes Lebenselement dar. Auf der Basis eines allgemeinen Wohlstandes in unseren hochtechnisierten westlich/nördlichen Gesellschaften hat dieser individuelle Lebensraum einen sehr hohen sozialen Stellenwert bekommen. Das Vorenthalten solcher Möglichkeiten bedeutet einen außerordentlich starken Eingriff in die individuelle Lebensführung. Menschen mit einer Behinderung, erst recht mit einer sehr schweren und mehrfachen Behinderung, sind in diesem Bereich deutlich benachteiligt. Die Angebote der Einrichtungen orientieren sich häufig ganz an Standardbedürfnissen, bzw. an pflegetechnischen Bedürfnissen, nicht aber an den ganz individuellen der einzelnen zu versorgenden schwerstbehinderten Menschen. Der Kindergarten sieht aus wie ein Kindergarten, die Schule wie eine Schule und das Wohnheim vielleicht wie ein Krankenhaus. All dies sind weitgehend vorfabrizierte, standardisierte und nur wenig veränderte Lebensräume.

Die Bewegungsmöglichkeiten, die Fähigkeit, sich den unmittelbaren Raum zu erschließen, die Fähigkeit, mit den Augen, mit den Ohren Raumerlebnis aufzunehmen - all dies ist bei Menschen mit schwerster Behinderung verändert und eingeschränkt. Räume wirken nach unseren Vermutungen unübersehbar groß, sie haben keine erkennbare Struktur, sie sind nicht die schützende Hülle, aus der heraus man neugierig und unternehmungslustig "in die Welt hinaus" geht, sie sind auch nicht die Hüllen, in die man sich zurückzieht und wo man sich sicher fühlt.

In der menschlichen Entwicklung spielt diese "Hülle" immer eine wesentliche Rolle. Der pränatale Lebensraum, der Körper unserer Mutter, bietet, wie an verschiedenen Stellen immer wieder erwähnt, wesentliche Orientierungshilfen für das heranwachsende Kind. Er umhüllt das Kind und bietet ihm dabei aber wichtige Anreize. Der Körper der Mutter ist während der Schwangerschaft der Lebensraum schlechthin. Nach der Geburt ermitteln die Bezugspersonen dem Kind immer wieder solche eng umschließenden, umhüllenden Situationen auf dem Arm, auf dem Schoß, die offensichtlich das Höchstmaß an Geborgenheit bieten, von dem aus man wieder aktiv werden kann. Es sei vielleicht an ein Kind erinnert, das sich am Kopf gestoßen hat, weinend zur Mutter kommt, sich dort in ihrem Schoß, in ihren Armen zusammenkuschelt, trösten läßt, ganz eng umschlossen sein will, um dann wieder aktiv und neugierig ans Spielen zu gehen. Dieses räumliche Umhülltwerden ist ein wichtiger Fakt in unserem Leben. Das Kinderbett, ja auch der Kinderwagen sind solche räumlichen Hüllen, von denen aus man aktiv und neugierig sein kann, in die man sich aber auch zurückziehen kann und geborgen fühlt. Mit zunehmender Aktivität des Kindes weiten sich diese Räume - aber immer wieder werden Höhlen unter dem Tisch gebaut, werden mit Matratzen kleine Nischen errichtet, in die sich Kinder zurückziehen. Auch gesunde Kinder empfinden offensichtlich die Erwachsenenräume immer wieder als zu groß, ihren Bedürfnissen entsprechend nicht hinreichend strukturiert, so daß sie sich ihre kleinen Räume selbst schaffen.

(Auch das Auto scheint eine solche faszinierende Hülle zu sein, in der man sich - unrealistisch - sicher fühlt, mit der zusammen man aktiv-unternehmend wird. Zu sicher, möchte man meinen, wenn man die aggressive Komponente der Aktivität beobachtet. Aber sicherlich ist dies ein archaisches Erleben, daher auch so irrational und einer vernünftigen Argumentation nur schwer zugänglich).

In neuester Zeit hat gerade Felicie Affolter in bemerkenswerter Prägnanz darauf hingewiesen, wie wichtig für Kinder - aber auch für Menschen mit kognitiven, wahrnehmungsmäßigen Störungen, nicht zuletzt auch mit psychischen Problemen - die unmittelbare räumliche Umgebung ist. Sie verwendet den Begriff der "Nische". Eine Nische ist ein kleiner Raum, in den wir mit unserem ganzen Körper gerade noch so hineinpassen, der uns aber Sicherheit und Schutz gegen Überraschungen und Angriffe bietet, aus dem heraus wir uns, nach hinten abgesichert, ganz nach vorne hin öffnen können. Viele Menschen mit den angedeuteten Beeinträchtigungen haben sehr große Probleme, unterschiedliche, gleichzeitig auftretende Reizsituationen zu entschlüsseln, zu verstehen und angemessen darauf zu reagieren. Häufig sind sie überfordert, im eigentlichen Sinne "überreizt" und können so oft nur überschießend und unangemessen reagieren. Die Nische im eigentlichen und übertragenen Sinne bietet so einen Schutzraum, aus dem heraus mehr Stabilität gewonnen werden kann.

Wir könnten sagen, daß die von Felicie Affolter beschriebene Nische die Hülle ist, die sich nach vorne hin öffnet, die durch ihre stabilisierende und schützende Wirkung erst die Öffnung nach außen möglich macht, da, wo Behinderung die "normale" Auseinandersetzung verhindert. Betrachten wir nun aber Schlaf-, Aufenthalts- und Therapieräume, in denen schwerstbehinderte Menschen wichtige Zeiten ihres Lebens verbringen, so müssen wir feststellen, daß sich gerade solche Nischen so gut wie nie finden. Übersichtlichkeit, große Bodenflächen dominieren, Rückzugsmöglichkeiten werden fast nicht angeboten. So muß es nicht wundern, daß viele schwerstbehinderte Menschen einen inneren Rückzug antreten müssen. Die Flucht in Stereotypien und selbstschädigende Verhaltensweisen bietet sich an, um sich vor dem Übermaß an Reiz und Leere zu schützen.

Einige weitere Punkte:

Die Steigerung der Nische bzw. ihre Urform wäre die Höhle, die Hülle. Der völlige räumliche Rückzug in eine abgeschirmte, selbst gewünschte - natürlich vorübergehende - Einsamkeit ist von großer Wichtigkeit. Auch hier können wir bei Kindern solche Verhaltensweisen beobachten. Sie bauen sich Höhlen unter einem Tisch oder über dem eigenen Bett und finden darin eine Dimension, die ihnen Geborgenheit und Abgeschlossenheit, aber auch eine kleine Gemeinsamkeit ermöglicht. Die Höhle - meist nicht in völliger Dunkelheit, sondern in gefiltertem Licht - bietet, wie wir wissen, etwas von der Erinnerung an frühere Zeiten, in denen wir im Leib unserer Mutter wohl noch intensive Geborgenheit und Sicherheit erfahren haben. Gerade in der Situation der gemeinsamen Versorgung, insbesondere bei voll stationären Einrichtungen, läge es unmittelbar nahe, solche eindeutigen und individualisierten Räume vorzusehen, in denen wirklich Rückzug möglich ist. Wir sollten uns deutlich machen, daß Sozialität, also gemeinschaftliches Leben, nur bewußt erfahren werden kann, wenn ebenso bewußt Alleinsein und Stille überhaupt möglich ist. Eben dieser Aspekt ist ja ein Hauptmerkmal unserer Wohnkultur, nämlich der Rückzug, "das Sich-positiv-abschließen-können" von den Turbulenzen des sozialen, beruflichen, geschäftlichen Lebens.

Andererseits darf nicht vergessen werden, daß die Standardarchitektur einer Vollzeiteinrichtung oder auch vieler Tageseinrichtungen spezifische Anregungsmöglichkeiten vermissen läßt. Hochgehängte, festgeschraubte Bilder, ein zweckmäßiger, reinigungsfreundlicher Bodenbelag und Wandanstrich, stabiles, hygienisches, leicht zu reinigendes Mobiliar - dies ist häufig gleichzusetzen mit extremer Anregungsarmut. Die ganz sicher oft störenden, auch aggressiven Verhaltensweisen einiger behinderter Menschen machen es dann scheinbar sehr schwer, die Umgebung so zu gestalten, daß Variabilität oder Anregung möglich sind. Man räumt weg und aus dem Weg, was stören, was zerstört werden könnte - und es bleibt fast nur der leere Raum. Mangelnde Anregung ist ebenso wie Überreizung einer der wesentlichen Gründe für das Auftauchen sogenannter Stereotypien, Autostimulation und selbstschädigender Verhaltensweisen.

In diesem Spannungsfeld zwischen Rückzug, Ruhe und Anregung steht natürlich auch die Architektur und Innenraumgestaltung solcher Einrichtungen. Die reine Orientierung an primärer Funktionalität schafft Räume, die häufig genug steril und für den Bewohner unstrukturiert erscheinen. Denn es ist ein weiteres Merkmal bei schweren, mehrfachen Behinderungen, daß ein wesentlich intensiverer Kontrast benötigt wird, um Unterschiede der räumlichen Gestaltung, der Akustik, der Lichtverhältnisse, des Klimas zu spüren. Die relative Gleichförmigkeit in unseren Einrichtungen bewirkt ein "Fließen im Raum", das leider mit dem "Fließen in der Zeit" korrespondiert. Lange Perioden ohne gezielte Beschäftigung, ohne Aktivitätsmöglichkeiten, entsprechen der Orientierungslosigkeit im Raum. So wird es darauf ankommen, durch geeignete Veränderungen der räumlichen Struktur auch Anhaltspunkte für eine zeitliche Strukturierung zu geben, d.h. bestimmte Phasen der Ruhe haben ihren bestimmten Ort. Ebenso wie bestimmte Nischen oder auch offene Flächen für partnerschaftliche Arbeit, Gruppenerleben, Therapie und Förderung der eindeutige und wiederfindbare Platz sind.

Parallel zu Lilli Nielsens "kleinem Raum" konnten auch wir in unserer Arbeit mit sehr schwer behinderten Menschen feststellen, daß es außerordentlich wichtig ist, unmittelbar auf die einzelne Person bezogen, räumliche Begrenzung zu schaffen. Kissen, Polster, eine Art Himmelbett, eine abgehängte Decke, ein Zelt bieten oft Orientierungsmöglichkeiten, so daß der schwerstbehinderte Mensch sich im Bezug zu seiner unmittelbaren Umwelt spüren kann. Wir sollten uns hilfsweise vorstellen, daß viele Räume bei den eingeschränkten Wahrnehmungsmöglichkeiten auf einen schwerstbehinderten Menschen so wirken, wie auf uns das Angebot, doch gemütlich alleine in der Mitte einer Messehalle zu übernachten. Die Weite wird unabsehbar, die Decke bietet keinen Schutz mehr, es entsteht ein überwältigendes Gefühl von Einsamkeit. Ein unübersehbarer, nicht mehr strukturierbarer Raum bietet aber auch keinerlei Anreiz sich zu aktivieren, nach außen zu orientieren und die eigene Position im Raum zu verändern.

Dies in praktische Forderungen zu übersetzen wird an verschiedenen Stellen versucht. Wir sollten hier einige Grundprinzipien festhalten:

- Für einen schwerstbehinderten Menschen sollte eine Nische zur Verfügung stehen, aus der heraus er am Leben der Gruppe teilnehmen kann. Das bedeutet keinen separaten Raum, sondern eben eine sicherheitsspendende Zone, die aber zur allgemeinen Aktivität hin geöffnet ist.

- Diese Nische muß klar strukturiert sein, sie darf nicht mit unterschiedlichsten Reizen überflutet werden. Dies gilt für visuelle, für auditive, aber auch für taktile Angebote.

- Die Nische darf nicht völlig reizarm und neutral sein, sie soll eindeutig zu befühlen, zu beriechen, zu besehen sein, sie muß ihre individuell charakteristische Akustik haben, so daß sie wiedererkannt werden kann.

- Die gesamträumliche Situation sollte durch Einzelbereiche gekennzeichnet sein, die jeweils charakteristisch durch Licht, Farbe, Oberfläche, Material gekennzeichnet sind.

- Die unterschiedlichen Qualitäten sollten einander ergänzen, durchaus Kontrast bieten, aber nicht in einer zu großen Fülle verwendet werden.

- Bemalte Scheiben, Mobiles, Bilder, Musik, Blumensträuße, Spielzeug, Rollstühle, Tische, Möbel, Lampen, Spielgerät können auch zu einem Chaos an Wahrnehmung führen, wenn keine ruhigen Zonen im räumlichen Angebot vorgesehen sind. Gerade in Kindergärten ist häufig eine Überfülle von Reizangeboten zu beobachten, die sich aber den Möglichkeiten des schwerstbehinderten Kindes meist völlig entziehen. Es sind Dinge, die man gar nicht anlangen kann, die man visuell nicht erschließt, die sich nicht "begreifen lassen".

- Die räumliche klare Strukturierung, die Schaffung sicherheitsspendender und aktivitätsorientierender Nischen hat sich überall da, wo sie realisiert wurden, sehr gut bewährt. Unruhe, Schreien, Hektik reduziert und wache Aktivität steigert sich. Dies gilt sowohl für Einrichtungen für kleine Kinder, wie auch für Wohnheime für Erwachsene.

5.3 Organisation von Interaktionsangeboten und -möglichkeiten

An vielen Stellen wurde bereits deutlich, wie sehr Menschen mit schwerster Behinderung auf eine ganz ihren Bedürfnissen und Möglichkeiten angepaßte Kommunikation angewiesen sind. Flüchtige Kontakte dringen häufig nicht in ihrer Bedeutung bis zu ihnen durch, werden kaum wahrgenommen oder irritieren. Daraus folgt, daß bewußt gestaltete, intensive Kontakte unbedingt erforderlich sind, wenn Beziehung entstehen soll. Das Entdecken von individuell passenden Kommunikationsformen ist oft langwierig, und keineswegs leicht zu erlernen (s. 6.4). Es liegt nahe, von einer Hauptbezugsperson auszugehen, die der wesentliche Kommunikations- und Interaktionspartner ist. Dennoch kann durch diesen Partner nicht alles an sozialer Interaktion abgedeckt werden, was für die weitere Entwicklung notwendig ist. Auch kann dieser Partner nicht alle Aktivitäten mit dem betreffenden Menschen durchführen, die für sein alltägliches Leben notwendig sind. Das Leben in der Dyade, wie wir es von den ersten nachgeburtlichen Monaten kennen, kann über Jahre hin nicht befriedigen. Es wird also darum gehen, sowohl im häuslichen wie im institutionellen Bereich weitere Interaktionsangebote und -möglichkeiten zu organisieren. Hierbei ist zunächst einmal daran zu denken, daß eine Fülle von unterschiedlichen Personen zwangsläufig in einen Kontakt mit dem behinderten Menschen kommen. Der Busfahrer, der Krankengymnast, der Arzt, die Erzieherin, Tanten, Geschwister und viele andere mehr. Wir wissen aus unterschiedlichen Untersuchungen, daß bei Menschen mit Behinderung, insbesondere bei schwerer Behinderung, diese Kontakte im Vergleich zum gesunden Menschen stark vermindert sind. Dafür entstehen allerdings zum Teil intensivere Kontakte, als dies vergleichsweise beim gesunden Kind üblich ist, man denke an den Kontakt mit der Krankengymnastin z.B.. Nach unseren Erfahrungen kann es sehr nützlich sein, wenn sich die Hauptkommunikationspartner ein wenig über Art und Weise der Zuwendung absprechen. Es geht wiederum um Ritualisierungen, d.h. um ähnliche, vergleichbare Formen der Annäherung, des Abschiednehmens in der jeweiligen Situation, die es dem betreffenden Menschen mit seinen Einschränkungen möglich machen, sich zu orientieren. Dabei soll der einzelne Kommunikationspartner nicht seine Individualität aufgeben, aber er soll sich bewußt an den Möglichkeiten seines behinderten Gegenüber orientieren.

Über diese Begegnungen mit Erwachsenen hinaus scheint es ganz besonders wichtig, für Kontakte, d.h. Interaktionen mit Gleichaltrigen zu sorgen. Es handelt sich dabei um Interaktionen, die nicht vom Gedanken der Erziehung, Förderung, Pflege, Therapie getragen sind, sondern die um ihrer selbst willen, um einer gemeinsamen Beschäftigung willen zustandekommen. Dies können auch vorübergehende Interaktionen sein, die sich nicht regelmäßig wiederholen. Im Zusammenhang mit gesellschaftlichen Aktivitäten um die Integration behinderter Menschen gewinnt dies eine besondere Bedeutung. Wir haben gesehen, daß möglicherweise viele Alltagssituationen in Geschäftigkeit, Lärm und Reizfülle Menschen mit schwerster Behinderung überfordern, so daß eine besondere Strukturierung oft angeraten erscheint. Viele Eltern spüren dies, haben aber natürlicherweise oft nicht die Möglichkeiten, Situationen vorzustrukturieren und entziehen sich zusammen mit ihrem schwerstbehinderten Kind dann häufig solchen Alltagssituationen. Das Leben findet nur im engsten Kreise der Familie statt, vielleicht auch noch in der Einrichtung, in der das Kind betreut wird. Es sind meist nur sehr kleine Kinder, die einem schwerstbehinderten Kind unbefangen gegenübertreten können. Schwerste Behinderung löst auch beim Kind, das sich unvorbereitet einer solchen Situation gegenüber sieht, Befremden und auch Erschrecken aus. Die Tatsache, daß ein Gleichaltriges "so wenig kann", "so kaputtgemacht ist", erschreckt viele Kinder und macht ihnen eine altersgemäße Interaktion fast unmöglich. Viele Kinder flüchten sich dann in Erwachsenenaktivitäten, d.h. sie übernehmen Pflege- und Versorgungsrollen, sie machen das schwerstbehinderte Kind für sich in einem individuellen "Kunstgriff", der psychisch entlastend wirkt, zum großen Baby. (Dies tut letztlich ja auch der Verfasser, wenn er immer wieder auf das frühe Entwicklungsniveau schwerstbehinderter Menschen hinweist. Vielleicht ist auch dies ein theoretisch überhöhter Entlastungsversuch).

Entgegen einer manchmal euphorisch anmutenden Einstellung, daß Kinder eine natürliche Fähigkeit haben, auch mit schwerstbehinderten Altersgenossen unbefangen umzugehen, ist der Verfasser der Meinung, daß dies Kindern sehr häufig psycho-emotional schwierig ist. Ihr "Konzept vom Kind" wird durcheinander gewirbelt, Ängste werden aktualisiert "ob dies mir auch passieren kann". Häufig können sie recht geschickt einiges davon kaschieren, es taucht aber dann an anderer Stelle in Spielen, Zeichnungen, Gesprächen immer wieder auf. Es kommt darauf an, ob Erwachsene hier zu Begleitern werden können, die sich der Besorgnis, der Irritation und der Angst annehmen können. Man sollte sich da nicht vorschnell von vordergründiger Fröhlichkeit und Naivität täuschen lassen. Dennoch ist für beide Interaktion sinnvoll und nötig, sie gehört zu einer menschlichen Gesellschaft. Es hat sich in unserer Arbeit bewährt, dem nichtbehinderten Kind zunächst als Interpretationspartner bzw. Dolmetscher zur Verfügung zu stehen. Es braucht Hinweise darauf, was das Kind mit seiner Behinderung vielleicht ausdrücken möchte, wie seine Mimik zu verstehen ist, was es "sagt". Vor allem aber braucht es Ermutigung und Anregung zu entdecken, was man mit dem schwerstbehinderten Kind zusammen spielen und erleben kann. Dabei ist eine gewisse vorbereitende Organisation sinnvoll, z.B. das Bereitstellen von geeignetem Material, von dem wir sicher sein können, daß es dem Kind mit seiner schweren Behinderung attraktiv genug ist.

Es scheint außerordentlich wichtig, die nichtbehinderten Kinder keinerlei moralischem Druck auszusetzen, keine zu hohen Erwartungen aufzubauen, um so eine gewisse Lockerheit im Umgang, wie sie auch sonst für Kinder wichtig ist, aufrecht zu erhalten. Gerade kleinere Kinder können nur sehr schlecht so etwas wie soziale Verpflichtung übernehmen, sie haben das Recht, etwas langweilig, blöd und unangenehm zu finden, ohne daß die Erwachsenen sie in eine bestimmte erwünschte Richtung drängen.

Unter dem Aspekt der partnerschaftlichen und gleichberechtigten Attraktivität scheint es sinnvoll, insbesondere in Institutionen, Kinder ohne Behinderung zum Spielen einzuladen und dabei durchaus den Vorteil einer guten materiellen Ausstattung einzubringen. Insbesondere Material, das der Anregung der Wahrnehmung dient, findet sich ja meist nicht in Regelkindergärten oder im häuslichen Kinderzimmer. Große Bälle, Schaukelwannen, Wühlmaterial, Hängematten, all dies sind Attraktionen, die Kinder gerne kommen lassen, die aber dabei eben auch die Möglichkeit bieten zu zeigen, daß behinderte und nichtbehinderte Kinder das gleiche gern mögen. So läßt sich eine Gemeinsamkeit des Erlebens, des Wahrnehmens, des Sich-Wohlfühlens erzielen, die vielleicht tragkräftiger ist als eine Gemeinsamkeit in didaktisch sehr vorstrukturierten Aktivitäten.

Aber auch in Einrichtungen, in denen zunächst nur behinderte Kinder leben, spielen und lernen, ist eine intensivere Interaktion möglich und wünschenswert. Auch diese Interaktionen sollten pädagogisch strukturiert sein, d.h. beide Partner müssen die Chance haben, unter den jeweils aktuellen Bedingungen wirklich einander zu begegnen. Das sehr schwerbehinderte Kind braucht ruhige und intensive Zuwendung. Flüchtige Begegnungen, heftige Aktionen und wilde Aktivitäten bringen in der Regel sehr wenig. Auch das einfache Dabeisein bietet oft für das schwerstbehinderte Kind zu wenig spezifischen Anreiz. Es ist immer wieder zu beobachten, wie Kinder zwar körperlich anwesend, aber psycho-emotional wenig beteiligt, auch von ihren Möglichkeiten her, zu wenig angeregt sind. Solche Situationen lassen sich nicht immer vermeiden, häufig muß man einfach das Kind mitnehmen, bei sich haben, und dies kann dann eine Zeit weniger intensiver Anregung bedeuten. Vielleicht ist es erlaubt, noch einmal auf die Analogie zum ganz kleinen Kind zurückzugreifen. Ein Säugling ist bei manchen familiären Aktivitäten mittendrin und dabei und kann dies auch genießen, z.B. wenn alle um den Tisch herum sitzen und er gut gehalten auf dem Schoß des Vaters mit dabei ist, er profitiert von der Situation in seiner spezifischen Weise sicherlich anders als die anderen. Dann aber wird er müde, braucht wieder mehr ganz individualisierte und "exklusive" Zuwendung von Vater oder Mutter. Zu einem anderen Zeitpunkt ist das Spiel mit den Geschwistern wichtig, sie probieren ganz anders als die Eltern aus, was man mit ihm schon alles beginnen kann – meist sehr aktiv, dann aber ist es wieder nötig, daß die Mutter ihn auf den Arm nimmt, ein wenig herumträgt, ihm etwas zeigt, mit ihm erzählt und singt. Dieser Wechsel von unterschiedlichen Intensitätsgraden, von einer weiten Öffnung der Aufmerksamkeit bis hin zur ausschließlichen Konzentration auf eine Person, bestimmt den Alltag des gesunden Kindes, und in einer solchen Analogie sollten Möglichkeiten für das schwerstbehinderte Kind geschaffen werden, die einen Wechsel zwischen höchster Individualität und größtmöglicher Sozialität erreichen.

Aus der eigenen Erfahrung ist radikalen Entweder-Oderlösungen hier eine Absage zu erteilen.

Wichtig ist auch die Interaktion schwerstbehinderter Kinder untereinander. Zunächst scheint sie einem häufig fast unmöglich. Die Einschränkungen der Wahrnehmung und Aktivität scheinen sich wechselseitig noch zu potenzieren. Von Rollstuhl zu Rollstuhl ist kaum ein Kontakt möglich, die Vereinzelung scheint programmiert. Dennoch zeigt die Erfahrung, daß es durchaus möglich ist, auch schwerstbehinderte Kinder zu fast freundschaftlichen Beziehungen hinzuführen. Am Anfang wird der Erwachsene sicherlich eine wichtige Mittlerfunktion haben, es sei dies im folgenden konkret beschrieben: Vielleicht sitze ich bequem und gut abgestützt in einer Ecke auf dem Boden, habe über jedem Bein in der klassischen Bauchlagerung ein Kind, so daß sie sich über meinem Schoß mit den Köpfen nahe sind, oder ein Kind liegt in der Seitlagerung neben mir, und das andere in der beschriebenen Weise. Vielleicht gibt es dabei eines, das gerne mit den Händen etwas unternimmt, und vorsichtig können wir das andere Kind erkunden, betasten, spüren. Wir helfen dem einen durch unsere Nähe, diese neuen Berührungen zu tolerieren, und dem anderen, sie durchzuführen und vor allem aber auch, sie richtig zu dosieren. Im Laufe der Zeit kann zwischen den beiden mehr Körperkontakt aufgebaut werden, wir sind dann im wesentlichen für eine gute aktivierende Lagerung verantwortlich. Wir bringen zwischen die beiden vielleicht Spielmaterial, einen von der Decke herabhängenden Ball, ein einfaches Mobile, das zwischen den beiden eine unmittelbare Gemeinsamkeit herstellt. Vielleicht kann man an der Kleidung eines Kindes mit Klettband Objekte anbringen, die das andere abpflückt, die Töne von sich geben, und so ist es durchaus möglich, zwischen zwei Kindern mit sehr eingeschränkten Möglichkeiten über körperliche Nähe und Unmittelbarkeit tatsächlich so etwas wie eine Beziehung zu stiften.

Es ist allerdings auch bei sehr schwerbehinderten Kindern zu berücksichtigen, daß solche Beziehungen nicht wahllos sind und keineswegs in jedem Fall vom Kind gewünscht werden. Auch hier gibt es Vorlieben und Abneigungen - es liegt an der Sensibilität des Erziehers darauf zu achten, wie sich die beiden mögen. Der Rückzug des Erwachsenen sollte durchaus konzipiert sein, es ist wichtig, daß Kinder, gleich welchen Alters, auch allein miteinander sein können. Wir konnten immer wieder beobachten, daß sie untereinander, wenn die Beziehung stimmt, außerordentlich tolerant waren und auch manche ruppige, plötzliche Berührung hinnehmen konnten, die sie von Erwachsenen nicht toleriert hätten. Dabei ist aber immer wichtig, daß körperlicher Kontakt möglich ist, wenn Sehen und Hören, d.h. wenn sprachliche Kommunikation und mimische Kommunikation nicht das gemeinsame Mittel der Verständigung sein können. Zwei Rollstühle nebeneinander zu stellen, bedeutet kaum eine entscheidende Hilfe zur Stiftung einer Beziehung, sondern diese muß, wie auch zum Erwachsenen, unmittelbar körpernah stattfinden.

5.4 Beteiligung an Alltagsaktivitäten

Lernen, und damit verbunden die Ausweitung persönlicher Kompetenz, findet nicht nur in unmittelbaren Fördersituationen statt, sondern ebenso in Alltagssituationen. Solche Alltagssituationen meinen alle häuslichen oder außerhäuslichen Aktivitäten, die normalerweise im Familienleben vorkommen. Es sind die Aktivitäten, die erforderlich sind, um die Familie "funktionieren" zu lassen: Kochen, Saubermachen, etwas herstellen, kleinere handwerkliche Arbeiten, Einkäufe, Arbeit im Garten und vieles andere. In der kindlichen Entwicklung - um wiederum auf die Erfahrungsbasis zurückzuweisen - spielt die zunehmende Einbindung des kleinen Kindes in die familiären Alltagsaktivitäten eine wesentliche Rolle. Beobachtet das ganz kleine Kind zunächst vielleicht nur die Mutter beim Kochen oder Saubermachen (auch der Vater kann gelegentlich dabei beobachtet werden), so beginnt es doch sehr schnell, auch selbst solche Aktivitäten nachzuahmen. Es spielt mit Töpfen und Deckeln, mit einem großen Kochlöffel und beschäftigt sich so also mit dem gleichen Material wie seine Bezugspersonen. Mit zunehmender Mobilität steigern sich diese Aktivitäten, und ein Großteil des Tages und der aktiven Zeit verbringt das Kind mit synchronen Aktivitäten zu den Erwachsenen, die um es herum ihren notwendigen Beschäftigungen nachgehen. Gerade bei diesen Aktivitäten lernen Kinder außerordentlich viel, den Umgang mit Material, sie lernen Eigenschaften kennen, Gefahren einschätzen und Regeln einzuhalten. Der "handelnde Umgang mit Dingen" bzw. das "problemlösende Alltagsgeschehen" (F. Affolter) stellen wesentliche Elemente kindlicher Lernentwicklung dar. Diese aktive Beteiligung in kindgemäßer Form bleibt Menschen mit schwerster Behinderung fast immer verschlossen. Ihre Probleme bei der Bewegungsentwicklung stehen dem ebenso im Wege wie die fehlende Haltungsstabilität, die den Einsatz von technischen Hilfen erforderlich macht und so wiederum den unmittelbaren Zugang sowie die eigenaktive Mobilität beeinträchtigt.

Es hat sich jedoch gezeigt, daß in der Förderung schwerstbehinderter Menschen nach einer intensiven Phase hochindividueller Förderung im Sinne der basalen Stimulation eine Entwicklungsphase kommt, die die Beteiligung an solchen Alltagsaktivitäten der Erwachsenen unbedingt angeraten sein läßt. Die erworbenen Fähigkeiten der Wahrnehmungsorganisation, die Ansätze sensorischer Integration im Zusammenhang mit den Anfängen motorischer Koordination benötigen nun dringend ein Tätigkeitsfeld, das in jeder Hinsicht real ist. Die Begegnung mit der Wirklichkeit in der Familie, im Haus, in anderen Bezugsgruppen, ist ja das "eigentliche Leben" und dort soll sich der Mensch mit seinen Möglichkeiten zurechtfinden. In einer etwas altmodischen Formulierung könnte man sagen, daß sich in der Alltagssituation "bewährt", was in der individuellen Fördersituation aufgebaut werden konnte. Natürlich sind dies keine absolut und streng voneinander zu trennenden Bereiche, die Übergänge sind fließend und je nach Entwicklung werden die Akzente mehr auf diesem oder jenem Bereich liegen.

Bronfenbrenner (1981) hat sehr anschaulich gezeigt, wie Beziehungen zwischen Mutter und Kind durch gemeinsame Aktivitäten entstehen und sich festigen. Mit zunehmender Differenzierung übernimmt dabei das Kind immer mehr auch die Rolle des Anregenden. Es zeigt mit seinen Möglichkeiten, was es interessiert und womit es sich beschäftigt wissen möchte. Ähnliche Entwicklungen finden auch bei Menschen mit schwerster Behinderung statt. Mit zunehmender Kompetenz - und seien diese Schritte noch so klein - wird auch die gänzliche Abhängigkeit aufgebrochen.

So ist es also unser pädagogisches Bemühen, Situationen herzustellen, in denen die Beteiligung an Alltagsaktivitäten tatsächlich möglich wird. Es zeigt sich allerdings, daß dies im häuslichen Rahmen häufig genug große Schwierigkeiten macht. Ein sperriger großer Rollstuhl läßt sich oft nur in einer einzigen Ecke der Küche unterbringen, und so wäre das Kind auf seine visuelle Orientierung angewiesen, die ihm aber häufig genug nicht in ausreichendem Maße zur Verfügung steht. Auch kann von demjenigen, der den Haushalt führt, nicht immer erwartet werden, daß er dies mit einem Kind auf dem Arm tut. Alle Eltern sehr kleiner Kinder wissen, wie anstrengend und belastend das sein kann. Insofern ist es eine reizvolle Aufgabe für die Mitarbeiter der Frühförderung, aber auch im Kindergarten und Schulbereich (warum nicht auch der Kollegen in der Erwachsenenarbeit?), solche Möglichkeiten herzustellen. Alle Objekte des Haushalts, vom Wasserhahn über den Staubsauger bis zum Föhn, eignen sich, um Erfahrungen spezifischer Art zu machen. Immer wieder tauchen die Grundfunktionen des Berührens, Umfassens und Bewegens auf. So erkundet das Kind seine unmittelbare Umwelt und so beginnt es wiederzuerkennen, was sich im täglichen Gebrauch der Familie befindet. Zu den speziellen Hilfsmöglichkeiten sei auf Kapitel 6.5 verwiesen.

Aber auch in Einrichtungen kann die Beteiligung an Alltagsaktivitäten von außerordentlicher Wichtigkeit sein. Es ist dabei insbesondere daran zu erinnern, daß normalerweise eine Institution sehr viele Serviceleistungen vorhält, d.h. bestimmte Fachkräfte übernehmen die Reinigung außerhalb der Anwesenheitszeiten der Kinder, das Essen kommt aus einer zentralen Küche, die Kleider werden zu Hause oder wiederum in einer separaten Abteilung gewaschen. Die Institution konzentriert sich also sehr stark auf die professionalisierbaren Förderbereiche und klammert Alltagsaktivitäten weitestgehend aus. Dies führt dazu, daß oft recht mühsam wieder eine "Renaturierung" des Alltags von Pädagogen und Therapeuten vorgenommen werden muß. Nicht selten kommt es dann aber dazu, daß dies sich mit Tages- und Wochenrhythmen kaum in Übereinklang bringen läßt. Ein wenig ironisch sei an die gar nicht so selten anzutreffende Situation erinnert, daß im Unterricht vielleicht ab 10 Uhr das Kochen auf dem Programm steht, die Schüler um 12 Uhr aber in die angeschlossene Wohngruppe gehen, wo das Mittagessen bereits fertig auf sie wartet. Pädagogisch organisierter Alltag kann in der Institution häufig nicht auf eine natürliche Situation warten, sondern fast ist man gezwungen, im Gruppenraum etwas umzuschütten, damit man dann Gelegenheit hat, es mit dem Staubsauger wieder aufzusaugen. Hier stehen wir tatsächlich vor strukturellen Problemen, die einer Alltagsförderung entgegenstehen. Im familiären Rahmen bestehen wesentlich mehr natürliche Möglichkeiten, solche Alltagserfahrungen zu machen.

Dennoch hat es sich außerordentlich bewährt, z.B. das Kochen mit in die regelmäßige Arbeit einzubeziehen. Es ist wichtig zu betonen, daß es sich um Kochen handelt, denn für viele Kinder kann es eine bedeutsame Hilfe sein zu erleben, wie langsam Wärme im Raum entsteht, wie Gerüche aufsteigen und wie andererseits man warten muß, bis es tatsächlich etwas zu Essen gibt. Unsere Erfahrungen zeigen, daß dieses Dabeisein beim Kochen auch das "Eßverhalten" der Kinder positiv beeinflussen kann. Etwas in den Händen spüren, glitschiges Kaltes, das sich dann später verändert, die Wärme, die Gerüche. Appetit entsteht und auch bislang wenig akzeptierte Speisen werden auf einmal nicht ungern genommen. Es geht bei diesen Aktivitäten nicht darum, im Sinne der klassischen lebenspraktischen Förderung den Kindern das Kochen beizubringen. Wir werden mit einiger Sicherheit davon ausgehen müssen, daß schwerstbehinderte Menschen sich niemals selbst versorgen werden. Es geht vielmehr darum, Zusammenhänge des Alltags erfahrbar zu machen und somit Orientierungshilfen für das Leben im Alltag zu geben. Der beobachtbare Tag wird dadurch besser strukturiert, er verliert an Einförmigkeit und Monotonie, er ist interessanter und aktivierender, so daß wir hoffen dürfen, daß Rückzug, Isolation, Stereotypie und Dämmerzustände zurückgedrängt werden können.

Das Saubermachen der Wohnung oder der Gruppenräume eignet sich ebenfalls sehr gut zu einer verbesserten Tagesstrukturierung. Gerade der

Staubsauger ist ein außerordentlich "reizintensives" Instrument; er vibriert, er macht laute Geräusche, er bewegt sich, d.h. er ist gut wahrnehmbar. Kleinere Kinder kann man auf einen Bodenstaubsauger setzen, man kann ein Kind durchaus auch auf den Staubsauger legen, so wie wir es in der Position über die Rolle beschrieben haben. Den langen Schlauch kann das Kind unmittelbar berühren. Auch aus dem Rollstuhl heraus kann es den Staubsaugerschlauch über sich leiten und das Rohr mit den Händen halten, dies sind Kennenlernprozesse, die durchaus auch von Schwerstbehinderten bewältigt werden können. In jeder unmittelbaren Begegnung mit solch einem Werkzeug helfen wir, die Alltagswelt besser kennenzulernen und gleichzeitig Ängstlichkeit, Erschrecken und Desinformation abzubauen. Allerdings will auch dies vorbereitet sein, man wird die Begegnungen "didaktisch steigern" und niemanden mit einem plötzlichen Wirbel an Eindrükken überfallen.

Aber auch bei handwerklichen Aktivitäten lassen sich schwerstbehinderte Kinder beteiligen - wenn man nicht zu sehr gezwungen ist, mit seinem Produkt schnell fertig zu werden. Hier ist allerdings eine gewisse Vorsicht geboten, wenn es sich um sehr schrille und laute Maschinen handelt, da muß man im Einzelfall sehen, was ein Kind zu ertragen in der Lage ist. Auch plötzliche und heftige Hammerschläge werden oft nicht gut vertragen, einschießende Reflexe zeigen uns, daß hier das Maß der Toleranz überschritten wird. Aus der eigenen Erfahrung läßt sich sagen, daß Feilen und Raspeln vom Geräusch her, vom Gleichmaß der Bewegung und von den Beteiligungsmöglichkeiten her eine gute Einstiegsmöglichkeit in diesen Bereich bieten. Dies alles ist nicht zu laut, es entstehen am Tisch Vibrationen, die gut spürbar sind; die gleichmäßige Bewegung kann durchaus auch vom Kind begleitet werden in der Form, daß man seine Hand um den Griff einer Raspel legt und die Bewegung mitmachen läßt. Werkstücke können immer wieder gespürt werden in ihrer unterschiedlichen Beschaffenheit. In der Holzbe- und -verarbeitung ergeben sich zusätzliche Anreize vom Geruch des Holzes selbst, aber auch Wachs, Lack und anderes zur Endbearbeitung eignet sich sehr gut, wahrgenommen zu werden. Die Abfallprodukte wie Sägemehl, Schleifmehl, Späne, lassen sich gut befühlen und die Beteiligung des Kindes an solchen Arbeitsprozessen kann interessant sein.

Bei diesen Formen der Beteiligung an Alltagsaktivitäten Erwachsener ist es natürlich unter dem speziellen pädagogischen Gesichtspunkt wichtig, das schwerstbehinderte Kind immer zu beobachten, ob es noch "dabei" ist, ob seine Konzentration noch ausreicht bzw. ob es eigene Anregungs- und Beschäftigungsmöglichkeiten entdecken konnte. Man darf am Anfang solcher Projektierungen wirklich nur sehr bescheidene Erwartungen pflegen.

Der Aufbau solcher gemeinsamer Aktivitäten scheint auch unter dem Aspekt der Elternarbeit sehr sinnvoll. Insbesondere Väter, aber auch Mütter zeigen sich bedrückt darüber, daß ihr Kind an ihren Aktivitäten nicht teilnehmen kann, ja sie nicht einmal wahrnimmt. Gemeinsamkeitsstiftende Aktivitäten sind häufig nicht möglich, insbesondere Väter erleben sich als vereinsamt, weil ihr Kind an ihren Beschäftigungen niemals teilnehmen kann. Mütter erledigen ihre Hausarbeiten zügig und schnell, um sich dann wieder dem Kind widmen zu können, haben häufig ein schlechtes Gewissen bei der Erledigung der Hausarbeiten, weil ihr Kind dann isoliert und alleine bleibt. Wir konnten beobachten, daß sich solche Beziehungen deutlich verbessern, wenn es gelingt die Aufmerksamkeit der Kinder auf diese Aktivitäten zu richten. Wenn das Kind dem Vater mit dem Staubsauger in der Wohnung nachschaut, wenn das Kind den Wäschekorb beim Wäscheaufhängen auf dem Schoß halten kann oder mit den Klammern spielt, dann ist dies schon wesentlich mehr Gemeinsamkeit, die Eltern fühlen sich in ihren Aktivitäten wahrgenommen und können über diese Aktivitäten dann auch mit dem Kind in eine andere als nur pflegende und versorgende Interaktion treten. Dies bedeutet eine wechselseitige Aktivierung, die für die weitere Entwicklung des Kindes, aber auch der Familie, von nicht gering zu schätzender Bedeutung ist.

Naturbegegnung

Trotz einer sicherlich erschreckenden Entfremdung von der Natur sind wir Menschen in westlich-technisch orientierten Gesellschaften dennoch in vielen Bereichen täglich mit Naturobjekten oder -geschehnissen in Kontakt. Für unsere Kinder wünschen wir uns - aus einem "natürlichen Empfinden heraus" - einen besonders intensiven und erlebnisreichen Kontakt zur Natur. Kinderspielplätze, kleine Haustiere und drei Wochen Ferien sind leider häufig nur teilweise tauglicher Ersatz für ein Leben mit und in der Natur. Aber auch das Herumstapfen in Regenpfützen, das Spüren von Sonnenschein und Wind auf der Haut, die roten Winterbacken oder das Aufsuchen kühlen Schattens - all dies gehört auch zum Erleben von Natur. Einmal abends im Dunkeln mit den Eltern spazierengehen und die Sterne betrachten, oder an langen Juniabenden erst ganz spät ins Bett zu gehen, dies sind Erlebnisse, die lange in Erinnerung bleiben. Im Schlamm spielen, Wiesenblumensträuße pflücken, Eichhörnchen im Park füttern, das sind Erfahrungen, die auch Stadtkindern zur Verfügung stehen. In der Kleinstadt, auf dem Dorf sind all diese Erlebnisformen intensiver, sie sollen nicht romantisiert werden, aber sie gehören wohl entschieden zu unserer Vorstellung von Kindheit dazu. Und auch Erwachsene spüren, daß Naturbegegnung fast immer auch so etwas wie Erhohlung, Anregung und Ausgleich bedeutet.

In jedem Fall ist auch in diesem Bereich die Benachteiligung schwerbehinderter Menschen deutlich auszumachen. Sie leben in einem fast künstlich klimatisierten, stets wohltemperierten Klima, man vermeidet schützend jeden Kontakt mit natürlichen Extremen, sei es Kälte, Sturm, Regen, heiße Sonne - die häufige Krankheitsanfälligkeit macht dies in gewisser Weise auch erforderlich. Ebenso aber fehlen auch all die unmittelbaren Erfahrungen mit Naturmaterial, mit Gras, mit Wasser, mit Matsch, mit Schnee - es ist ein isoliertes Leben, förmlich abgehoben von der Wirklichkeit im Rollstuhl. Schmutzige Hände, blaue Flecken am Schienbein, zerkratzte

Knie, zerzauste Haare - das gibt es nicht aus eigener Aktivität, aus dem Herumtollen draußen mit anderen Kindern.

Somit müssen wir feststellen, daß für unsere Kultur entscheidende Elemente von Kindheit fehlen. Wir können nicht mit Sicherheit sagen, welche Folgen das unmittelbar bzw. langfristig nach sich zieht. Doch bewirkt es eine Sonderrolle in weiterer Isolation, ein Leben in einem wirklichkeitsarmen Raum. Natürlich gehen viele Eltern oder auch Betreuer mit schwerstbehinderten Menschen spazieren. Man rollt im Rollstuhl durch die Gegend, legt Strecken zurück, oder aber, wenn dies möglich ist, wagt man ein paar Schritte, gestützt, gezogen, gehalten, ist ganz darauf konzentriert nicht hinzufallen, die Richtung einzuhalten. Es erschließt sich sehr wenig von dem, was um einen herum ist. Dies hat natürlich wiederum mit den Wahrnehmungs- und Aktivitätsmöglichkeiten selbst zu tun. Wir nehmen visuell sehr viel auf, weil wir es durch unsere Aktivität und durch vielfältige Berührung und Kontakte kennen. Denken wir an einen Baum, wieviel Bäume wurden erklettert, wie oft hat man sich am Stamm festgehalten, ihn berührt, hinter einem versteckt, gegen wieviele Baumstämme haben kleine Buben "gepieselt"? Da konnte man unter Bäumen Blätter sammeln oder mußte sie zusammenkehren, hat im Frühjahr die Knospen gesehen und die ersten Blätter vorsichtig gestreichelt, d.h. so ein Baum, den wir dann im Vorübergehen mit einem Blick erfassen, hat eine lange Geschichte in unserer eigenen Biographie. All diese Vorerfahrungen fehlen schwerstbehinderten Menschen, der Baum ist möglicherweise fast nicht existent, und so wird er dann äußerstenfalls als eine diffus bewegte, gestaltlose grüne Masse erlebt. Und so geht es mit Steinen, mit Ästen, mit einem Wasserrinnsal oder anderen Dingen, die uns auf einem Spaziergang begegnen können. Außer frischer Luft bleiben dann oft nur einzelne überraschende und oft genug erschreckende Ereignisse, wie ein vorüberfahrendes Auto, ein plötzliches Anhalten, ein Wackeln und Schwanken des Rollstuhls.

Insofern ist es ein wichtiges didaktisches Vorhaben, die Begegnung mit der Natur systematisch aufzubauen, die einzelnen Elemente erfahrbar zu machen, sie in ihren vielfältigen Dimensionen spüren zu lassen, immer und immer wieder, damit sie dann im großen Zusammenhang tatsächlich auch wiedererkannt werden können, damit dann auch so etwas wie Genuß und Freude entstehen kann, wenn man sich in der Natur befindet.

Boden, Erde, Gras müssen erlebt werden, immer wieder, man muß es lernen zu spüren, man muß lernen mit diesem kitzeligen, stacheligen, nicht so ganz faßbaren "Zeug" zurechtzukommen. Man muß Blätter befühlen, Äste knacken lassen, die Stabilität eines Baumstammes immer und immer wieder erleben. Steine, Tannenzapfen, Früchte, all diese Objekte der Natur müssen erst entdeckt und erkundet werden, bevor sie zum "persönlichen Inventar" werden können.

Denken wir daran, wie oft und wie intensiv kleine Kinder knapp über dem Boden sich all den Kleinigkeiten widmen, die da zu sehen sind, den kleinen Steinchen, zum Schrecken der Eltern den weggeworfenen Zigarettenkippen und Bonbonpapierchen, den Büchsen, aber eben auch den Blumen. Sie versuchen, Tauben zu fangen und sind erstaunt, daß sie immer wieder wegfliegen, sie lassen Sand durch die Finger rieseln, sie versuchen, Sonnenflecken auf dem Boden zu fangen und dies tun sie ungezählte Male, bis sich diese äußerst komplexe Natur, die Umwelt um sie herum langsam strukturiert. Wir können also nicht erwarten, daß Menschen mit schwerster Behinderung ohne all diese Erfahrungen unmittelbar Anteil nehmen können. Es wird notwendig sein, bei Spaziergängen, bei der Gartenarbeit, beim Besorgen von Nahrungsmitteln immer wieder den unmittelbaren Kontakt herzustellen, dafür zu sorgen, daß die Situation nicht zu verwirrend ist, daß die Objekte in ihrer sinnlichen Vielfalt möglichst intensiv erlebt werden können.

Es geht dabei wiederum nicht um ein Lernen von Kategorien, von kognitiven Zusammenhängen oder gar von begrifflichen Zuordnungen. Vielmehr geht es um elementare Grunderfahrungen mit den Elementen der Natur, d.h. der natürlichen Umwelt.

Am Ende dieses Abschnitts sei darauf hingewiesen, daß es auch Bereiche der Alltagswelt gibt, die sich sicherlich zunächst weniger gut eignen, für Menschen mit schwerster Behinderung erschlossen zu werden. Dabei ist insbesondere an alle Konzentrationen von Lerngeschäftigkeit, Aktivität und vielfältigsten Reizen zu denken, wie dies Einkaufszentren, große Kaufhäuser und Jahrmärkte anbieten. Manche Erzieher mögen sehr gerne mit ihren Kindern dort hingehen, die eigene Faszination überträgt sich vielleicht im günstigsten Fall, aber in der Regel ist der schwerstbehinderte Mensch mit der Durchstrukturierung dieser ungeheueren Fülle von Reizen überfordert. Wir haben wieder den "Freibad-Effekt", zu viel an Eindrücken führt zu einer Neutralisierung und zu einem Abschalten. (Ein Selbstversuch kann einem dies deutlich machen. Wenn man sich einmal in einen Rollstuhl setzt und mit geschlossenen Augen über den Jahrmarkt oder durch ein großes Kaufhaus mit Musikberieselung und Lautsprecherdurchsagen schieben läßt, dann wird man schon ahnen, wie irreal im Grunde die Eindrücke bleiben).

Hinzu kommt auch, daß gerade in den Bereichen Kaufhaus, Jahrmarkt, die eigene Aktivität, die angemessen sein könnte, nämlich das Berühren, Umfassen, Bewegen, das Spüren von Gegenständen fast unmöglich ist, zumindest das Ensemble insgesamt ist im wahren Wortsinne unfaßbar. Erst, wenn visuelle und auditive Wahrnehmung sich soweit formiert haben, daß sie Leitfunktionen haben, kann es sinnvoll und anregend sein, solche Plätze höchster Aktivität aufzusuchen.

5.5 Aufbau von persönlichen Beziehungen

Zum Abschluß des Kapitels über Fragen der allgemeinen Förderung sei noch kurz auf die besonderen Fragen hingewiesen, die sich beim Aufbau von persönlichen Beziehungen zu Menschen mit schwerster Behinderung ergeben können. Es sind dies mehr Überlegungen grundsätzlicher Art, die sicherlich begrenzt werden durch die Wirklichkeit in Familie und Institution, speziell durch die personellen Grenzen. Zweifellos wird jeder damit übereinstimmen, daß es im Grunde für jeden Menschen ein Recht auf Bestimmung und Wahl seiner Bezugspersonen geben müßte. Das Entstehen von Freundschaften und intensiven Beziehungen gehört zu unseren wesentlichen Bedürfnissen, bei denen wir keine Fremdbestimmung dulden. Auch sehr kleine Kinder zeigen uns schon deutlich, mit wem sie es zu tun haben möchten und mit wem nicht. Viele Eltern wissen von vergeblichen Versuchen, ihnen genehme Freundschaften zu stiften und andere zu verhindern. Menschen mit schwerster Behinderung sind in der Auswahl von Bezugspersonen schon grundsätzlich benachteiligt. Sie haben es fast nur mit Menschen zu tun, die familiär oder beruflich bedingt mit ihnen in Kontakt treten. Es stehen ihnen kaum soziale Räume zur Verfügung, in denen sie frei wählen könnten. Auch sind diese Beziehungen im wesentlichen durch die Aktivitäten der anderen gekennzeichnet, durch Pflege und Versorgung, durch Förderung und Therapie. Zweckfreie Beziehungen entstehen außerordentlich selten, so ist der behinderte Mensch fast immer auch Objekt seiner Bezugsperson. Freundschaft würde sich aber gerade dadurch auszeichnen, daß es solche Objektanteile in der Beziehung nicht gibt, sondern daß Zweckfreiheit, gemeinsame Interessen und wechselseitige Aktivitäten die soziale Beziehung bestimmen.

Dennoch kommt es immer wieder zu emotionalen Beziehungen, ja sogar Bindungen, die sich am ehesten als Zuneigung verstehen lassen. Aber auch dieses Wort signalisiert das Hinneigen zu jemand, es handelt sich kaum um eine wirkliche wechselseitige, symmetrische Beziehung. Wir finden zwar in unterschiedlichen Veröffentlichungen und Bekundungen immer wieder den Appell, auch den schwerstbehinderten Menschen als ganzen Menschen anzunehmen, doch geht es den beruflichen Betreuern ebenso wie den Eltern: die Behinderung behindert auch uns in unserer Kommunikation, im Aufbau von Beziehungen und prägt in einschneidender Weise die Interaktion und Kommunikation.

Was jedoch mancherorts unerträglich wirkt, ist die permanente Fluktuation von Betreuungs- und Pflegepersonen, die dem Menschen mit schwerster Behinderung kaum einmal die Chance läßt, überhaupt ein Individuum zu erkennen und nicht nur ein menschliches Wesen in Versorgungsfunktion. Die Anonymisierung von Beziehungen, die dadurch entsteht, verstärkt Isolation und alle damit verbundenen negativen Erscheinungen. Es soll keineswegs einer übermäßigen, wechselseitigen Bindung das Wort geredet werden. Sie läßt kaum Freiheit zu einer Veränderung offen, führt dann oft genug auch zu katastrophalen emotionalen Einbrüchen, wenn tatsächlich ein Wechsel notwendig ist, die beliebige Austauschbarkeit aber kann nicht akzeptiert werden.

Aus der praktischen Arbeit ergeben sich einige Erkenntnisse, die vielleicht Berücksichtigung finden sollten. Wenn es aus personeller Sicht möglich ist, so sollte darauf geachtet werden, daß es nicht zu einer ausschließlichen Bindung an eine einzige Bezugsperson kommt. Es entstehen dadurch möglicherweise Formen von Abhängigkeit, die es nicht mehr erlauben, den schwerstbehinderten Menschen von einer anderen Person pflegen, versorgen, ernähren zu lassen. Dies gilt sowohl für Mütter wie auch für berufliche Betreuer. Immer wieder tritt die Situation ein, daß Mütter krank werden, und dann keine weitere Bezugsperson zur Verfügung steht bzw. akzeptiert wird. Auch in Einrichtungen kommt es zu personellen Veränderungen, sei es durch Schwangerschaft, durch Krankheit, Umzug. Nicht selten bezahlt der schwerstbehinderte Mensch die außerordentlich enge Bindung mit einem psychosomatischen Einbruch, mit Nahrungsverweigerung, mit rapidem gesundheitlichen Abbau, mit Desorientierung und Angst. Aus diesen Erkenntnissen heraus sollte man mit einer gewissen Systematik versuchen, parallele Beziehungen zu ermöglichen, zumindest aber Ersatzbeziehungen. Dies soll nicht heißen, daß nicht insbesondere die Eltern des Kindes zentrale Bezugspersonen bleiben. Es wird hier keiner Konkurrenz das Wort geredet, sondern einer vernünftigen Verteilung von Verantwortung, die insbesondere im Krisenfall von großer Bedeutung sein kann.

6.0 Fragen der speziellen Förderung

Die spezielle Förderung von Menschen mit schwerster Behinderung steht im Mittelpunkt der vorliegenden Schrift. Geht es doch darum, für diese Menschen Wege zu finden, auf denen sie aus ihrer behinderungsbedingten Isolation gelangen können. Die häufig fast radikal zu nennenden Einschränkungen der eigenen Aktivität, der Kommunikation und der Selbstbestimmung sollen zumindest im Ansatz überwunden werden. Dazu bedarf es gewisser methodischer Vorgehensweisen, die den besonderen Bedürfnissen und Möglichkeiten schwerstbehinderter Menschen angepaßt sind. In den vergangenen Jahren hat sich der Ansatz der "basalen Stimulation" (BS) in weiten Bereichen durchgesetzt.

Frühförderung

Kindergarten und Schule bedienen sich der basalen Anregungsmöglichkeiten. Auch im Bereich der Intensivmedizin und der Geriatrie zeigen sich neuerdings Möglichkeiten einer Übernahme dieses Konzeptes. Unter basaler Stimulation sollen Methoden einer intensiven und ganzheitlichen Förderung schwer- und schwerstbehinderter Menschen verstanden werden. Diese Methoden orientieren sich an humanen Grundprinzipien, d.h. an Lebenszusammenhängen, die als für alle Menschen gültig postuliert werden. Durch einfachste, gewissermaßen "voraussetzungslose", sensorische Angebote versucht man dem betreffenden Menschen zu helfen, sich selbst und den eigenen Körper zu entdecken. Durch den eigenen Körper werden erste Beziehungen zur sozialen und materialen Umwelt aufgenommen. Damit entsteht ein primärer Wechselwirkungsprozeß zwischen "ich" und der "Welt". Basale Stimulation hilft, die verwirrende Überfülle für den schwerstbehinderten Menschen strukturierter, verstehbarer und weniger ängstigend werden zu lassen. Damit können erste Ansätze von Aktivität, Neugier und Spielverhalten entstehen.

Basale Stimulation und die von ihr abgeleiteten Anregungsformen sind von ihrem Selbstverständnis her keine "Behandlungs"-Methoden. Damit ist ausgedrückt, daß nicht alle Aktivität beim Therapeuten/Pädagogen liegt und das Kind oder der Jugendliche passiv einer Behandlung ausgesetzt ist, sondern es handelt sich um gemeinsame Aktivitäten, die allerdings zu Beginn beim schwerstbehinderten Menschen "Mikroaktivitäten" sein können, Aktivitäten, die vom ungeschulten Beobachter kaum wahrgenommen werden können. Durch basale Stimulation wird versucht, die gesamte Wahrnehmung des betreffenden Menschen anzuregen und zu orientieren. Der eigene Körper mit all seinen unterschiedlichen Bewegungs- und Wahrnehmungsmöglichkeiten, die Haut als Kontaktstelle zur Welt, die Empfindung der eigenen Lage im Raum, das Aufnehmen von Informationen aus der Umgebung, dies erfordert Aktivität und Wachheit. Um die Kombination aus diesen Bereichen geht es im wesentlichen, wenn Therapeuten und Pädagogen versuchen, Stimulationsangebote zu machen. Die Beteiligung des Subjektes, d.h. des schwerstbehinderten Menschen, ist immer erforderlich und nur die Anteile basaler Stimulation können wirkungsvoll sein, die dem aktuellen Bedürfnisniveau des schwerstbehinderten Menschen entsprechen. Dabei kommt es erfahrungsgemäß zu intensiven Wechselbeziehungen zwischen Therapeut, Pädagogen und schwerstbehindertem Menschen. Denn nur bei einer ausgeprägten Sensibilität des Therapeuten/Pädagogen ist es möglich, die feinen Aktionen und Reaktionen des behinderten Partners zu erspüren und darauf einzugehen. Andererseits zeigt es sich, daß oft auch kleinste Signale von schwerstbehinderten Menschen aufgenommen werden können, die dann die Situation unmittelbar direkt beeinflussen.

Der zentrale Ausgangspunkt basaler Stimulation liegt darin, daß wir versuchen wollen, einem schwerstbehinderten Menschen dabei zu helfen, den eigenen Körper, d.h. sein Ich und dessen Möglichkeiten, neu zu entdecken. Vielfältige sensorische und motorische, emotionale und kognitive Einschränkungen haben es zusammen mit den Bedingungen der Umwelt oft unmöglich gemacht, primäre Erfahrungen zu sammeln. Der eigene Körper, das eigene Ich, die emotionale Befindlichkeit, die kognitiven Möglichkeiten - auch wenn sie sehr stark eingeschränkt sind - konnten oft nicht erlebt werden, sie werden nicht benutzt und nicht genutzt. Die von der Behinderung nicht unmittelbar betroffenen Anteile verkümmern zusehends, der schwerstbehinderte Mensch gerät in eine immer tiefere Isolation und damit in eine existentielle Einsamkeit. Da wir aber nur über unseren Körper und seine Möglichkeiten mit uns selbst und der Außenwelt in Kontakt treten können, ist es unabdingbar, eben diesen Körper und seine Möglichkeiten zu aktivieren, ihm angemessene Angebote zu machen.

Es sei an dieser Stelle mit Bezug auf Heiner Hastedt (1988) darauf hingewiesen, daß die konsequente Leib/Seele-, Leib/Geist-Trennung in der abendländischen Tradition sich verhängnisvoll auf pädagogische und therapeutische Förderung behinderter Menschen auswirkt. Auch die neueren Bemühungen um eine Leiblichkeit bzw. Körperlichkeit huldigen indirekt dieser alten Tradition, wie dies z.B. auch bei Dreher, Klein u.a. deutlich wird.

Die starke Orientierung an sensorischer Wahrnehmung und Bewegung respektiert den Körper des schwerstbehinderten Menschen als die Realisation seines Ichs. Er wird angenommen, so wie er ist und insbesondere aber auch, wie er im Laufe seiner eigenen Biographie geworden ist. Es werden keine Anforderungen an ihn gestellt wie er sein sollte, sondern der Therapeut und Pädagoge läßt sich mit ihm aktuell ein, er tauscht sich mit ihm aus über Bewegung, über Spüren, über Nähe und gemeinsame Aktivität. So nur können Möglichkeiten zur eigenen Weiterentwicklung entstehen. Nach unserer Einschätzung ist es nicht möglich jemanden zu erziehen, ihn zu fördern in dem Sinne, daß der Pädagoge oder Therapeut bestimmte Aktivitäten vorgibt. Wir können lediglich Bedingungen schaffen, die es dem Ich ermöglichen, sich selbst weiter zu entwickeln.

Nach diesen grundsätzlichen Vorbemerkungen soll im folgenden versucht werden, die einzelnen Schritte und Aspekte basaler Stimulation näher zu beschreiben. Dabei ist allerdings in Erinnerung zu rufen, daß solche Beschreibungen notwendigerweise größere Zusammenhänge immer wieder außer acht lassen, daß sie Zusammenhängendes auseinanderreißen und in ihrer Beschreibung dem Anspruch der Ganzheitlichkeit kaum entsprechen können. Für eine bedürfnis- und entwicklungsangemessene Förderung muß zunächst die Basis der aktiven Wahrnehmungsmöglichkeiten zugrunde gelegt werden. Wie bereits dargestellt, hat das ungeborene Kind im Austausch mit der mütterlichen Umwelt bereits Fähigkeiten entwickelt wahrzunehmen, auf Wahrgenommenes zu reagieren und selbst Wahrnehmungen in Gang zu setzen. Wir haben gezeigt, daß es sich hierbei insbesondere um:

- somatische, den ganzen Körper einbeziehende Anregungen,
- vestibuläre, das frühentwickelte Lage- und Gleichgewichtssystem anregende,
- vibratorische, auf Schwingungsempfinden hinzielende Stimulation handelt.

Diese drei Bereiche stellen die Grundlage der Förderung schwerstbehinderter Menschen dar. Wir können davon ausgehen, daß hier elementarste und früheste Erfahrungen vorhanden sind, an die man als eine relativ sichere Primärerfahrung anknüpfen kann. Es zeigt sich allerdings, daß gerade für die Kinder, die frühgeboren ihre erste nachgeburtliche Lebenszeit im Inkubator verbringen müssen, aber auch für andere Kinder, die nach dem Eintritt der Schädigung weitgehend immobil bleiben müssen, ein tiefes Wahrnehmungsvakuum entsteht. Von der Konzeption an befindet sich das werdende Leben in einer andauernden Anregungssituation vestibulärer, somatischer und vibratorischer Art. Dies bietet ihm der mütterliche Körper. Die zwar medizinisch lebenserhaltende neue Situation bietet ihm aber nur ein Minimum an konstanter sensorischer Anregung, die häufig genug durch die radikale Einschränkung der Bewegungsmöglichkeit, durch Monotonie ihre Anregungskraft verliert. So ist festzustellen, daß nach Eintritt der schädigenden Ereignisse zusätzlich eine massive und erschreckende Isolierung von allen bisher gewohnten und notwendigen sensorischen Informationen erfolgt. Dies kann nicht ohne psychoemotionale Auswirkung bleiben. Allerdings sind kinderpsychologische und -psychiatrische Untersuchungen bei schwerstbehinderten Menschen noch außerordentlich selten, gesicherte Aussagen liegen nicht vor, so daß wir im wesentlichen auf Vermutungen angewiesen sind. Vom methodischen Ansatz her soll die Anregung im vestibulären, somatischen und vibratorischen Bereich versuchen, an die ersten Erfahrungen anzuknüpfen, die vielleicht die letzten stabilen und vertrauten Erfahrungen waren, die dieser Mensch hatte.

An dieser Stelle soll noch einmal auf den notwendigen ganzheitlichen Aspekt verwiesen werden. Dies gilt sowohl für die Versuche, die Situation eines schwerstbehinderten Menschen zu verstehen, als auch für die Förderung selbst. Die einzelnen Bereiche der menschlichen Persönlichkeit können nicht hierarchisch, d.h. in Überordnung und Unterordnung sortiert werden, es gibt keinen Bereich, der wichtiger bzw. gewichtiger als ein anderer wäre. Die Gleichwirklichkeit dieser Bereiche ist zu berücksichtigen, d.h. emotionale Anteile sind ebenso <u>wirklich</u>, d.h sie wirken ebenso wie körperliche. Gefühl ist also kein "Luxus", sondern ein wesentlicher Bestandteil menschlichen Lebens. Die Gleichzeitigkeit dieser Elemente gilt es wahrzunehmen. Jede Situation, jede Aktivität, jede Wahrnehmung beinhaltet zur gleichen Zeit alle Aspekte, auch dies ist ein Zeichen dafür, daß es nicht vorrangige bzw. nachrangige Anteile gibt.

Aus diesen Überlegungen resultiert eine besondere "Sorgfaltspflicht" in der Planung des eigenen pädagogisch-therapeutischen Vorgehens. Es entsteht eine unmittelbare Verantwortung für alle Bereiche der menschlichen Persönlichkeit, der Rückzug auf den eigenen professionellen Zugriff wird fragwürdig. Die Zerlegung der menschlichen Persönlichkeit in berufstypische Anteile kann nicht akzeptiert werden. Dabei bleibt natürlich eine spezifische berufliche Kompetenz wünschenswert und für die praktische Arbeit auch erforderlich.

6.1 Grundlegung der Wahrnehmungsorganisation

Ausgehend von den vorangegangenen Überlegungen und den Modellen, die in 3.0 ff. vorgestellt wurden, soll nun versucht werden, die praktische Förderung darzustellen. Dabei gehen wir in einer Systematik vor, die sich als "entwicklungsanalog" beschreiben läßt. Die Darstellung bedingt ein Nacheinander, das aber den Leser nicht dazu verleiten sollte, exakt dieses Nacheinander in der Praxis zu suchen oder anzuwenden. Häufig werden parallel Angebote gemacht werden müssen. Dies ist aber in einer schriftlichen Darstellung nicht möglich.

Vestibuläre, somatische und vibratorische Informationsaufnahme wurde bereits mehrfach als die Grundlage aller menschlichen Wahrnehmungsprozesse beschrieben. Ihr Vorhandensein darf auch bei sehr schwer behinderten Menschen vorausgesetzt werden. Dieses Vorhandensein bedeutet allerdings nicht, daß alle Angebote in diesen Bereichen positiv akzeptiert werden. Aber auch eine Abwehr, z.B. einer Berührung, ist ein Zeichen dafür, daß diese Berührung überhaupt wahrgenommen wurde, ja, daß sie eine Bedeutung, in diesem Fall die einer Bedrohung, für das Kind angenommen hat.

Vestibuläre Anregung

Mit dieser Anregungsform knüpfen wir an früher vertraute Bewegungserfahrung an. Raumlageveränderungen, rhythmisches Schwingen, Auf- und Abdrehungen gehören in diesen Bereich. In der letzten Zeit hat sich durch die sogenannte sensorische Integrationstherapie (J. Ayres) vestibuläre Anregung in vielerlei Form durchgesetzt. Hierbei fallen vor allem Drehanregungen ins Auge, die allerdings auch von Vertretern der sensorischen Integrationstherapie immer kritischer betrachtet werden. Für alle folgenden Beschreibungen, die speziell für schwerstbehinderte Kinder entwickelt wurden, die gewisse Analogien zur sensorischen Integrationstherapie haben, die aber doch eigenständig sind, gilt: eine Überstimulierung ist dringend zu vermeiden!

Sanfte Schaukelbewegungen um die Körperlängsachse scheinen am gewohntesten und einfachsten für die Kinder zu sein. In der Regel wird man für eine angemessene Rückenlage sorgen, d.h. eine ausgestreckte Position, wenn dies ohne Überstreckung möglich ist. Eine Rückenlage mit gebeugter Hüfte und gebeugten Knien ist ebenfalls sinnvoll. Wie bei den meisten vestibulären Angeboten werden einfache Hilfsmittel benötigt. Die Lagerung auf ein großes Schaukelbrett ist in diesem Fall nicht sehr günstig, weil der Drehpunkt für das Kind selbst sehr weit oben liegt, und somit wenig Stabilitätsgefühl aufkommt. Vielmehr ist die Tonne für diese Art von Bewegung am günstigsten, seitlicher Halt und ein maximal tiefer Schwerpunkt geben das notwendige Gefühl von Sicherheit und Stabilität in der Bewegung. Diese Bewegungsrichtung kann intensiviert werden, indem man eine Stoffhängematte an den langen Seilen in den Ringen (Turnhalle) befestigt. Allerdings müssen dafür zwei Paare von Ringen zur Verfügung stehen, da man jeweils die am weitesten auseinanderliegenden als Anknüpfungspunkte für die Hängematte benötigt. In diese Hängematte kann man nun ein Kind legen und kommt so zu ruhigen, weiten Schwingbewegungen, die eine beruhigende, anregende Wirkung zu haben scheinen. Es ist empfehlenswert, zunächst mit dem Kind in die Hängematte zu gehen, um ihm Haltungshilfen, zusätzliche Sicherheit und Nähe anbieten zu können. Es zeigt sich andererseits, daß Kinder, die sonst wenig Körperkontakt akzeptieren, dies unter den Bedingungen des Schaukelns durchaus tun. Auch diese Schwingbewegungen sollten langsam und nicht zu heftig sein, so daß eine Überstimulation vermieden wird. (Bitte achten Sie darauf, daß die verwendeten Geräte auf ihre Stabilität und Sicherheit hin überprüft sind. Wie bei anderen Sportübungen sind Matten unterzulegen und dafür zu sorgen, daß nicht andere Kinder in die Schwungbahn der Hängematte geraten können)

Schaukel- und Schwingbewegungen, die vorwärts-rückwärts ansprechen, erfordern ein höheres Maß an Aufnahme- und Integrationsfähigkeit. Daher wird man mit diesen noch vorsichtiger und erst nach einer längeren Eingewöhnungsphase beginnen. Auch hier sollte mit möglichst stabilen und wenig verwirrenden Angeboten begonnen werden, wie dies z.B. in der Schaukelwanne möglich ist.

In dieser Schaukelwanne kann ein Kind allein, oder besser noch mit einer Bezugsperson, erste Vorwärts-Rückwärts-Schaukelbewegungen erfahren. Sehr viel fester Kontakt mit der Wanne selbst und dem Körper des Betreuers machen es dem Kind leichter, sich auf die Bewegungserfahrung zu konzentrieren. Die Schaukelwanne kann leicht vom darinsitzenden Betreuer in die gewünschte Richtung geschaukelt werden. Mit ein paar Kissen schafft man sich eine optimale Position, so daß die schon häufiger ange-sprochene Bequemlichkeit gesichert ist.

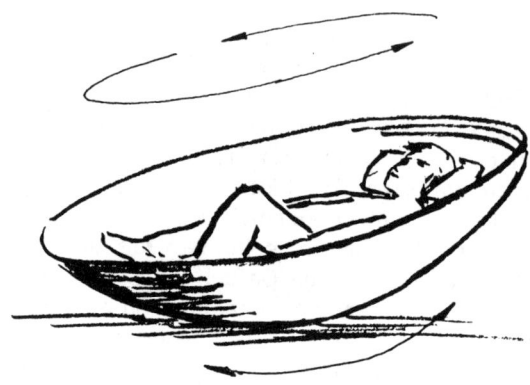

Aber auch die beschriebene Hängematte - in Verbindung mit den Ringen - kann analog verwendet werden, wenn man eine andere Position in der Hängematte einnimmt, d.h. sich quer zur eigentlichen Hängemattenrichtung setzt oder auch legt. Dann haben wir wieder die langen weiten Schwünge, die jetzt allerdings gerade an den Endpunkten des Stillstandes deutlicher auf das Kind einwirken. Auch hier gilt das Obengesagte: Vorsicht vor Überstimulation, Möglichkeit des Einsatzes von Körperkontakt, aber auch Sicherheitsvorkehrungen beachten!

Eine einfache Hängeschaukel bietet die Möglichkeit, verschiedene Bewe-gungsrichtungen zu kombinieren. Ein breiter Markisenstoff, dessen obere Säume durch Holzstangen gerade gehalten werden, wird an einer Feder bzw. an Expandergummi aufgehängt. Die Grundfläche ist durch ein Sperr-holzbrett verstärkt, das aber abgepolstert ist. Kinder können sowohl in Rücken-, Seit-, wie auch Bauchlage in diese Hängeschaukel gelegt werden - ganz wie es ihren spezifischen Bedürfnissen entspricht. Seitliche Schau-kelbewegungen, sowie Vorwärts- und Rückwärtsbewegungen sind leicht und ohne besondere Anstrengung des Betreuers möglich. Je nach Art der Aufhängung sind auch leichte Auf- und Abbewegungen möglich. Diese Auf- und Abbewegungen stellen eine stärkere Aktivierung dar. So sollten sie auch immer nur als kurzer Intervall gegeben werden. Häufig ist eine Tonussteigerung zu beobachten, bei hypertonen Kindern kann dies von Vorteil sein.

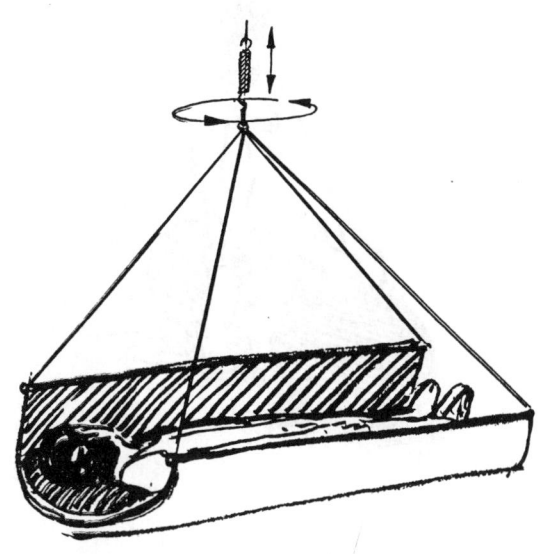

Ähnliche kurze Auf- und Abbewegungen lassen sich auch auf einem Trampolin erzeugen. Es sollte sich dabei aber für unseren Personenkreis nur um sehr kleine Bewegungsausschläge handeln. Ein Loslösen von der Unterlage ist hierbei nicht beabsichtigt. Gerade auf dem Trampolin muß darauf geachtet werden, daß es nicht zu erheblichen Muskeltonussteigerungen kommt.

Im Laufe der Zeit kann je nach Entwicklungsverlauf des Kindes von der liegenden in eine mehr sitzende Position übergegangen werden. Dies bietet sich sowohl bei den Angeboten in der Hängematte an, wie auch in der Schaukelwanne und auf dem Trampolin. Anfangs wird dabei der Betreuer eine Funktion als "Rückenlehne" haben, die dem Kind Stabilität und Sicherheit gibt. In dieser Position, sei es sitzend oder kniend, hat der Betreuer auch die Möglichkeit, die Haltung des Kindes so zu korrigieren, daß es nicht zu ungünstigen Belastungen der Wirbelsäule kommt. Gerade bei Kindern, die noch keine aktive Aufrichtetendenz haben, sind zu harte Auf- und Abbewegungen in aufrechter Position zu vermeiden, da die gesamte Belastung von der Wirbelsäule und nicht von der koordinierten Muskulatur aufgefangen wird.

Ein Teil dieser Angebote kann durchaus auch auf den klassischen Hilfsmitteln wie Rolle und Ball gemacht werden. Das gemeinsame Sitzen auf der Rolle ermöglicht leichte seitliche Schaukelbewegungen mit außerordentlich guter Körperkontrolle.

Ebenso kann auf der Rolle in unterschiedlicher Form in Bauchlage gearbeitet werden.

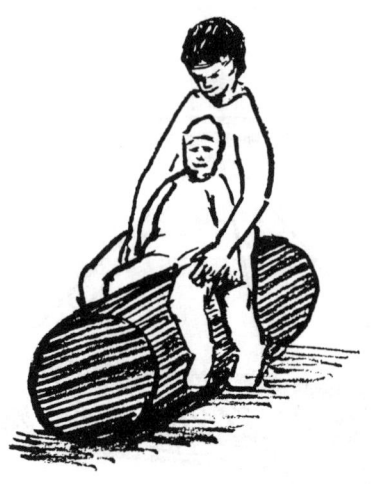

Auf dem Ball sind ebenfalls seitliche, sowie Vorwärts-Rückwärtsangebote möglich, bei denen insbesondere durch den Betreuer eine gute Lagekorrektur (Symmetrie) möglich ist. Es geht bei dieser Art Angebot nicht um Abstützübungen, den Aufbau von Reaktionen, wie wir dies zum Teil aus der Physiotherapie kennen, sondern um vestibuläre Angebote, die ihren Sinn in sich haben. Angebote einfachster Art sollen dem Kind helfen, sich in einer verändernden Situation zur Schwerkraft hin zu erfahren. Wir wissen, daß solche Angebote von sehr vielen Kindern mit einer Steigerung der Aufmerksamkeit und Wachheit beantwortet werden. Unter diesem Aspekt ist auch die beruhigende Wirkung des Schaukelns einzuordnen. Das Kind wird freier für weitere Wahrnehmungsmöglichkeiten.

Die Tatsache, daß sehr viele Kinder mit den Anfängen ihrer eigenen Bewegungsfähigkeit vestibuläre Stereotypien entwickeln, zeigt, wie bedeutsam diese Anregungsqualität für sie ist. Ihre eigenen Möglichkeiten reichen aber nicht zu einer Ausdifferenzierung, so daß Monotonie statt Variation entsteht. Es ist eine sehr gute Möglichkeit, gerade für diese Kinder, zusammen mit ihrem Betreuer/Bezugsperson neue Erfahrungen auf der Basis von bekannten zu machen. Der Erfahrungshorizont weitet sich aus, häufig wird in dieser gemeinsamen Aktivität die Nähe des Erwachsenen geduldet, ja sogar geschätzt, wenn dieser neue Impulse geben kann. Man sollte sich daher nicht scheuen, auch in den Bereichen Angebote zu machen, die scheinbar durch die monotone Stereotypie schon sehr stark stimuliert werden. Das Hinzukommen des Erwachsenen, die gemeinsame Aktivität und die dann möglichen Variationen bringen tatsächlich neue Aspekte in die rudimentäre Aktivität des Kindes ein. Dies entspricht einer Ausdifferenzierung und Erweiterung der bisherigen so eingeschränkten Möglichkeiten des Kindes.

Drehbewegungen sind, wie schon beschrieben, die vielleicht kritischsten aus dem Bereich der vestibulären Anregung. Dennoch sollte auf Angebote hier nicht ganz verzichtet werden, wenn allerdings schon einige Grunderfahrungen und Grundvoraussetzungen vorhanden sind. Es scheint, daß die Kinder über eine gewisse Rumpf- und Kopfstabilität verfügen sollten, um ihnen solche Angebote zu machen. Zunächst sollten Drehbewegungen versucht werden, deren Drehachse außerhalb des Körpers des Kindes liegt. An einem Beispiel verdeutlicht: Wenn ich ein kleines Kind auf dem Arm habe und drehe mich um meine eigene Achse, so erlebt das Kind eine eindeutige Fliehkraft nach außen. Dies ist ein Resultat der Drehbewegung. Die Fliehkraft, die das Kind in die schützenden Arme drückt, hat aber eine gewisse stabilisierende Funktion. Bei kleineren Kindern, die man noch in einem Tragesack tragen kann, können solche Drehbewegungen als "Tanzen" durchaus angemessen sein. Bei größeren Kinder ist es oft nicht mehr möglich, sie selbst zu tragen. So kann ein großer Stoffsack, der an der Decke bzw. an einem Gestell aufgehängt ist, eine ähnliche Möglichkeit bieten. Auch hier sollte das Kind nicht um seine eigene Achse gedreht werden, vielmehr steht oder kniet der Erwachsene vor ihm, hält es in den Armen und kann halbkreisförmig Zentrifugalkräfte auf das Kind wirken lassen.

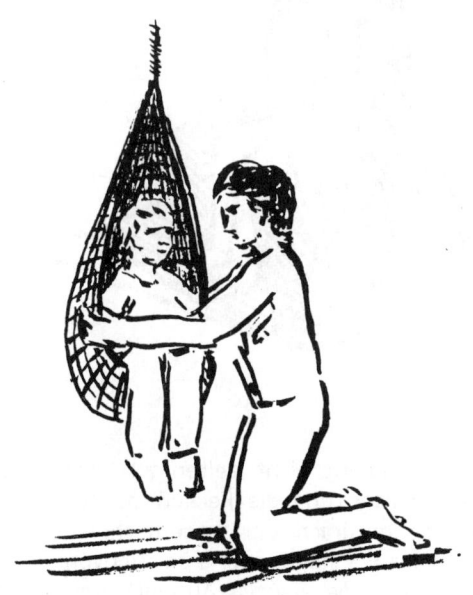

Solche Drehbewegungen sind akzeptabel, sie signalisieren Nähe und geben einen eindeutigen Richtungsimpuls. Reine Drehbewegungen um die Körperachse sind bei schwerstbehinderten Kindern in der Regel weniger angezeigt. Sie führen häufig zur Überstimulation, die im schlimmsten Fall als unmittelbare Übelkeit auftritt, die aber nicht selten noch langanhaltende allgemeine Übererregung hervorbringt. Unruhe und heftige Augenbewegungen können die äußeren Anzeichen sein. Es kommt hierbei zu einer Wahrnehmungsdesorganisation, die nicht im Interesse des Kindes und seiner Förderung liegt. Auch ein jubelndes und juchzendes Kind kann überstimuliert werden, und die nachfolgende Desorganisation steht in keinem Verhältnis zu dem kurzfristigen Spaß. Häufig ist es auch nicht ganz einfach, die Reaktion der Kinder einzuschätzen, da Spaß und Überstimulierung nicht selten ähnlichen Ausdruck finden. Solche Angebote kann man Kindern aber auch in der Form machen, daß man einen Rollstuhl verwendet, der vier Rollen hat, die sich um 360 Grad drehen. Dann kann man diesen Rollstuhl um den Erwachsenen im Kreis herumdrehen. Es ist also eine Art Karussell. Die Fliehkraft wirkt wieder gleichmässig in eine Richtung, so daß nicht zu viele unterschiedliche Informationen wechselnd verarbeitet werden müssen. Man kann dafür auch eine Sitzschale auf ein Rollbrett montieren, wenn einem kein geeigneter Rollstuhl zur Verfügung steht.

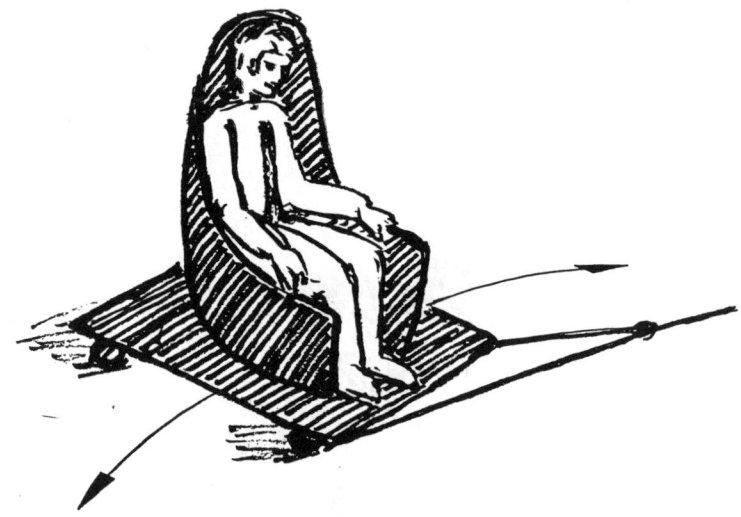

Gerade bei dieser Übung ist nicht selten zu beobachten, daß die Kinder visuell aufmerksam werden und die Person im Zentrum relativ lang fixieren können. Dies ist natürlich ein wesentlicher Zugewinn auch für die kommunikative Förderung. Insgesamt kann davon ausgegangen werden, daß vestibuläre Anregung die visuelle Aufmerksamkeit steigert, was durch begleitende oder anschließende Angebote nutzbar wird. Hierbei stehen die Auf-, Ab- und Drehbewegungen im Vordergrund.

Die Bewegungen um die Körperlängsachse wirken sich recht günstig auf den Muskeltonus aus, sie sind also sehr gut als Vorbereitung für gezieltere Bewegungsaktivitäten geeignet und können so in die Arbeit integriert werden.

Am Schluß dieser Ausführungen ist noch einmal darauf hinzuweisen, daß die grundsätzlichen Möglichkeiten vestibulärer Anregung begrenzt werden durch die Sensibilität der Betroffenen. So ist z.B. häufig zu beobachten, daß Kinder bereits unruhig werden, schreien oder andere Zeichen von Unlust äußern, wenn sie aus einer Position in eine andere gebracht werden, z.B. vom Sitzen zum Liegen oder umgekehrt. Hier muß damit gerechnet werden, daß eine vestibuläre Hypersensibilität vorliegt, d.h. daß schon geringste Veränderungen der Position zur Schwerkraft als unsicher und unangenehm erlebt werden. Für solche Kinder verbietet sich eine zu starke und zu variantenreiche Stimulation. Für diese Kinder ist unbedingt auf eine sehr sichere und stabile Ausgangslage zu achten. Zunächst können äußerstenfalls vorsichtige Bewegungen um die Körperlängsachse - wie zu Beginn beschrieben - angeboten werden. Dabei ist insbesondere auf zusätzliche Stabilisierung durch feste Berührung und Druck zu achten, so daß für das Kind nicht der Eindruck entsteht, instabil im Verhältnis zur Unterlage zu liegen. Dies nämlich kann bei manchen Kindern bis zu panischen Reaktionen führen. Es ist pädagogisch-therapeutisch nicht sinnvoll, sich für einen Weg "durch die Panik" zu entscheiden. Vielmehr muß dem Kind lange die Möglichkeit gegeben werden, sich selbst unterhalb seiner Grenzen, innerhalb eines Bereiches von Sicherheit mit dem Phänomen der Bewegung, des Bewegtwerdens, mit der Schwerkraft zu befassen.

Somatische Anregung

Der Körper des Kindes ist das, was für das Kind wirklich vorhanden ist. Mit ihm sammelt es seine Erfahrungen in allen Entwicklungsbereichen, mit ihm drückt es sich aus, mit ihm ist es existent. An diesem Körper realisierten sich aber auch seine Behinderung, seine Entwicklungseinschränkung und alle Schwierigkeiten, die ihm für eine gesunde Entwicklung entgegenstehen. So nimmt es nicht wunder, daß in unserer Arbeit mit schwerstbehinderten Kindern die Arbeit am, mit und für den Körper im Mittelpunkt des Interesses steht. Zu Beginn seien einige Grundprinzipien dargelegt, die sich in allen praktischen Variationen wiederfinden.

Symmetrie

ist ein wichtiges Prinzip der fördernden Erfahrungsvermittlung. Unser Körper ist symmetrisch angelegt - die Behinderung läßt aber sehr oft diese Symmetrie nicht in Erscheinung treten. So versuchen wir, als Vermittler von guter Selbstwahrnehmung diese Symmetrie für das Kind deutlich erlebbar zu machen. Das bedeutet zunächst eine gewisse Selbstkontrolle hinsichtlich der guten Ausgangslage des Kindes, die Vermeidung von pathologisch asymmetrischen Positionen, soweit dies je nach Stand des Kindes möglich ist, und vor allem auch eine symmetrische Anregung selbst. Wir müssen hinsichtlich der eigenen Angebote sehr aufmerksam sein, damit diese nicht nur die bevorzugte oder vielleicht auch die besonders schwer beeinträchtigte Körperhälfte betreffen. Es sollen nicht nur einseitig Angebote gemacht werden, die für die andere Körperhälfte gar nicht in Erscheinung treten. Der Körper als Ganzes muß erfahrbar werden. Für Kinder mit schwersten Behinderungsformen spielt die Entwicklung einer Seitigkeit, einer Dominanz der rechten Körperseite z.B., erst in der späteren Entwicklung eine Rolle. In den Entwicklungsbereichen, die jetzt angesprochen sind, ist Symmetrie das dominierende Prinzip. Die Spiegelbildlichkeit des Körpers, seiner Organe und seiner Extremitäten befähigt ihn umfassend, im eigentlichen Wortsinne, sich Objekten zu nähern, sie sich einzuverleiben, sie aufzunehmen. Die Erkundungsfunktion des Mundes mit Unterstützung der beiden Hände stellt einen solchen Höhepunkt symmetrischer Aktivität dar.

Spannung und Entspannung

sind weitere Grundprinzipien der somatischen Anregung. Entspannung ist notwendig, um aufmerksamer spüren zu können. Spannung ist nowendig, um Aktivität einzuleiten, ihr harmonischer Wechsel befähigt uns, Bewegung aufzubauen. Am Beginn der Förderung sind sehr viele Kinder aufgrund der Schwere ihrer Schädigung nicht in der Lage, solchen harmonischen Spannungsauf- und -abbau zu koordinieren. So müssen unsere Hände einen Teil dieser Erfahrungen vermitteln. Durch Lagewechsel, durch manuelle Anregung können Körperpartien Spannung bzw. Entspannung erfahren. Dies überschneidet sich mit dem im nächsten Abschnitt beschriebenen Komplex der Bewegungserfahrung. Spannung und Entspannung müssen erlebbar gemacht werden, d.h. es ist wenig sinnvoll, in einer therapeutischen Einheit nur und ausschließlich Entspannendes anzubieten und das Kind mit einem ganz niedrigen muskulären, aber auch perzeptorischen Tonus aus der Förderung zu entlassen. Genausowenig ist es sinnvoll, nur aktivierend, anspannend, anspornend zu arbeiten, um das Kind dann vielleicht auf einem Höhepunkt der Anspannung alleine zu lassen. Es findet nur schwer und wenig orientiert aus dieser Spannung heraus. Es ist ein Wechsel, der innerhalb einer Fördereinheit angeboten werden sollte.

Rhythmisierung

ist ein drittes Grundprinzip. Hierbei ist nicht ein Tagesrhythmus gemeint, sondern ein biologischer Rhythmus, der im wesentlichen von der kindlichen Atmung bestimmt wird. Der Atemrhythmus (vgl. Marianne Fuchs, 1989) bestimmt sehr stark unsere Selbstwahrnehmung. In Phasen der Ausatmung können wir wacher und aufmerksamer den eigenen Körper und seine Funktionen, aber auch seine Blockaden realisieren. Die kürzere Einatemphase stellt dann wieder eine Reaktivierung dar. Viele schwerstbehinderte Kinder haben aber, wie wir zeigen konnten, eine sehr irreguläre und arhythmische Atmung. Häufig sind die Einatemphasen hektisch und ziehend, die Ausatmung nicht ruhig und langanhaltend. Eine zusätzliche Hilfe ist notwendig. Wesentliche Anregung der körperlichen Selbstwahrnehmung kann die verbesserte Rhythmisierung der Atmung sein. Ausatemhilfen stehen hierbei an erster Stelle, das Kind soll die eigene Ausatmung deutlicher spüren. Die Ausatmungsphase soll verlängert und die Intervalle zwischen Ein- und Ausatmen gleichmäßiger werden.

Zur Förderung der Atemrhythmisierung ist eine sehr konzentrierte Hilfestellung durch den Betreuer erforderlich. Die Ausgangslage des Kindes bestimmt sich nach dessen Möglichkeiten, eine möglichst tiefe Atmung zu verwirklichen. Dies kann die Rückenlage sein, bei anderen eine Bauchlage, gegebenfalls sogar über die Rolle. Bei einzelnen Kindern wird es günstiger sein, eine Seitlage zu wählen. Dies kann nur erhorcht und erfühlt werden, indem man immer wieder überprüft, in welcher Ausgangslage das Kind bereits von sich aus größte Atemtiefe zeigt. Die Hände des Betreuers fühlen sich zunächst im Bereich des unteren Rippenbogens in den eigenen Atemrhythmus des Kindes ein. Dies ist nicht ganz einfach, zumal wenn der Atemrhythmus des Kindes sehr unregelmäßig ist. Man muß dies immer wieder üben, da man sich sehr leicht vom eigenen Atemrhythmus beeinflussen läßt. Andererseits macht es oft auch Schwierigkeiten, sich nicht von der Arhythmik des Kindes selbst in seiner eigenen Atmung negativ beeinflussen zu lassen. Es ist wichtig, die ungefähre Atemfrequenz des Kindes zu "verinnerlichen", um ihm nicht eine unangemessene Frequenz aufzuzwingen. Zu Beginn wird man lediglich in den kindlichen Ausatmungsphasen einen leichten bis mittleren Druck auf den unteren Rippenbogen ausüben. Dabei ist genauestens darauf zu achten, wie das Kind reagiert. Es darf dem Kind kein unangenehmes oder gar schmerzliches Gefühl entstehen. Desweiteren muß sehr genau beobachtet werden, ob sich nach einer Weile, d.h. nach ca. 20 Atemzügen die Einatmung ein wenig vertieft. Dies kann man zum Teil hören, zum Teil sehen, aber auch mit den eigenen Händen fühlen. Die eigenen Hände bleiben bei Ausatmung und Einatmung gleichmäßig am Körper des Kindes liegen. Bei dieser Ausatmungsunterstützung handelt es sich um keine "Wiederbelebungsmaßnahme", sondern um eine Akzentuierung der eigenaktiven Atmung des Kindes (die Erinnerung an einen Rot-Kreuz-Kurs sollte man dabei tunlichst zur Seite schieben). Zur Lockerung der muskulären Spannung im Brustkorbbereich kann es sinnvoll sein, in der jeweiligen Ausatmungsphase eine leichte Vibration über die Hände zu vermitteln. Dies ist recht schwierig und erfordert hohe Konzentration und muskuläre Anstrengung seitens des Betreuers. Es handelt sich um eine schnelle Vibration, die normalerweise die Produktion von Lauten bei der Ausatmung einleitet. Die vibrierende Ausatemhilfe verlängert meistens deutlich die Ausatemphase.

Anregungen, solange sie dem Kind noch neu und unbekannt sind, sollten nicht zu lange und zu intensiv angeboten werden. Fünf Minuten können eine ausreichend lange Zeit sein. Erst nach einer längeren Gewöhnungsphase, die mit einer steigenden Sicherheit des Betreuers einhergehen muß, kann versucht werden, einen besseren Atemrhythmus des Kindes zu erzielen. Bei zu langen Atempausen gibt man eine frühere Ausatmungshilfe und stimuliert so das Kind, einen ihm angemessenen Rhythmus bei der Atmung zu übernehmen. Dies kann jedoch nicht zwangsweise gegen das Kind passieren, es können immer nur Impulse gesetzt werden. Auf der anderen Seite dürfen diese Impulse unter keinen Umständen irritierend, verwirrend für das Kind sein. Es versteht sich, daß solche Arbeiten am Zentrum der Vitalität nur unter größtmöglicher Ruhe und in Konzentration getan werden können. Auch ist es wichtig, solche Erfahrungen zuerst am eigenen Körper zu machen, um sich gewisse Grundtechniken anzueignen.

Die verbesserte Atemsituation kann das Kind wacher und aufmerksamer für das Geschehen im und am eigenen Körper machen. Wie schon mehrfach betont, ist das Erleben des eigenen Körpers das Erleben von sich selbst und damit der Beginn einer aktiven Wahrnehmung.

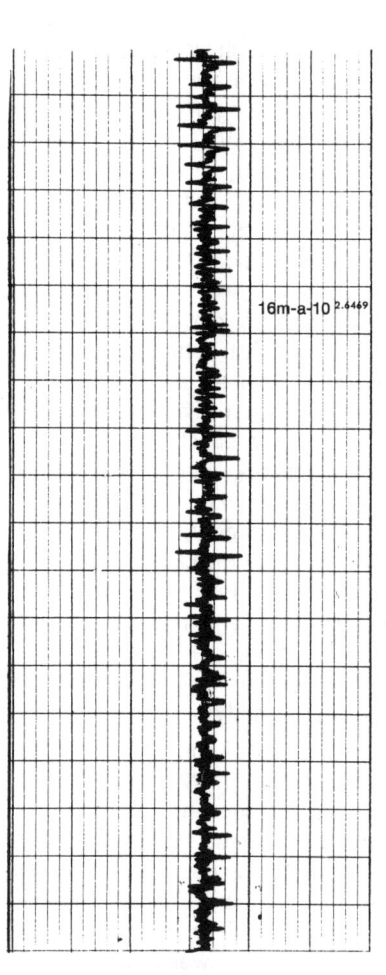

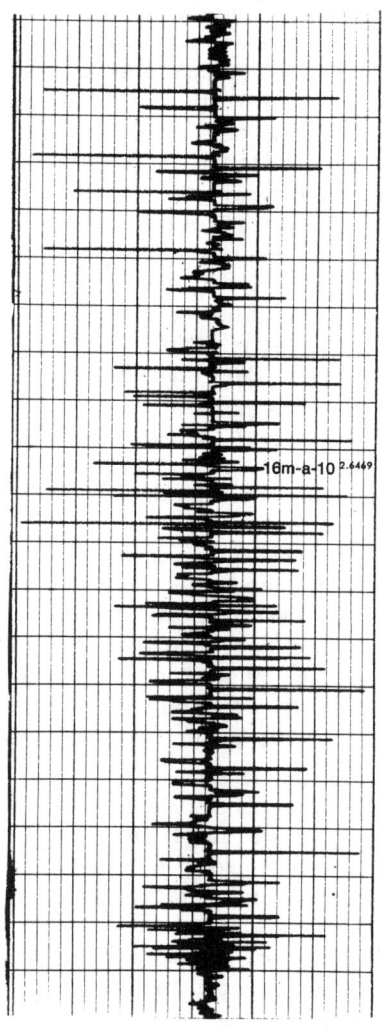

ohne Atemunterstützung   mit Atemunterstützung
(Abb. Atemkurve)

148

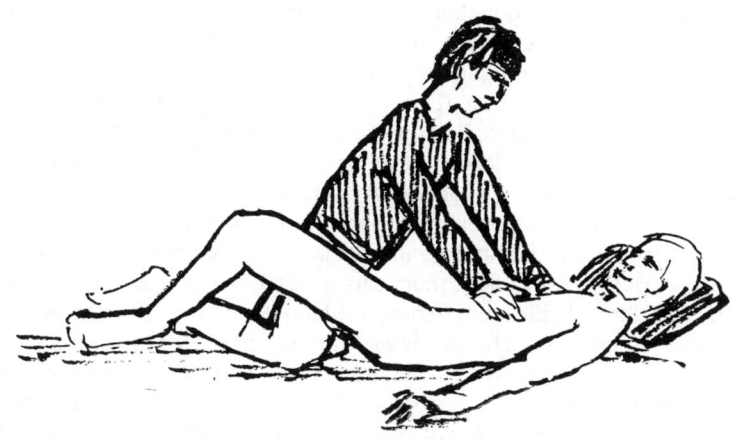

(Abb. Position zur Atemunterstützung)

6.2 Primäre Körpererfahrung

Die weitere Förderung des Kindes im somatischen Bereich zielt auf eine Ausdifferenzierung des Körperschemas und der Körperwahrnehmung. Hierbei spielt die Hautempfindung eine große Rolle, denn die Haut stellt gleichsam die Grenze zwischen Ich und Umwelt dar. Erst durch vertiefte und ausdifferenzierte Erfahrungen kann ich lernen, daß ich da ende, wo die Umwelt beginnt. Die Haut stellt sowohl Grenze wie Kontaktstelle dar. Im Laufe unserer mehrjährigen Arbeit hat sich eine systematische Körperanregung bewährt, die sich an der Babymassage von Frederic Leboyer orientiert: Das Kind ist entkleidet, der Raum muß entsprechend sehr warm sein. Wir verwenden zunächst zur Erhöhung der Gleitfähigkeit unserer Hände ein Baby- oder Massageöl (Senföl, Kokosöl, Olivenöl, Mandelöl oder ähnliches), dieses Öl muß ebenfalls angewärmt sein. Körperangebote sollten nie unmittelbar nach dem Essen erfolgen, weil der Druck auf den Körper zu stark ist. Die ganze Förderung findet auf dem Boden statt, der Betreuer sitzt bequem, möglicherweise auch mit Anlehnmöglichkeit auf dem Boden im Längssitz oder kniend. Man braucht ein großes saugfähiges Tuch als Unterlage (um auch eine "Überschwemmung" aufsaugen zu können), bei größeren Kindern und Erwachsenen kann es sinnvoll sein, eine Windel anzulassen, da sonst der Säuberungsaufwand überhand nimmt. Das Kind liegt auf dem Rücken, wir streichen mit beiden Händen gleichzeitig von der Brustmitte, dem Rippenverlauf folgend, nach außen. Als wollte man Buchseiten glätten, von innen nach außen. Der Händedruck ist dabei sicher und fest, jedoch nicht pressend, in keinem Fall aber nur leicht streichelnd. Wir können dies etwa 15 mal hintereinander durchführen. Dann wechseln wir mit der rechten Hand von der kindlichen Flanke über seine Brust bis zur Schulter. Ebenfalls eine fest streichende Bewegung. Abwechselnd dann die linke Hand, so daß sich beide Linien überkreuzen und dem Rumpf in der Diagonalen einen intensiven Eindruck vermitteln. Wir dürfen bei diesen Bewegungen nie schneller werden, sondern nur intensiver. Auch diese Bewegungen in der Diagonalen werden etwa je 15 mal angeboten. Danach wird das Kind ebenfalls in Rückenlage mit seinen Extremitäten, d.h. Armen und Beinen näher vertraut gemacht. Wir halten mit unserer linken Hand den linken Arm des Kindes am Handgelenk fest. Der Arm des Kindes ist nach oben gestreckt. Mit unserer rechten Hand beginnen wir von der Schulter her den Arm entlang zu streichen. Dabei umfaßt unsere Hand, wenn irgend möglich, den ganzen Arm des Kindes. D.h. unsere Hand zieht nicht nur einen "Strich" auf den kindlichen Arm, sondern gibt ihm ringsherum einen taktilen Eindruck. Die Bewegung geht immer nach oben. Danach wechseln wir unsere Hände, d.h. die rechte Hand hält den Arm des Kindes und die linke vollzieht die Bewegung von Nacken, Schulter, Oberarm, Ellbogen, Unterarm, Handgelenk bis zur Hand des Kindes. Das gleiche erfolgt danach am anderen Arm. Wir erreichen dadurch eine intensive Anregung der Haut - und Tiefensensibilität von Arm und Hand. Gleichzeitig ergibt die gesamte Abfolge einen Nachvollzug der normalen Entwicklung von körpernah zu körperfern (proximal - distal).

Wir umfassen dann die Handgelenke des Kindes mit einem sicheren und festen, natürlich nicht pressenden, Griff. Der eigene Daumen streicht über die Handinnenfläche zu den Fingern des Kindes - manchmal gelingt es auf diese Art, auch sehr spastische Hände ansatzweise zu öffnen.

Bei einigen Kindern kann es sinnvoll sein, das Kind in Rückenlage auch am Bauch zu stimulieren. Von den Rippenbögen in der Diagonalbewegung abwechselnd mit rechter und linker Hand wird der Bauch "ausgedrückt". Diese streichend drückenden Bewegungen können allerdings die Blasenaktivität stimulieren.

Ähnlich wie die Anregung der Arme und Hände erfolgt dann eine Anregung der Beine und Füße. Ebenfalls in Rückenlage wird ein Bein nach oben gehalten. Es kann dabei praktisch sein, sich das Bein des Kindes auf die eigene Schulter zu legen, um so auch mit beiden Händen Oberschenkel, Knie, Unterschenkel des Kindes umfassen zu können. Die Knöchel und dann der Fuß sollen insbesondere intensiv massiert werden.

Der Rücken dieser schwerstbehinderten Kinder ist häufig eine besonders vernachlässigte Partie des kindlichen Körpers. Langes Sitzen in Sitzschalen oder Liegen im Bett lassen dem Rücken kaum differenzierte Anregung zukommen. Das Kind wird also in eine ihm mögliche Bauchlage gebracht. Bei kleinen Kindern könnte dies quer über die eigenen Beine sein, bei größeren muß vielleicht durch Polster und Kissen eine stabile Lage hergestellt werden. Zunächst erfolgt die Anregung quer über den Rücken, wobei wir unsere beiden Hände gleichzeitig einsetzen, jedoch in entgegengesetzter Richtung, d.h. die eine Hand bewegt sich der uns zugewandten Flanke des Kindes über den Rücken zur abgewandten und im gleichen Moment die andere von der abgewandten Seite zu uns her. Beide Hände umfassen somit gleichzeitig den ganzen kindlichen Rücken. Dies beginnt man zunächst in der eigentlichen Rückenpartie, um das Kind daran zu gewöhnen, dann aber wandert man vom Nacken beginnend langsam bis zum Po und wieder zurück.

Darauf erfolgt eine Anregung entlang der Wirbelsäule. Dies sollte sehr ruhig und langsam erfolgen. Wir streichen mit mäßigem Druck entlang der Wirbelsäule auf- und absteigend, wobei der Handballen den Hauptdruck geben kann, während die nach außen gerichteten Finger noch den ganzen Rücken mitberühren. Dabei kann es sinnvoll sein, daß unsere eine Hand den Po des Kindes stützt und so einen besseren Widerstand bietet.

Diese Längsbewegung kann dann ebenfalls in Bauchlage über den Po und die Beine bis zu den Füßen verlängert werden.

Bemerkung:

Die Technik und Ausdauer, die hierzu erforderlich sind, sollte jeder einzelne zunächst mit Kollegen am eigenen Körper erproben. Eine gewisse Sicherheit im Umgang ist erforderlich, um die schwerstbehinderten Kinder nicht unruhig, unsicher und verstört werden zu lassen. Es sei noch einmal darauf hingewiesen, daß wir dabei im doppelten Sinn dem Kind sehr nahe kommen und diese Angebote daher sorgfältig und ernsthaft gemacht werden müssen.

Wir haben dann die Möglichkeit, durch unterschiedliches Material die somatische Wahrnehmung des Kindes weiter zu differenzieren, statt unserer eigenen Hände mit Massageöl können nun zusätzliche anregende Materialien herangezogen werden. Dabei ist zunächst an eine Auswahl deutlich unterscheidbarer Handschuhe zu denken, die dem Kind einen besonders intensiven Eindruck von weich und rauh, von kühl und warm und dergleichen geben können. Es hat sich gezeigt, daß schwerstbehinderte Kinder am Anfang der Förderung recht deutlich unterscheidbare Reize brauchen, um sie überhaupt unterscheiden zu können. Natürlich muß man darauf achten, daß die Reize nicht extrem sind, daß die zarte Haut des Kindes, die wenig Berührung gewohnt ist, nicht überreizt wird.

Eine besonders attraktive Form der somatischen Anregung kann das Abföhnen sein. Ein normaler kräftiger Haarföhn kann als Medium zur Entwicklung der somatischen Wahrnehmung verwendet werden, wobei statt der unmittelbaren Berührung mit dem kindlichen Körper jetzt die Berührung mit dem warmen Luftstrom steht. Wir konnten bei einigen Kindern beobachten, daß sie diese Form bevorzugten - möglicherweise hatten sie schon zu viele negative Erfahrungen mit den Händen anderer Menschen machen müssen. Man sollte sich dabei aber immer vergewissern, daß der Luftstrom zwar gut warm, aber nie zu heiß ist.

Das Schema von Leboyer zur Säuglingsmassage hat sich in der Arbeit mit schwerstbehinderten Menschen außerordentlich gut bewährt. Es bietet, wie kaum ein anderes Verfahren, eine Systematik der Entfaltung, die sich für alle somatischen Angebote fast zwingend anbietet. Allerdings kann es in unterschiedlichen Etappen der Förderung sinnvoll sein, die Vorgehensweise etwas zu verkürzen. Dabei sollten aber die zu Beginn genannten Grundprinzipien der Symmetrie, der Spannung/Entspannung und der Rhythmisierung unbedingt beibehalten werden.

Wenn mit zusätzlichem Stimulationsmaterial gearbeitet wird, so haben die Erfahrungen der letzten Jahre gezeigt, daß dabei ganz besondere Vorsicht am Platze ist. Zwar gilt die Erkenntnis, daß schwerstbehinderte Kinder häufig sehr deutlich voneinander unterscheidbare Reize benötigen, um sie als differente Reize zu empfinden, dies berechtigt allerdings nicht zur Wahl extremer Medien z.B. sehr harter Bürsten.

Überhaupt mußten wir erkennen, daß Bürsten und Pinsel wenig geeignet sind, um das Körpererleben zu fördern. Bürsten und Pinsel zeichnen Berührungsstreifen auf den Körper. Diese Streifen lassen sich zwar nebeneinander setzen, geben aber doch nur ein additives Bild vom eigenen Körper. Es ist viel wichtiger, daß z.B. der Arm oder der Fuß des Kindes als Ganzes, als eine körperliche Einheit erfahren wird. Dies gelingt wesentlich besser, wenn wir z.B. mit einem Frotteetuch den ganzen Arm, den ganzen Fuß umfassen und dabei auch unsere beiden Hände gleichzeitig zum Einsatz bringen. Nur der Druck und die Berührung von allen Seiten, zur gleichen Zeit, vermittelt das eigentliche Körpergefühl, das mit dem Ansprechen der Tiefensensibilität verbunden ist.

Die Verwendung starrer Anregungsmaterialien wie Bürsten und Pinsel macht das einfühlsame "Nachformen" des kindlichen Körpers wesentlich schwerer.

Bei der Auswahl von Materialien gilt es einige Gesichtspunkte zu berücksichtigen. Die Hautverträglichkeit spielt eine nicht gering zu schätzende Rolle, insofern werden Naturmaterialien günstig sein, die allerdings auch gut saubergehalten werden müssen. Synthetische Materialien müssen insbesondere darauf überprüft werden, daß sie keine statische Elektrizität laden und dann dem Kind unangenehme "Schläge" austeilen. Zunächst könnte es genügen über

- ein Veloursfrotteetuch

- ein Schlingenfrotteetuch

- ein stärkeres Baumwolltuch und

- ein Seidentuch

zu verfügen. Mit diesen taktilen Angeboten ist man bereits recht gut ausgestattet. Das Frotteetuch sollte nicht mit Weichspülern behandelt sein, um die frottierende Wirkung nicht zu vermindern. Das Veloursfrotteetuch allerdings sollte so weich wie möglich gehalten werden. Felle, Leder und andere denkbare Materialien können eingesetzt werden, wenn sie vom Kind vertragen werden. Inbesondere langhaarige Felle können unangenehme, irritierende (taktile Abwehr!) Wirkung auf das Kind haben, bei ihnen ist große Vorsicht geboten. Es gibt allerdings Kinder, die recht gut damit zurechtkommen und das besonders weiche Fell genießen können. Für eine erste Erprobung sollte man deswegen lieber ein festeres, kurzlockiges Schaffell verwenden, als etwa ein kitzeligeres Katzenfell zu nehmen.

Bei all diesen Angeboten mit einem dazwischengeschalteten, die Reize erhöhenden Medium ist es ganz besonders wichtig, daß die Hände durch das Tuch hindurch sichere und beständige Berührung bieten, um so dem Kind keine Unsicherheit zu bereiten. Die Tücher sollen also nicht lose und flatternd über das Kind gezogen werden, sondern sie dienen ausschließlich dazu, die Berührung der Hände variantenreicher und für die Berührungsqualität intensiver zu machen.

Die Abfolge orientiert sich auch hier an dem oben ausführlicher beschriebenen Schema. Es ist möglich, sich bei diesen Materialangeboten für einzelne Schritte der Förderung nur auf die Beine und Füße oder die Arme und Hände zu konzentrieren, wenn wir davon ausgehen können, daß das Kind bereits ausreichend Erfahrung mit den zentrumsnahen Körperpartien (proximal) gemacht hat. Für die einzelne Fördereinheit bedeutet dies, daß das Kind nicht unbedingt bei jedem Mal die Anregung auf dem ganzen Körper bekommen muß. Jedoch sollten die angeregten Partien nicht zu klein gewählt werden, z.B. nur die Füße oder die Hände, weil sonst für das Kind der gesamtkörperliche Zusammenhang verloren geht.

Die verwendeten Tücher eignen sich zusätzlich sehr gut, um ein wenig mit angenehmem Geruch parfümiert zu werden. Sie geben so dem Kind vielleicht noch zusätzliche Erkennensmöglichkeiten. Ebenfalls sind die Tücher sehr gut als "Schnuffeltuch" zu verwenden. Damit ist gemeint, daß wir dem Kind nach der Beendigung einer intensiven Fördereinheit - in diesem Fall somatische Anregung - ein "Souvenir" geben, das es an die gemeinsame Aktivität erinnern kann. So besteht auch für das sehr schwer behinderte Kind die grundsätzliche Möglichkeit, noch Anteile der Fördersituation in die sich anschließende Ruhephase zu übernehmen. Aus diesem Grunde scheint es sinnvoll, für jedes Kind ein eigenes Set von Anregungsmaterial vorzusehen - dies entspricht auch unseren hygienischen Vorstellungen.

Berührungserfahrungen im Gesicht

Berührungserfahrungen im Gesicht sind sehr wichtig, aber gleichzeitig außerordentlich heikel. Das Gesicht ist mit einer großen Sensibilität ausgestattet. Berührungen können sehr leicht als bedrohlich, als zu nah und damit zumindest als störend aufgenommen werden. Jedes Kind hat bereits vielfältige, häufig unangenehme Erfahrungen mit Berührungen im Gesicht hinter sich und macht sie täglich aufs Neue, z.B. kämmen, waschen, eincremen und dergleichen Pflegeberührungen mehr. Wir betreten also kein "Neuland", sondern müssen damit rechnen, daß die Kinder bereits einige Aversionen aufgebaut haben. Aus diesem Grund scheint es wichtig, zunächst einmal Förderangebote von den Pflegemaßnahmen zeitlich zu trennen, damit für das Kind keine unguten Assoziationen entstehen können.

An dieser Stelle sei es erlaubt, einen vielleicht ungewöhnlichen Terminus einzuführen, es handelt sich um die "Jonas-Position". Entdeckt wurde diese Position von einem kleinen Jungen, der sich in bestimmten Situationen offenbar eine sehr starke, schützende und beruhigende Lage veschaffen wollte. Er legte sich zwischen die Beine seiner Mutter, den Kopf etwa im Schritt und ließ sich dann mit den Beinen ganz fest umfassen. Er bekam auf diese Art und Weise einen intensiven Druck auf und um den ganzen Körper. Nach einigen Minuten ließ er sich wieder befreien und fühlte sich offensichtlich sehr angeregt und entspannt. Das Eingeschlossensein und danach die Befreiung, die Fähigkeit wieder aktiv zu sein, erinnern an den biblischen Jonas. Natürlich sind auch psychoanalytische Deutungen mit hinzuzuziehen.

Die Beobachtung dieses Kindes ließ uns eine ähnliche Position bei schwerbehinderten Kindern erproben, und es zeigte sich, daß auch hier ein deutlicher emotionaler Stabilisierungseffekt, verbunden mit körperlicher Ruhe, nicht selten zu beobachten war.

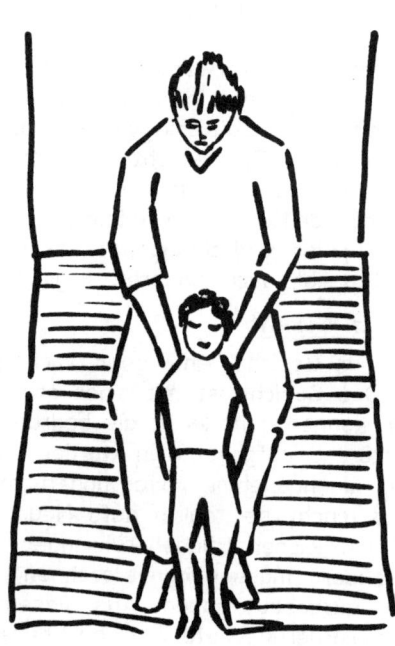

Gerade aber in dieser Position war es sehr gut möglich, nachdem das Kind symmetrisch durch Druck von außen stabilisiert worden war, nun auch mehr Berührung am Gesicht zu wagen. Der Kopf war durch die Beine in eine Mittelstellung gehalten, er erlebte Ruhe, hatte keine Probleme, sich mit der Schwerkraft auseinanderzusetzen. Der gleichmäßige Druck tat ein übriges, um die erhöhte Irritierbarkeit herabzusetzen. Mit beiden Händen konnte man nun den hinteren Wangenbereich berühren. Dabei legen sich die Handflächen ruhig mit mäßigem Druck um das Gesicht des Kindes und bleiben zunächst so am Gesicht des Kindes liegen. Diese Berührung wird meistens gut toleriert.

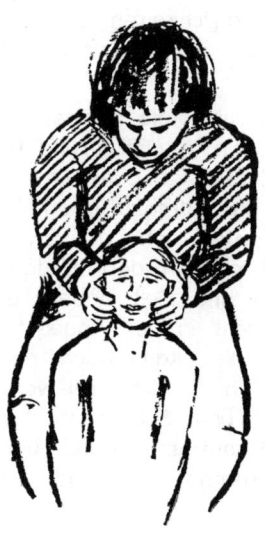

Langsam kann dann mit beiden Händen der Stirnbereich einbezogen werden, bzw. der Bereich der Augenpartie, der Nase und Wangen. Der Mund bleibt ein äußerst sensibler Bereich, den man nur mit sehr großer Ruhe und nach ausreichend langen Vorerfahrungen mit in die Berührung einbeziehen sollte. Am Anfang steht eine mehr statische Berührung mit Betonung des mäßigen Drucks, gegebenenfalls einer Druckvariation, um keine Monotonie aufkommen zu lassen. Erst nach einer guten Kooperation zwischen Kind und Betreuer kann dazu übergegangen werden, diese Angebote in Bewegungsangebote zu wandeln. Die Berührungs- und Bewegungsimpulse sollten dann im Sinne der "Entfaltung" (F. Leboyer) von der Gesichtsmitte nach außen gehen.

Wenn solche Berührungsangebote akzeptiert und genossen werden, kann man auch dazu übergehen, sie aus einer anderen Position, z.B. vis-à-vis, anzubieten. Dies kann in einer dem Kind entsprechenden guten Position erfolgen, zunächst wohl in Rückenlage. Für die weitere Arbeit ist es dann aber bedeutsam, daß analoge Angebote vor dem Füttern sinnvoll sein können, um den gesamten Kopf- und Gesichtsbereich, speziell natürlich den Bereich des Unterkiefers und des Mundes, auf das Essen vorzubereiten. Ein ausgeglichenerer Muskeltonus, eine verbesserte Selbstwahrnehmung, auch im Bereich des Gesichtes, kann einen wesentlicher Schritt zu einer Verbesserung der Eßmöglichkeiten darstellen. Nähere Erläuterungen hierzu finden sich aber auch in dem entsprechenden Kapitel über das Essen.

Zusammenfassend läßt sich über die spezielle somatische Anregung sagen, daß sie ein Grundbaustein der Förderung für Menschen mit schwerster Behinderung darstellt. Sie ist daher mit besonderer Sorgfalt und Aufmerksamkeit zu planen und durchzuführen. Die Beschäftigung mit dem Körper eines Menschen erfordert sehr viel Zuwendung. Um diese Zuwendung geben zu können, ist es erforderlich, daß Pädagogen, Therapeuten, Betreuer, ausreichend Ruhe und Zeit haben, um solche Fördereinheiten durchzuführen. Dies muß nicht in der Abgeschiedenheit eines speziellen Therapieraumes geschehen, dies kann auch in der Gruppe durchgeführt werden, aber der einzelne muß sich frei von anderen Aufgaben, von anderen Aufmerksamkeiten und Störungen fühlen können. Andernfalls entsteht zu leicht Hektik, Unaufmerksamkeit und damit kann die körpernahe Arbeit sehr schnell störend, irritierend, unangenehm aufregend und keineswegs förderlich werden.

Vibratorische Anregung

Vibratorische Anregung knüpft, wie die beiden zuvor beschriebenen Anregungsmodalitäten, an die pränatale frühkindliche Erfahrung an. Das Empfinden von Schwingung begleitet auch noch den nichtbehinderten Erwachsenen. Allerdings häufig in Formen, die kaum bewußt wahrgenommen werden. Wir setzen das Schwingungsempfinden nur selten aktiv bewußt ein, um uns Information zu verschaffen.

Wie schon dargestellt, bestehen enge Entwicklungsbeziehungen zum Hören, das sich aus dem ganzheitlichen Schwingungsempfinden zu entwickeln scheint. Zunächst wird Stimme über den Körper des Kommunikationspartners gespürt, später dann als einzelnes Phänomen wahrgenommen. Vibration zeigt aber auch eine Nähe zur Atmung (s.o.), Atmung kann durch Vibrationsimpulse von außen verstärkt und rhythmisiert werden. In einem nächsten Schritt zeigen sich dann Auswirkungen auf die eigene Stimmproduktion, die durch Vibration des Körpers angeregt werden kann. (Ein gutes Beispiel hierfür sind kleine Kinder im Kinderwagen, die gerne dann Laute von sich geben, wenn der Wagen über einen Untergrund fährt, der deutlich Schwingung produziert).

Vibration zeigt aber auch Nähe zur vestibulären Anregung, hier gibt es einen Grenzbereich kleinster vestibulärer Impulse, die fast identisch mit Schwingungsempfindung sind (z.B. kleinste Schwingungen auf dem Trampolin).

Für die spezifische Förderung sehr schwer behinderter Kinder kommen all diese Bereiche in Frage, und es hängt oft von sehr individuellen Entwicklungskomponenten ab, in welche Richtung die Förderung gehen muß, um den Bedürfnissen des Kindes zu entsprechen.

Von besonderem Interesse kann die vibratorische Anregung auch sein, wenn es darum geht, dem Kind sein Skelett, d.h. das Trägersystem des Körpers, erfahrbar zu machen. Gesunde Kinder erleben dieses Trägersystem immer dann, wenn sie sich in heftigerer Bewegung befinden. Springen, plötzliches Stoppen, Hüpfen - all dies gibt Impulse auf das Knochensystem, das so in seiner Festigkeit und Stabilität als integrativer Teil des Körpers erfahren wird. Jeder blaue Fleck, jede Beule am Kopf hat auch die Wirkung, daß der eigene Körper als teilweise fest und stabil, widerstandsfähig, aber eben auch schmerzempfindlich erfahren wird. Für viele sehr schwer behinderte Kinder bestehen diese Erfahrungsmöglichkeiten nicht. Zwar mag man sich über das Fehlen aufgeschlagener Knie und Ellbogen freuen, doch entgehen damit im ganzen dem Kind wichtige Informationen über sich selbst. Vibrationsangebote können nach unserer neueren Einschätzung helfen, dem Kind sein Knochensystem in einer spezifischen Form erfahrbar zu machen. Da dies eine sehr grundlegende und wichtige Erfahrung ist, sei die Beschreibung der Angebote zur Förderung dieser Erfahrung an den Anfang gestellt.

Wir gehen, wie schon mehrfach beschrieben, von einer individuell angepaßten, optimalen Lagerung des Kindes aus, wobei sich in diesem Fall die Rückenlage, wenn möglich, als günstigste anbietet. Im Gegensatz zu den bisher beschriebenen Vorgehensweisen scheint es günstiger, distal, d.h. möglich körperfern, mit den vibratorischen Angeboten zu beginnen. Die Vibration an der Körpermitte ist außerordentlilch intensiv und kann bedrohlich wirken. Für einen Großteil der beschriebenen Personengruppe sind es insbesondere die Beine und Füße, die kaum zum eigenen Körper dazugehören. Sie werden fast nie in Funktion erlebt und sind so möglicherweise "nicht existent". Bewährt hat sich ein Massagekissen, das nicht allzu starke Vibrationen produziert. Wir können nun bei guter Hüft- und Kniebeugung dem Kind entlang der langen Knochen Schwingung anbieten, wie in der Abbildung dargestellt.

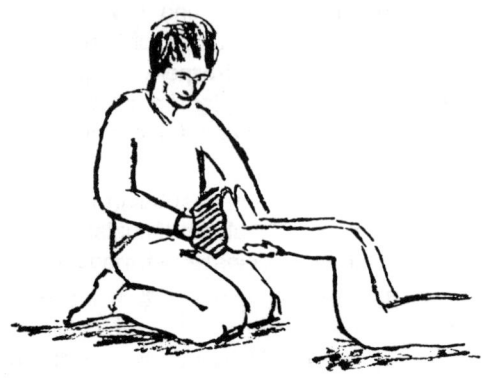

Die Schwingung breitet sich sehr gut wahrnehmbar von Gelenk zu Gelenk aus und läßt eine sehr deutliche Selbstwahrnehmung zu. Die beschriebene Position ermöglicht gute Korrektur und Stabilisierungshilfen durch den Betreuer. Dies gelingt in der beschriebenen Art besser, als mit handelsüblichen Massagegeräten, die zudem für kleinere Kinder häufig zu starke Vibrationsimpulse geben. Bei sehr vielen Kindern ist zu beobachten, daß sie diese neuen sensorischen Angebote mit großer Aufmerksamkeit und auch Befriedigung aufnehmen. Man könnte sagen, daß sie ihren eigenen Körper in bestimmten Partien "neu entdecken". Vielleicht nehmen sie mit diesem Medium Schwingung sich tatsächlich erstmals auch in den entfernteren und tieferen Bereichen wahr. Im weiteren kann man mit dem Massagekissen die Partie zwischen Knie und Hüfte sensorisch anregen. Nach genügend langer Vorbereitung ist es auch möglich, auf der kleinsten Schwingungsstufe mit dem Kissen zum Bauch des Kindes zu kommen, um ihm so auch über den Rumpf Erfahrung zu vermitteln. Dabei kann dann die Position gewechselt werden, so daß das Kind auch das Kissen mit seinen Armen umfaßt und so zusätzliche Objekterfahrungen macht.

Diese Angebote lassen sich auch sehr gut als Vorphase für physiotherapeutische Angebote verwenden, da dann das Körpergefühl verstärkt wird, und so Bewegungsimpulse besser aufgenommen werden können.

Die beschriebenen Vibrationskissen sind außerdem wie ein Heizkissen erwärmbar, was die Handhabung noch angenehmer macht. Solche Kissen sind im Handel erhältlich. Massagegeräte sind - wie schon erwähnt - häufig in der Vibrationswirkung zu stark - auch ist es nicht ganz einfach den mehr punktförmigen Einsatz richtig zu plazieren. Möchte man dennoch ein Massagegerät verwenden, so ist es wichtig, daß wir nicht entlang der Muskulatur stimulieren, denn dadurch erhöht sich häufig unbeabsichtigt der pathologische Muskeltonus, sondern daß die Impulse auf die außerdem wesentlich besser leitenden Knochen gerichtet sind. Analog zur Beschreibung des Vorgehens bei den Beinen ist dies natürlich auch bei Händen und Armen möglich.

Viele Kinder mögen es sehr gerne, wenn sie Schwingung unmittelbar am Kopf plaziert bekommen. Dies trifft sowohl Schwerhörige, Gehörlose wie auch andere Kinder, die offenbar diese elementarste Form vibratorisch-auditiver Wahrnehmung sehr schätzen (erinnert sei an behinderte Kinder, die sehr gerne ihren Kopf auf eine Waschmaschine legen, die gerade schleudert, die sich unmittelbar vor eine Lautsprecherbox setzen, die auf höchste Lautstärke gedreht ist - all dies vermittelt sehr starke Vibrations-empfindungen).

Vibration kann aber auch, wenn sie von kleineren Objekten ausgeht, eine Anregung für Berühren und Festhalten sein. Wir konnten immer wieder beobachten, daß vibrierende Objekte eher und länger festgehalten werden, als "leblose" Objekte. Die Hand-Mund-, Hand-Kopf-Koordination war für die Kinder offensichtlich lohnender, wenn eine solche starke Information vom Objekt ausgeht. Offensichtlich ist auf dem beschriebenen frühen Ent-wicklungsniveau das Vibrieren wichtiger, als die Information über Form, Farbe oder Funktion. Hierzu eignen sich nun kleine Tischmassagegeräte mit Batterieantrieb besonders gut. Längliche Vibrationskörper, die im Versand-handel zu beziehen sind (heute bereits in neutraleren Formen), scheinen als "Greiflinge" ganz besonders attraktiv. Hierzu lassen sich aber auch elektrische Zahnbürsten ohne den Bürstenaufsatz oder elektrische Rasier-apparate mit Batterieantrieb verwenden. Auf den Einsatz von Objekten zum Spielen und Erkunden wird später unter 6.5 noch näher einzugehen sein.

Zwar würde der menschliche Körper, in diesem Fall der der Betreuer, sich ebenfalls recht gut eignen, um Vibration anzubieten, doch stellen sich hierbei häufig größere Schwierigkeiten. Man kann sich ein kleineres Kind sehr gut auf den Bauch legen und durch Atmung und brummelige Stimme Vibration vermitteln. Dies ist eine wichtige Form elementarster Kommuni-kation - aber die Variationsmöglichkeiten sind unter sensorischem Aspekt eher begrenzt und die körperliche Nähe dominiert die Situation. Es ist immer eine sehr intensive kommunikative und weniger eine Situation, in der das Kind sich mit spezifischen Objekterfahrungen befaßt. Insofern bestehen hier Zielunterschiede. Dennoch kann natürlich der menschliche Körper, unsere Stimme, unsere Atmung immer wieder als wichtiges Medi-um eingebracht werden, gerade dann, wenn Kinder auf Schwingungs-empfinden besonders gut ansprechen.

Es kann aber auch sinnvoll sein, für Kinder durch etwas aufwendigere technische Medien Erfahrungsbereiche zu erschließen, die ihnen bislang verschlossen waren. Es ist hierbei insbesondere an den "Vibrationswürfel" zu denken, der die Möglichkeit bietet, Schwingung von Musik unmittelbar auf den Körper zu übertragen. Ursprünglich wurden solche Geräte zur Förderung hörgeschädigter Kinder eingesetzt, in modifizierter Weise stehen sie jetzt auch für Schwerstbehinderte zur Verfügung. Im Prinzip handelt es sich um sehr große Baßlautsprecherboxen mit Holzabdeckung, auf die jemand gesetzt oder gelegt werden kann. Ausreichend dimensionierte Verstärker können dann beliebig Musik, Stimme, Gesang etc. in der wünschenswerten Form übertragen. Natürlich läßt sich damit sowohl die Stimme von Betreuern als auch die eigene Stimme des behinderten Menschen verstärken, so daß sich solche Geräte auch im Sinne eines Feedback zur verbesserten Selbstwahrnehmung eignen.

Eine weiter entwickelte Form mit zusätzlichen Möglichkeiten stellt das schwingende Wasserbett dar, das nun auf einer weichen, nachgiebigen Unterlage ebenfalls Schwingung von Musik oder Stimme verstärkt übermittelt. Hier sind wesentliche Elemente pränataler Erfahrung erlebbar. Die Technik ist allerdings so aufwendig daß sich ein Wasserbett nicht selbst anfertigen läßt. Insbesondere sind die Schwingungsverhältnisse akustischer Wellen in Luft und Wasser so komplex, daß es dazu besonderer technischer Kenntnisse bedarf.

Das Wasserbett zeigt, daß in einer entspannenden Atmosphäre sehr viele Kinder sich in ihrem Gesamttonus normalisieren, daß sie eigene Bewegungsaktivitäten zeigen, daß sie "entspannt aktiv" sein können, daß sie vermehrt Laute produzieren - kurzum, sich außerordentlich wohlfühlen. Sie sind weniger deutlich ihren pathologischen Bewegungsmustern ausgesetzt, sie erfahren mehr körperliche Freiheit und können dies offenbar genießen. Gerade bei Kindern mit emotionalen Problemen kann das Wasserbett eine deutliche Erleichterung für Kind und Umgebung, aber auch eine Fördermöglichkeit sein - immer dann, wenn Spiel- und Kommunikationsangebote aufgrund der Schwere der Behinderung noch nicht greifen. Angesichts der zu Beginn gemachten Ausführungen über die psychoemotionale Situation schwerstbehinderter Menschen sollten solche Angebote nicht als überflüssiger Luxus betrachtet werden, sondern als eine der wenigen möglichen Formen, schwerstbehinderten Menschen in ihrer Befindlichkeit Zeiten der Besserung zu ermöglichen.

Vibration und Hören

Für viele schwerstbehinderte Kinder ist das Hören von Schallwellen noch nicht besonders attraktiv, sie scheinen sich nicht nach außen hin orientieren zu können. Dies kann, muß aber keinesfalls mit einer Schwerhörigkeit in Verbindung stehen. In der älteren heilpädagogischen Literatur wurde der Begriff der "Seelentaubheit" verwendet, der m. E. diesen Sachverhalt treffend beschreibt.

Vibration hingegen wird auch von diesen Kindern wahrgenommen, und, wie schon beschrieben, auch mit Interesse aufgenommen. Vibration ist die Schwingung am eigenen Körper, sie liegt dem Kind "näher" als die rein akustische Schwingung. Mit Hilfe von geeigneten Musikinstrumenten kann zum Beispiel die auditiv vibratorische Aufmerksamkeit auf schwingend klingende Objekte gelenkt werden. Dies soll nicht als "musikalische Früherziehung" mißverstanden werden, sondern es ist der Versuch, dem Kind nahe zu bringen, daß Objekte Geräusche, Töne, Klänge erzeugen. Sie können lernen, daß Menschen eine Stimme haben und mit dieser Stimme in Kontakt treten können. Ja, es kann diese Stimme in bestimmten Situationen stellvertretend für den Menschen wirksam werden. Die Auswahl geeigneter Musikinstrumente orientiert sich zunächst also an ihren Möglichkeiten, Schwingung unmittelbar zu übertragen. Solche Instrumente gibt es grundsätzlich aus jedem Instrumentenbereich, sei es Streich-, Blas-, Schlaginstrumente; doch reduziert der praktische Einsatz mit schwerstbehinderten Kindern in der Regel noch einmal die Auswahl. Nach den bisherigen Erfahrungen sind es hauptsächlich Holzschlaginstrumente, die sich als besonders günstig zeigen. Große Tonblöcke, aber auch Schlitztrommeln und neue Musikinstrumentkonstruktionen, z.B. Klangobjekte der Firma Schlagwerk, sind ganz hervorragend geeignet. Es geht ja darum, daß das Objekt - ähnlich wie oben bei den Massagekissen beschrieben - unmittelbar an den Körper des Kindes gebracht werden kann, so daß sich die Schwingung über die Knochenleitung direkt auf das Kind überträgt. Tiefe Töne erzeugen mehr Schwingung. Instrumente, die von ihrer Resonanz nichts verlieren, wenn sie viel Kontakt mit einem anderen Körper haben, sind besonders geeignet. Die Abfolge des Angebots kann ähnlich sein wie bereits oben beschrieben. Das Lauschen und Erleben von Schwingung unmittelbar am Kopf, vielleicht durch vorsichtiges Berühren mit den Händen unterstützt, kann besonders attraktiv sein. Zunächst geht es auch hier wiederum um das Erleben von Schwingung unterschiedlicher Tonhöhen, es geht noch nicht um das Erleben von Musik, von Liedern und Melodien. Das Musikinstrument bietet die Möglichkeit, langsam und zentimeterweise die Distanz zu vergrößern. Zuerst spürt das Kind den Klang in unmittelbarem Körperkontakt, dann gibt es einige Zentimeter Distanz. Schwingung ist zwar noch spürbar, aber schon mehr nur hörbar. Die Distanz wird weiter erhöht, so daß nur noch das Hören angesprochen wird. Viele Wiederholungen, Angebote von rechts, links, oben und unten können dem Kind helfen, seine auditive Wahrnehmungswelt zu erweitern. Der bekannte Ton, die wahrgenommene Schwingung, wird jetzt auch im reinen Klang wieder erkannt.

Es hat sich bewährt, dabei gleichmäßig rhythmische Anschläge zu machen, so daß das Kind sich auf diesen gleichmäßigen Rhythmus mit seiner Erwartung einstellen kann - wenn die Rhythmusfolgen zu kompliziert sind, so fällt es dem Kind wesentlich schwerer, auf den nächsten Ton zu warten. Gerade pentatonisch gestimmte Instrumente, wie die genannten Schlagwerkklangobjekte, erzeugen stets harmonische Klänge, auch bei unterschiedlicher Tonhöhe, so daß diese Angebote auch musikalischen Ansprüchen durchaus genügen können. Dies erleichtert die Arbeit auch für nicht so musikalische Betreuer und die potentiellen Zuhörer.

Dieses Prinzip der wechselnden Annäherung und Entfernung, des Übergangs von Schwingung zum Hören ist natürlich auch mit der menschlichen Stimme zu praktizieren. Man beugt sich z.B. über ein daliegendes Kind, bringt seinen Kopf neben den Kopf des Kindes, stellt sehr viel Körperkontakt her, singt und brummelt ein wenig, nennt den Namen und entfernt sich dann ganz langsam, Zentimeter um Zentimeter, unter Beibehaltung des stimmlichen Angebotes. Man schaut aufmerksam, wie lange das Kind sich noch an der Stimme orientieren kann. Häufig wird man feststellen, daß ca. nach 50 cm bis 1 m. das Interesse des Kindes erlischt, man nähert sich wieder an, stellt wieder Körperkontakt her und macht so dem Kind klar, daß man nach wie vor präsent ist, daß es einen spüren darf, und daß wir ihm mit unserer Stimme ein solches Schwingungsangebot machen.

(Wir sollten uns dabei an jene Spiele mit Säuglingen erinnern, bei denen Eltern oft mit den Lippen prustend dem Kind auf den Bauch blasen, was eine ganz besonders intensive Form von Vibration ist, sich dann wieder entfernen, das gleiche Geräusch aus einer gewissen Distanz machen, sich wieder dem Kind annähern. Auch hier werden dem Kind in spielerischer Form solche Zusammenhänge der Konstanz in unterschiedlichen Wahrnehmungsbereichen vermittelt).

Angebote mit Instrumenten sollten gut vorbereitet und geplant werden, die nötige Ruhe als kontrastreicher Hintergrund ist ebenfalls vorzusehen. Neben den genannten Schlagobjekten können natürlich auch große Trommeln Einsatz finden, auch Streichinstrumente vermitteln eine intensive Schwingung - nur ist oft deren Kostbarkeit nicht ganz in Einklang mit dem praktischen Einsatz bei schwerstbehinderten Kindern zu bringen. Auch große Baßblasinstrumente könnten, so vorhanden, Einsatz finden. Wichtig ist in jedem Fall, daß es sich um Baßtöne handeln muß, das übliche Angebot von Kinderinstrumenten wie Sopranxylophone, Tamburins u.ä. genügt in der Regel nicht, um den notwendigen Schwingungseffekt zu erzeugen. Becken und Gong erzeugen zwar sehr intensive Töne, sie eignen sich sehr gut für die Förderung des Hörens, sind aber weniger gut geeignet, um Schwingung zu fühlen, da sie sehr sensibel mit Klangverlust reagieren, wenn sie nicht mehr frei schwingen können, d.h. wenn sie berührt werden.

Der Einsatz der menschlichen Stimme in Verbindung mit der unmittelbaren körperlichen Übertragung kann immer stattfinden. Er kann zu einem Grundprinzip der Kommunikation werden, wenn Kinder sich noch nicht auf Distanz hin auditiv orientieren können. Die Bedeutung der menschlichen Stimme für ein Gefühl der Sicherheit und des Sich-Wohlfühlens kann nicht hoch genug eingeschätzt werden. Daher sollte es ein selbstverständlicher Bestandteil des täglichen Zusammenlebens sein, daß den Kindern immer wieder durch unmittelbaren Körperkontakt Stimme spürbar gemacht wird. Dann aber sollte sich der Betreuer nicht unvermittelt wieder völlig entfernen, sondern seine Stimme jeweils in langsamer Annäherung oder in langsamer Entfernung noch einmal und noch einmal anbieten, um dem Kind den Lerneffekt erst möglich zu machen.

Zusammenfassung :

Mit den Bereichen der vestibulären, somatischen und vibratorischen Anregung haben wir ein Grundgerüst zur Begegnung und Förderung schwerstbehinderter Kinder auf elementarem Niveau. Es gibt mit diesen Mitteln die

Möglichkeit, die Kinder in ihrer derzeitigen Persönlichkeitsentwicklung anzusprechen, so daß sie das Angebot wahrnehmen und für sich als bedeutsam erfahren können. Für Kinder, aber auch Jugendliche und Erwachsene mit so schweren Beeinträchtigungen, ist es unabdingbar, daß sich die Umwelt auf sie zubewegt und sich der Annäherungs- und Kommunikationsmöglichkeiten bedient, die dem schwerstbehinderten Menschen zur Verfügung stehen. Wir können auf dieser Entwicklungsstufe mit schwerwiegenden Entwicklungsbeeinträchtigungen keine Anpassungsleistung des Behinderten an seine "normale" Umwelt erwarten. Wir müssen unsere Angebote unmittelbar an den betreffenden Menschen heranbringen und sie so strukturieren, daß er sie mit seinen Möglichkeiten identifizieren und integrieren kann. Dies ist eine nicht einfache didaktische und entwicklungspsychologische Aufgabe, die aber einen großen Reiz dadurch gewinnt, daß sie so ganz unmittelbar Begegnung zwischen zwei Menschen herstellt. Eine Begegnung, die auch für den Pädagogen und Therapeuten anregend, spannend und befriedigend sein kann. Es ist also ein wechselseitiges Anbieten, Beobachten, auf den anderen Reagieren und keinesfalls eine einseitige "Behandlung" eines behinderten Menschen. Es ist das Spiel zwischen zwei Menschen, das alle Grundelemente von Kommunikation und Interaktion zwischen Menschen enthält. Somit ist es auch zutiefst pädagogisch, ohne einseitig "belehrend" zu sein.

6.3 Bewegungserfahrung

An vielen Stellen der vorliegenden Schrift wurde auf die Bedeutung der durch Bewegung vermittelten Erfahrung hingewiesen. Im folgenden soll es nun darum gehen, anhand einiger Beispiele zu zeigen, wie solche elementaren Bewegungserfahrungen für schwerstbehinderte Kinder möglich gemacht werden können. Der Körper eines nichtbehinderten Menschen sorgt durch andauernde Bewegung, Lage- und Haltungsveränderung dafür, daß er sich aktuell immer neu wahrnimmt, daß er seine Lage im Raum, seine Position, seine Spannung immer spürt. Kleinste Bewegungen sorgen dafür, daß es nicht zu einer Habituation (Gewöhnung) kommt, die zu einem Wahrnehmungs- und Kontrollverlust hinsichtlich des eigenen Körpers führen würde. Wenn nun Bewegungsfähigkeit aus unterschiedlichen Gründen radikal reduziert ist, so verliert der Mensch die Wahrnehmungskontrolle über seinen eigenen Körper. Er ist in seinem Körper nicht mehr zu Hause, sondern das Körper-Ich "schrumpft" auf kleine Bereiche, die noch der Bewegung und Kontrolle zugänglich sind. Es ist eine wesentliche pädagogische und therapeutische Aufgabe, durch Bewegungsangebote dem schwerstbehinderten Menschen zu helfen, von seinem Körper erstmals oder wieder Besitz zu ergreifen, sich in ihm auszudehnen und so das Körper-Ich zu vervollkommnen. Erst in zweiter Linie geht es um eine Bewegungsaktivierung, die sich an den Bewegungsproduktionen, am Effekt orientiert. Die Möglichkeit, über Bewegung mit dem eigenen Körper Umwelt zu verändern, d.h. Objekte zu berühren, zu umfassen, zu bewegen, kann erst später ausgebaut werden, wenn das Kind schon in gewissem Umfang über den eigenen Körper verfügt.

6.3.1 Bewegungserfahrung und Vibration

Im vorangegangenen Kapitel wurde bereits dargestellt, wie Vibration die Körperselbstwahrnehmung unterstützen kann. Vibration, in entsprechender Form angeboten, kann dem Kind helfen, sein Knochensystem zu spüren und damit erst einmal Gefühl für Länge und Ausdehnung des eigenen Körpers zu bekommen. Dies ist eine wichtige Voraussetzung, um die Veränderung des Körpers durch Bewegung zu spüren. Vibrationsangebote können nach einer entsprechenden Vorbereitungsphase durchaus auch in Bewegung angeboten werden. Geht man von der oben beschriebenen Ausgangsposition in Rückenlage aus, so kann über das Vibrationskissen die Selbstempfindung auch in einer gewissen Bewegung sehr informativ für das Kind sein. Zusätzlich ist nicht selten zu beobachten, daß die vorangegangene und begleitende Vibration den Muskeltonus normalisiert und so einen größeren Bewegungsspielraum zuläßt.

So ergänzen sich unterschiedliche Angebote und damit wird auch deutlich, daß die Integration unterschiedlicher sensorischer Bereiche ein wesentlicher Bestandteil der Arbeit ist. Allerdings dürfen wohl nicht zu viele differierende sensorische Angebote eingebracht werden, um das Kind nicht zu verwirren.

Vibration kann also insbesondere durch die Erhöhung der Selbstwahrnehmmung und die Normalisierung des Muskeltonus begleitende Voraussetzung für Bewegung darstellen.

6.3.2 Druck- und Bewegungserfahrung

Druck kann ähnlich wie Vibration, wenn er in Richtung der Extremitäten angeboten wird, die Selbstwahrnehmung steigern. Das Spüren von Widerstand am eigenen Körper macht den eigenen Körper bewußter. Dieser Druck kann jedoch bei vielen schwerstbehinderten Kindern nur mit besonderer Hilfestellung angeboten werden. Sie sind ja nicht in der Lage, gezielt und koordiniert Gegendruck aufzubauen, wie wir das sonst bei Kindern durchaus erwarten können. Es wird also sinnvoll sein, den Druck abschnittsweise auf bestimmte Körperpartien einwirken zu lassen: Die linke Hand des Betreuers stützt ein Gelenk, z.B. Schulter oder Ellbogen des Kindes, die rechte Hand bringt dann mäßigen Druck vom Handgelenk aus auf den Arm. Es geht natürlich nicht um sehr hohen Druck, sondern nur darum, das Kind spüren zu lassen, daß hier ein Widerstand seine Antwort fordert. Dieser Druck kann immer ein wenig stärker und schwächer werden, um "Lebendigkeit" zu signalisieren, um das Kind herauszufordern, sich diesen Veränderungen anzupassen. Dies geht in ähnlicher Form auch bei den Beinen, wobei man günstigerweise eine ähnliche Position einnimmt, wie bei den Vibrationsangeboten. Der Druck entsteht dadurch, daß die Füße des Kindes am Bauch des Betreuers sich abstützen, und er mit zusätzlicher Handhaltung an Knien und der Hüfte durch seinen eigenen Körper unterschiedliche Druckverhältnisse herstellt. (Auch hier ist wieder auf das Spielen mit sehr kleinen Kindern zu verweisen, bei denen man solche

Spiele fast instinktiv durchführt, es handelt sich um "natürliche" körperliche Spiele die hier allerdings systematisiert werden).

Druck läßt sich aber auch auf den ganzen Körper ausüben, indem man, soweit möglich, mit dem Kind "Päckchen" macht. Man hat selbst seine Position hinter dem Kind. Je nach der Situation der Hüfte beugt man die Beine des Kindes stark an, es geht aber auch in einer gestreckten Position, umfaßt das Kind von hinten mit dem eigenen Körper und den Armen und bietet ihm stärkeren, nachlassenden, wieder stärkeren und nachlassenden Druck um den ganzen Körper herum. Es fühlt sich zusammengedrückt und losgelassen, zusammengedrückt und losgelassen. Auch dies ist Körpererleben in einer Veränderung, die schon etwas mit Bewegung zu tun hat, nämlich mit sich-ausdehnen und sich-zusammenziehen, sich-strecken, sich-beugen.

Das fest Umfaßtwerden, die eindeutige Information über den Druck, wird von sehr vielen Kindern als angenehm und sicherheitsspendend erlebt.

Zu diesen Druckangeboten lassen sich sehr viele Variationen erfinden, sei es mit Kissen oder mit einem großen Tuch, in das das Kind teilweise eingewickelt wird. Kombinationen mit Stimmangebot und Vibration lassen sich leicht einbinden.

6.3.3 Erfahrung von Mikrobewegungen

Versucht man bei einem Kind mit Bewegungseinschränkung - insbesondere hypertone Muskulatur und Kontrakturen - ein Gelenk zu bewegen, so stößt man sehr schnell auf Widerstand. Es sind dies zunächst muskuläre Spannungswiderstände, dann aber auch Einschränkungen der Gelenkbewegungsfähigkeit, eben Kontrakturen. Ken Sasamotu, ein japanischer Kollege, hat versucht, unter dem Einfluß von ZEN und klassischen physio-therapeutischen Verfahren, Angebote zu entwickeln, die Bewegungserfahrung auch unter diesen einschränkenden Bedingungen möglich machen. Von Sasamotu liegen bislang keine Publikationen vor, so daß diese Beschreibung auch keinen Anspruch auf absolute Gültigkeit erheben kann. Vielmehr sind es übernommene Anregungen, die mit einigen Kindern in der Praxis erprobt wurden. Das Grundprinzip besteht darin, daß durch den Therapeuten/Betreuer Gelenkbewegungen eingeleitet werden, die allerdings nur ein ganz geringes Ausmaß haben. Dabei muß der Therapeut/Betreuer dafür sorgen, daß eine insgesamt möglichst stabile Ausgangslage vorhanden ist, so daß man sich ganz auf die Bewegung in einer Körperpartie konzentrieren kann. Man faßt oberhalb und unterhalb des Gelenkes, wenn es sich um die Extremitäten handelt, an. Handelt es sich um Nacken-, Wirbelsäulen- oder Beckenbewegung, so genügt in der Regel das Gewicht des Körpers als stabile Gegenposition zu den bewegenden Händen. Die Bewegung folgt dem natürlichen Weg des Gelenkes und versucht, bereits auf minimale Widerstände in der Bewegung zu reagieren. Dies bedeutet, daß nicht bis zum Widerstand durch hypertone Muskulatur, oder gar bis zur Kontraktur bewegt wird. Vielmehr werden in ganz langsamen, mikroskopischen Bewegungen bereits kleinste Widerstandsveränderungen durch den Therapeut/Betreuer aufgenommen und in der Form beantwortet, daß die Bewegung zunächst einen kleinen Moment innehält, dann die Bewegung wieder gegenläufig aufgenommen wird, bildlich "geht der Therapeut wieder zurück". Es erfolgt eine erneute Annäherung, wobei man sich vorstellen muß, daß in dieser sehr konzentrierten Arbeit der Therapeut das Kind an den eigenen Widerstand vorsichtig heranführt. Der Impuls zielt dahin, daß das Kind in der wiederholten Annäherung an den Widerstand auf einmal eigene Bewegungsimpulse inszeniert. Diese Impulse sind häufig nur ganz zart zu spüren. Es erfordert hohe Konzentration und Sensibilität, um eine kleine muskuläre Aktivität zu erahnen. Diese Aktivität wird dann wiederum durch die Hände des Therapeuten deutlich gemacht und verstärkt, indem diesem Bewegungsimpuls des Kindes gefolgt wird.

Beim Niederschreiben, wie wohl auch beim Lesen wird deutlich, daß solche Art Bewegungsförderung nur sehr schwer verbal zu beschreiben ist. Dies ist eine der typischen Problemsituationen in unserer Arbeit, in der die klassische Wissensvermittlung nicht genügt, sondern praktische Anweisung und Erprobung dringend erforderlich sind. Insofern können diese Darlegungen keine Anleitung darstellen, sondern lediglich eine Anregung, sich das notwendige Können praktisch vermitteln zu lassen.

Durch das "Spielen am Widerstand" im Gelenk, die Annäherung und ihre Umkehr in Bewegung, entsteht offenbar eine sehr konzentrierte Aufmerksamkeit beim Kind, verbunden mit einer gesamten Normalisierung des Muskeltonus. Die Bewegungsspielräume werden erstaunlich schnell größer und bleiben länger offen, als beim klassischen Durchbewegen, wie wir es aus unseren physiotherapeutischen Verfahren kennen.

Es scheint in dieser sehr intensiven Arbeit am Körper zunächst günstiger, bei den Extremitäten, d.h. Handgelenk, Ellbogengelenk, Fußgelenk, Kniegelenk zu beginnen, und dann langsam zum Schultergelenk bzw. zur Hüfte hin zu arbeiten. Die Kinder können sich möglicherweise mit diesem neuen Angebot auf "Distanz" besser auseinandersetzen. Vielleicht aber läßt sich bei einer Verfeinerung und Absicherung der Methode das Prinzip proximal/distal (körpernah/körperfern) doch wieder aufnehmen. Die Bewegungsarbeit an der Hüfte, an der Wirbelsäule und insbesondere am Nacken ist noch schwieriger und erfordert höhere Aufmerksamkeit, auch Kraft, als an den Extremitäten. Dies liegt unter anderem an den unterschiedlichen Gelenkverhältnissen, insbesondere daran, daß die Wirbelsäule in mehr Ebenen beweglich ist, und somit ganz unterschiedliche Bewegungsrichtungen möglich sind. Entsprechend dazu sind natürlich auch Bewegungseinschränkungen und Widerstände facettenreicher.

Für die wichtige Arbeit am Kopf empfiehlt sich für das Kind eine ausgeglichene Rückenlage und für den Betreuer eine stabile Position im Langsitz bzw. in einer Art Knien. Mit seinen Händen bildet er eine Schale, in der der Kopf des Kindes sicher ruht. Zunächst einmal muß sich das Kind mit der Berührung am Hinterkopf vertraut machen, so daß am Beginn der gemeinsamen Arbeit erst eine Phase des sicheren Ruhens in dieser Schale steht. Ganz langsame, sehr vorsichtige, auf jede Veränderung reagierende Bewegungen kennzeichnen die Arbeit. Im wesentlichen sind es zwei Ebenen, die wir mit einer Nickbewegung, bzw. mit einer Drehbewegung wie bei dem Neinsagen beschreiben können. Es ist natürlich von Wichtigkeit, daß vermieden wird, daß es zu einer Nackenüberstreckung kommt, die die Bemühungen zunichte machen würden. Insofern ist auf den Hals ein gewisser Zug auszuüben.

Rotierende Bewegungen des Kopfes werden möglich, wobei wiederum immer nur bis zum Auftauchen eines Mikrowiderstandes bewegt wird. Die Bewegung wird zurückgenommen, eine erneute Annäherung erfolgt mit einem Innehalten, das es dem Kind möglich macht, eigene Bewegungsimpulse zu signalisieren. Diesen Bewegungsimpulsen folgen die Hände des Therapeuten/Betreuers, wobei sie aber immer Stabilität und Halt in besonders hohem Maße geben müssen. Denn nur in dieser Sicherheit, daß das Kind für seinen Kopf kein Gewicht übernehmen muß, sind solche Bewegungsimpulse überhaupt möglich.

Es ist dem Verfasser bewußt, daß die Beschreibung unzulänglich ist, daß viele Fragen noch offen sind. Dennoch wird das Risiko der Beschreibung übernommen, in der Hoffnung, daß es vielleicht der einen oder anderen Physiotherapeutin gelingt, solche Mikrobewegungsförderung in ihre Arbeit zu übernehmen. Der Verfasser konnte sowohl in eigener Arbeit, wie bei Ken Sasamotu beobachten, daß auch sehr schwerbehinderte Kinder, wie auch Erwachsene, einen außerordentlich glücklichen Eindruck machten, wenn sie solche beruhigenden, fast meditativen Bewegungserfahrungen machen konnten. Die Gesamtbewegungssituation, der Muskeltonus und die allgemeine Wachheit waren nach solchen Einheiten noch länger deutlich positiv.

Allerdings ist zu bemerken, daß diese Art Arbeit vom Therapeuten/Betreuer ein hohes Maß an Konzentration verlangt, eine außerordentliche Fähigkeit, sich ganz auf das Kind hin zu orientieren und alle Umwelteinflüsse außer acht zu lassen. Da kaum etwas mit den Augen zu beobachten ist - die Bewegungsimpulse bleiben unterhalb des sichtbaren Bereichs - muß man ganz mit den Händen spüren und sich einfühlen, was nicht ohne weiteres gelingt. Außerdem erfordert das lange und ruhige Halten ein hohes Maß an Kraft bzw. Ausdauer, die eigene Ermüdung ist beachtlich.

6.3.4 Durchbewegen als Bewegungserfahrung

Im vorangegangenen Abschnitt wurde kurz einmal das "klassische Durchbewegen" erwähnt. Über lange Jahre war dieses Durchbewegen für schwerstbehinderte Menschen, ebenso wie für bettlägerige "Dauerpflegefälle", das einzige physiotherapeutische Angebot, das zur Verfügung stand. Die Zielstellung war die Vermeidung oder Reduktion von Kontrakturen, d.h. Gelenkversteifung. In unserer Arbeit spielt dies natürlich auch eine Rolle, die Vermeidung von Kontrakturen, die Erhaltung einer gewissen Bewegungsfähigkeit ist ein hohes Ziel, jedoch nicht das einzige. Dem klassischen Durchbewegen haftet der Aspekt der Patientenpassivität sehr leicht an. In unserer Arbeit geht es aber darum, Erfahrungen machen zu lassen, Erfahrungen, die mangels eigener Aktivität kaum gemacht wurden, für die dann die Aktivität des Therapeuten und Betreuers eine Ersatzfunktion hat. Werden solche Bewegungsangebote aber nicht schematisch, sondern individuell angepaßt, so sind durchaus auch aktive Erfahrungselemente für den schwerstbehinderten Menschen möglich.

Für das spezielle Durchbewegen gelten einige der Prinzipien, die bei der somatischen Anregung bereits besprochen wurden, insbesondere das Prinzip der Symmetrie.

Bei dieser speziellen Art des Durchbewegens geht es darum, die vorhandenen Spielräume im Gelenk zu nutzen, bis an ihre Grenzen zu kommen, ohne die Schmerzgrenze zu erreichen. Durch diese Bewegung soll in den Gelenken Lockerung bewirkt und in der Kombination von Lockerung und Bewegung Körpererfahrung möglich gemacht werden. Aus dieser Körpererfahrung in Lockerung entstehen dann nicht selten eigenaktive Bewegungsansätze des schwerstbehinderten Kindes.

Man beginnt am günstigsten bei den Füßen, von den Zehen über die Sprunggelenke zu Knien und Hüften unter Einschluß des Beckens und seiner Aufhängung an der Wirbelsäule. Dann bewegt man die Finger, die Handgelenke, die Ellbogen bis zu den Schultern und dort wiederum Schultergürtel und Wirbelsäule, zuletzt den Kopf. Es gelten ähnliche Prinzipien wie bei der Durchführung der Mikrobewegungen (vgl. 6.3.3). Allerdings sind die Bewegungsimpulse deutlicher, auch ist der Bewegungsradius grösser, das Vorgehen insgesamt ist weniger langsam, es "passiert" deutlich mehr. Alle möglichen Bewegungen in den Gelenken werden versucht, die Grenzen - wie schon dargelegt - respektiert und nur vorsichtig berührt. Die einzelnen Bewegungsmöglichkeiten werden wiederholt, um so den Erfahrungswert zu vertiefen. Um sich eine Vorstellung von der Vorgehensweise zu machen, ist es vielleicht nützlich, eine Zeitangabe zu berücksichtigen: man braucht ca. 30 Minuten, um den ganzen Körper symmetrisch durchzubewegen. Dies bedeutet, daß alle Bewegungen jeweils mehrfach angeboten werden. Man arbeitet dabei von unten nach oben fortschreitend, nach dem Durchbewegen einer Extremität wird unmittelbar die andere symmetrisch durchbewegt, so daß keine Einseitigkeiten in der

Selbstwahrnehmung entstehen. Bei einseitig betonten Störungen und Ausfällen der Bewegungsfähigkeit, der Durchblutung, des Muskeltonus kann es sinnvoll sein, dieser Seite ein gewisses Mehr an Aktivität zukommen zu lassen.

Die angebotenen Bewegungsimpulse müssen ruhig und gleichmäßig, keineswegs zu "dynamisch" oder gar hektisch gemacht werden. Es ist gut, wenn es einem gelingt, ein gewisses rhythmisches Maß für diese Bewegungsangebote zu finden. Dazu kann es sehr nützlich sein, sich und dem Kind einen ruhigen, gleichmäßigen musikalischen Hintergrund zu verschaffen, der es einem leichter macht, einen gemeinsamen Rhythmus zu finden. Bei der Auswahl von Musik ist darauf zu achten, daß es keine zu dynamischen Höhepunkte gibt, daß keine extremen Variationen der Lautstärke und der Tempi auftreten. Ob es sich dann um klassische oder um Popmusik handelt, spielt hinsichtlich der Wirkung keine so bedeutsame Rolle. Hier können dann individuelle Vorlieben berücksichtigt werden.

Auch bei dieser Form des Durchbewegens muß man damit rechnen, daß es für den Betreuer recht anstrengend wird. Er sollte sich am Anfang nicht zuviel vornehmen. Gerade in einer gebückt knienden Position kann es zu Rückenbeschwerden kommen, wenn man in dieser Art Arbeit noch ungewohnt ist. (Es mag fast banal erscheinen, soll aber doch erwähnt werden: enge Hosen aus festem Stoff sind für eine längere kniende Position denkbar ungeeignet. Sie reduzieren die Durchblutung, lassen damit schneller Ermüdung und Verkrampfung aufkommen. Geeignete Kleidung für solche Arbeit sollte also bedacht werden - je größer die Bequemlichkeit, desto mehr bleibt an Energie für die eigentliche Arbeit).

6.3.5 Lockerung in Seitlage

Die Seitlagerung hat sich, wie schon mehrfach angedeutet und beschrieben, als besonders günstig für sehr schwer behinderte Kinder herausgestellt. Allerdings sind dazu bestimmte Hilfen erforderlich, um die Kinder in dieser Position bequem und zugleich sicher zu halten. Man kann sich die günstigen Bedingungen der Seitlage auch zu einigen Lockerungsübungen zunutze machen. Aus der Position mit einer normalisierten Muskelspannung lassen sich dann häufig gezieltere Aktivitäten, insbesondere mit den Händen, einleiten.

Es geht im wesentlichen darum, die Lockerung über eine Lockerung des Rumpfes zu erreichen, wobei zunächst der Bereich des Beckengürtels im Vordergrund steht. Die Lockerung soll sich dann auf den Schultergürtel und damit auf Arme und Hände ausweiten. Man kniet sich am günstigsten hinter das auf der Seite liegende Kind. Die linke Hand umfaßt die nach oben weisende Beckenschaufel des Kindes, die rechte wird auf den seitlichen Brustkorb direkt unter dem Arm gelegt. Man muß dabei das Gefühl eines festen Haltes haben. Die Hand auf die Schulter zu legen ist nicht empfehlenswert, weil diese in sich so mobil ist, daß die eigentlichen Kräfte nicht auf den Rumpf einwirken können. Man beginnt mit vorsichtigen und kleinen Bewegungen, die mit beiden Händen gleichzeitig und in gleicher Richtung angeboten werden, als wolle man das Kind um seine Längsachse rollen. Vor und zurück, vor und zurück, so daß ein leichtes Hin und Her entsteht.

Wenn das Kind sich an dieses Bewegtwerden gewöhnt hat, so hält man kurz inne und bietet dann eine Vertiefung der Lockerung: die rechte und linke Hand, d.h. der Becken- und der Schultergürtel, werden nun wechselseitig in je eine verschiedene Richtung bewegt. Es kommt zu einer Rotation zwischen Becken und Schultergürtel. Während also die linke Hand das Becken etwas näher heranzieht, drückt die rechte Hand den oberen Thorax weg, dann zieht diese den Thorax heran, während die andere Hand das Becken wegdrückt.

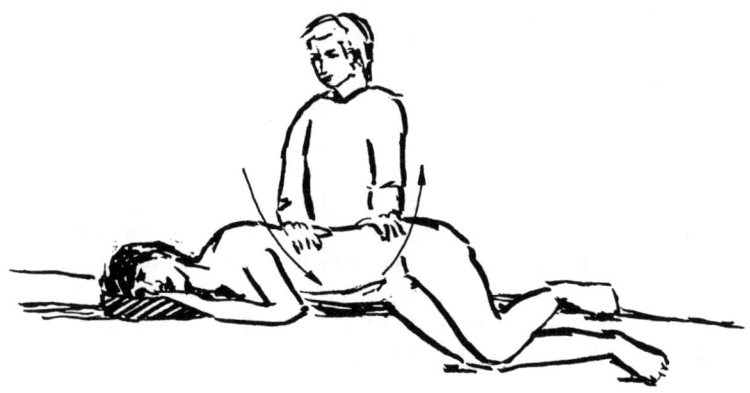

Je nach der Versteifungssituation sind dies zunächst sehr kleine Strecken, die in einem gleichmäßigen Rhythmus dem Körper des Kindes vermittelt werden. Nach einer weiteren Phase des Lockerwerdens können die gegenläufigen Bewegungen noch etwas stärker werden, so daß es zu einer deutlichen Dehnung kommt, die wiederum eine Lockerung der Rumpfmuskulatur bewirkt.

Auch hier folgen wir den obengenannten Prinzipien der Symmetrie, d.h. auch die andere Seite des Kindes bekommt diese Lockerungsangebote, es wird nicht einseitig gelockert. Der Bewegungsrhythmus sollte gleichbleibend sein und für das Kind deutlich spürbar, seiner Wahrnehmung angepaßt. Spannung und Entspannung liegen als Prinzip in dieser Lockerungsübung zwischen Dehnung und Zusammenziehen.

Auch hierbei handelt es sich nicht um eine technische Anwendung, die dem Kind schematisch "verabreicht wird", sondern es bedarf auch hier der sensiblen Aufmerksamkeit, um die körperliche Situation, die Reaktionen des Kindes aufzunehmen und in geeigneter Form zu beantworten. Dies kann heißen, daß der Rhythmus langsamer gewählt werden muß, daß Widerstände respektiert werden und das Kind nur sehr vorsichtig an die

Grenzen der Dehnfähigkeit, der Rotationsfähigkeit herangeführt wird. Es sollte unbedingt als eine gemeinsame Arbeit des Kindes und des Therapeuten/Pädagogen aufgefaßt werden, nicht als ein Trainingsprogramm, das es zu absolvieren gilt.

Auch hier empfiehlt sich eine Übungsphase mit Kollegen, um die günstigsten Haltepunkte zu erkunden, um sich selbst ein Gefühl zu verschaffen, in welcher Form man die Bewegungsimpulse gibt, wie fest man zufassen darf und muß. Durch verbale Rückmeldung kann im kollegialen "Selbstversuch" sehr viel gelernt werden.

6.3.6 Lockerung durch Rotation um die Körperlängsachse

Ein ähnliches Prinzip findet sich wieder, wenn wir Kinder auf den Rücken legen. Die Beine symmetrisch anbeugen und die Füße etwa gegen unsere Brust oder Bauch stemmen lassen. Wir haben dann - wie schon häufiger beschrieben - eine sehr günstige und stabile Ausgangsposition, in diesem Fall für Bewegungsimpulse. Durch ein Drehen nach rechts und links bei parallelen Beinen, Knien und Füßen kommt es auch zu einer Rotation des Beckens gegen den stilliegenden Schultergürtelbereich. Auch dies kann sich wohltuend, lockernd auswirken. Allerdings ist bei dieser Form besonders darauf zu achten, daß eventuell luxierte Hüften den nötigen Halt durch unsere Hände bekommen und keine ungünstigen Zug- oder Scherkräfte auf das Hüftgelenk einwirken.

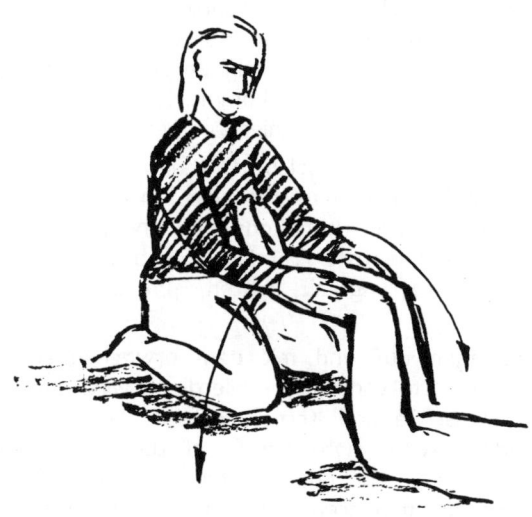

Die Variationsmöglichkeit, den Schultergürtel gegen den Beckengürtel zu bewegen, besteht ebenfalls. Hierbei muß sich der Therapeut/Betreuer hinter das Kind plazieren, es kann dies im Langsitz oder auch im Knien geschehen. Man umfaßt das Kind von hinten im Bereich seines Oberkörpers und vollzieht mit seinem eigenen Körper wiederum Bewegungen nach rechts und nach links, die beim Kind zu einer Rotation zwischen dem jetzt bewegten Schultergürtel zum stabilen Beckengürtel führen. Hierbei kann man dem Kind aus der Position heraus sehr viel Nähe und Sicherheit vermitteln. Bei Kindern mit einer sehr ausgeprägten Strecktendenz ist diese Form des Angebots allerdings weniger günstig, hier empfiehlt sich die Arbeit von den Beinen und dem Beckengürtel her.

6.3.7 Weitere Angebote zur Bewegungserfahrung

In unserer Arbeit hat sich gezeigt, daß es auch für sehr schwerbehinderte Kinder sinnvoll und erfreulich sein kann, deutlichere Bewegungsimpulse zu bekommen. Dazu gehört das Drehen um die Körperlängsachse. Wir haben dafür eine Reihe der üblichen Sportmatten hintereinander gelegt und die Kinder in einer weitestmöglich gestreckten Lage um ihre Körperlängsachse gerollt. Dabei muß man zu zweit sein; ein Kollege hält die Schulterkopfpartie, ein anderer die Beine und die Drehbewegung wird von diesen eingeleitet und sie haben vor allem auf den Schutz des Kindes zu achten. Diese Bewegungen dürfen natürlich nicht zu schnell sein, sie sollen am Höhepunkt, d.h. in der Seitlage kurz innehalten, um dann das Abrollen für das Kind deutlich verspürbar werden zu lassen. Wenn das Kind wieder in Rückenlage angekommen ist, ist ebenfalls eine kurze Erlebnispause vorzusehen. Wenn diese Rollbewegungen behutsam und mit der nötigen stabilisierenden Festigkeit gemacht werden, scheinen viele Kinder dies genießen zu können. Sie erfahren den eigenen Körper in einer neuen, intensiven Bewegungsform. Es ist allerdings wichtig darauf zu achten, daß es nicht zu einer übermäßigen Überstreckung kommt. Dies liegt im wesentlichen an der Haltung des Kopfes und Nackens, hier sind präzise Hilfestellung notwendig.

- Bei kleineren Kindern ist eine solche Drehung auch gemeinsam mit dem Erwachsenen möglich, wenn man sich das Kind auf den Bauch legt und sich zusammen dreht. Dies kann ganz besonders vergnüglich sein und macht den Kindern elementare Freude. Auch hier ist natürlich auf feste und eindeutige Hilfestellung zu achten, um das Kind nicht unsicher werden zu lassen.

- Weitere Bewegungen auf und mit dem erwachsenen Körper sind in unterschiedlichster Form vorstellbar. Allerdings wird dies durch die Relation von Gewicht, Größe und Körperkraft oft beschränkt. Aber gerade bei kleinen Kindern sollte man sich an all den "normalen" Eltern-Kind-Aktivitäten orientieren, die das Thema Bewegung beinhalten. Kinder werden viel getragen; man dreht sich dabei, man tanzt mit seinem Kind auf den Armen, man hopst, man geht in die Hocke, steht schnell wieder auf, all dies sind Bewegungsformen, die wir auch Babys anbieten. Wir haben dann versucht, das System der Tragetücher und Tragegurte zu vergrößern und kleinere bis mittelgroße sehr schwer behinderte Kinder an unseren alltäglichen Bewegungen mit zu beteiligen bzw. ihnen all die Bewegungsformen anzubieten, wie wir sie auch von den Bewegungsspielen mit Kleinstkindern her kennen. Dies hat sich insbesondere bei sehr unruhigen, häufig schreienden Kindern gut bewährt. Große Zufriedenheit konnte beobachtet werden, wenn wir physisch in der Lage dazu waren, solche Angebote zu machen.

- Warmes Wasser bietet für nahezu alle der bisher aufgeführten Bewegungsimpulse noch zusätzliche Möglichkeiten einer Intensivierung. Das warme Wasser wirkt sich auf zu hohe Muskelspannung förderlich aus. Die Auftriebskräfte erleichtern dem Kind die Arbeit gegen die Schwerkraft. Allerdings ist auf sehr hohe Temperaturen Wert zu legen, d.h. Körpertemperatur muß erreicht werden, um die muskelrelaxierende Wirkung zu erzielen. Dies kann insbesondere für den nichtbehinderten Aktivitätspartner sehr gewöhnungsbedürftig sein. Legt man im Wasser Wert auf Arbeit an der Bewegung, sind kleinere Becken oder sogar große Badewannen häufig günstiger als ein reguläres Schwimmbad, das zu wenig Halt bietet, von dem aus Bewegungsimpulse gegeben werden können. Eine große therapeutische Badewanne oder als günstigster Ersatz eine glasfaserverstärkte Kunststoffwanne (Weinbütte), wären als Ausstattung wünschenswert.

Zum Ende dieses Abschnitts sei ausdrücklich darauf hingewiesen, daß diese Angebote zur Bewegungserfahrung nicht als Ersatz für eine gezielte Physiotherapie (Krakengymnastik) gedacht sind. Sie sind allerdings in enger Übereinstimmung mit grundlegenden physiotherapeutischen Vorgehensweisen zu sehen. Sie ergänzen diese und versuchen nicht gegen sie zu arbeiten, wie wir dies leider häufig dann erleben, wenn für weniger schwerbehinderte Kinder Bewegungs- und Sportangebote gemacht werden. Für alle Angebote gilt, daß eine enge Absprache mit den behandelnden Physiotherapeuten nicht nur sinnvoll, sondern notwendig ist. Dabei ist ganz besonders auf die jeweilige individuelle Situation des Kindes zu achten, auf seine Kontrakturen, auf eine mögliche Neigung zu Spontanfrakturen (plötzliche Knochenbrüche bei nur geringer Belastung), oder auch auf das sogenannte "Taschenmesserphänomen" bei spastischer Muskulatur. Doch sind dies alles Punkte, die der Vermittlung von Bewegungserfahrung nicht im Wege stehen, wenn man in gemeinsamer Planung die geeigneten Maßnahmen entwickelt.

6.4 Kommunikationsförderung

An verschiedenen Stellen konnte darauf hingewiesen werden, welche zentrale Bedeutung für die menschliche Entwicklung die Fähigkeit zur Kommunikation hat. Tatsächlich wird es so sein, daß kein schwerstbehinderter Mensch gänzlich ohne kommunikative Fähigkeiten lebt. Bruchstücke und allererste Anfänge solcher Fähigkeiten werden immer in der sozialen Interaktion, bei der Pflege, bei der Förderung, oder sogar auch nur bei einfacher Versorgung, in Anwendung kommen. Allerdings werden diese Fähigkeiten und Möglichkeiten von vielen Betreuern, von Mitgliedern der Familie als unzureichend und unbefriedigend eingestuft. Die mehrdimensionale "Sprachlosigkeit" belastet das Zusammenleben und erschwert den liebevoll versorgenden Zugang. Gerade an diesem Punkt gewinnt die Förderung der Kommunikationsfähigkeit eine wichtige Dimension. Wissen wir doch, daß z. B. in Pflegeeinrichtungen die Qualität der empfangenen Pflege und Versorgung (Förderpflege) im wesentlichen davon abhängt, wie es dem Pfleger gelingt, sich seinem Patienten, Klienten u.ä. zuzuwenden. Diese Art der Zuwendung scheint nach bisherigen Beobachtungen davon abhängig, wie gut es wiederum dem schwerstbehinderten Menschen gelingt, sich als Individuum auszuweisen. Was bedeutet dies? Ein wiedererkennendes Lächeln, lautliche oder mimische Äußerungen über Wohlbehagen bei oder nach einem Pflegevorgang, Anzeichen von Wachheit und Orientiertheit auf den Pfleger hin, präzisiertere Ausdrucksformen für Unbehagen, sind Hilfen für die Pflegekraft, sein Gegenüber als menschliches Individuum aufzufassen. Fehlen solche kommunikativen Fähigkeiten, so kommt es sehr schnell dazu, daß die Pflege anonymisiert wird, daß sich besonders unpersönliche Routineformen einschleichen und Pflege ausschließlich schematisch angeboten wird. Damit sinkt eindeutig die Pflegequalität, und dies bedeutet einen wesentlichen Verlust von Lebensqualität. So muß es also ein elementares Ziel sein, schwerstbehinderte Menschen auch dazu zu befähigen, sich kommunikativ zu erhalten, eigene Gefühle zu spüren und einen dafür passenden Ausdruck zu finden. Sie sollten lernen können, Menschen zu unterscheiden und wiederzuerkennen und dies auch zu äußern. Dazu ist nicht primär gesprochene Sprache erforderlich, auch nicht das Beherrschen eines Zeichensystems, sondern bereits auf einer elementaren Ebene kann Mimik und Stimme durchaus eine Hilfe zur Verständigung sein, wie dies bereits im entsprechenden Kapitel beschrieben worden ist.

Aus anderen Untersuchungen geht hervor, daß eine wenigstens elementare Kommunikationsfähigkeit auch für die Eltern und die Familie kleinerer schwerbehinderter Kinder von großer Bedeutung ist. Wenn man sich mit seinem Kind in irgendeiner Form verständigen kann, so wird die erforderliche psycho-physische Arbeit als nicht so belastend empfunden. Lassen sich aber fast gar keine Verstehens- und Mitteilungsmöglichkeiten entwikkeln, so wird die erforderliche Pflegearbeit als außerordentlich belastend wahrgenommen. Die psychische und physische Befindlichkeit der Betreuungspersonen ist deutlich schlechter (vgl. Fröhlich 1990 "müde-leer-alleine").

So ergeben sich neben grundsätzlichen humanen Aspekten zwei sehr pragmatische, auf die unmittelbare Lebensqualität bezogene Zielstellungen für eine Förderung der Kommunikationsfähigkeit.

Im folgenden sollen nun einige praktische Möglichkeiten aufgezeigt werden, die jedoch keineswegs als erschöpfend zu bezeichnen sind. Es sei an dieser Stelle darauf hingewiesen, daß ganz spezielle logopädische Aspekte nicht angesprochen werden. Diese kann man u.a. in einer neueren Publikation über Kommunikation und Sprache körperbehinderter Kinder (Fröhlich 1989) finden. Auch sei auf die Publikationen von W. Mall (Heidelberg 1990) verwiesen, die sich mit den spezifischen Problemen der Kommunikationsförderung bei schwerer geistiger Behinderung befassen.

Von entscheidender Bedeutung für die Kommunikationsförderung schwerstbehinderter Kinder waren die Arbeiten von H. und M. Papousek mit (nichtbehinderten) Säuglingen und deren Eltern. Sie konnten eine Fülle spezifischer Verhaltensweisen herausarbeiten, die die frühe Interaktion und Kommunikation von Säugling und Eltern ausmacht. Ein wichtiges Element dieser Beziehung ist der sogenannte "Babytalk".

Mit Babytalk ist eine strukturierte Kommunikation gemeint, die insbesondere gegenüber sehr kleinen Kindern angewendet wird. Diese Art der intensiven mimisch-stimmlichen Zuwendung findet sich interkulturell, sie ist nicht nur auf unsere mitteleuropäische Situation zu beziehen. Aus diesen und einer Reihe von anderen Gründen ist zu schließen, daß sie eine typisch und spezifisch menschliche Form ist, die hohe Anteile einer genetischen Verwurzelung in sich birgt. Gekennzeichnet ist diese strukturierte Kommunikation durch:

- Häufige Zuwendung des Gesichts direkt von vorn, verbunden mit nickähnlichen Bewegungen, wobei insbesondere die Augen-, Augenbrauenpartie der visuellen Aufmerksamkeit des Kindes dargeboten wird.
- Häufige Wiederholung von einfachen und deutlichen "Botschaften" ("Du bist ein liebes Kind"), diese Botschaften werden sowohl stimmlich wie mimisch in einfacher und akzentuierter Form dargeboten. - Höhere Stimmfrequenz, d.h. die Stimme eines Menschen, der sich mit einem Baby unterhält, geht automatisch etwas in die Höhe. Man senkt in keinem Fall die Stimme und paßt sich so den auditiven Wahrnehmungsmöglichkeiten des kleinen Kindes besonders gut an.

- Langsamen und deutlich akzentuierten Sprechrhythmus, was bedeutet, daß die Sprache klarer und leichter entschlüsselbar formuliert wird.

- Betonung von Tonfall und Sprachmelodie. Das Auf und Ab der Stimme im Rahmen eines Satzes wird übertrieben und so in seinen Grundformen dem Kind überdeutlich präsentiert.

Mit diesen charakteristischen Veränderungen werden dem kleinen Kind offenbar die besten Möglichkeiten angeboten, sich auf Stimme, Sprache und Mimik seines Gegenüber zu konzentrieren. Es ist wichtig sich klarzumachen, daß dies eine biopsychologische Notwendigkeit ist und nicht zu verwechseln mit einer "kindischen Sprache" bei älteren Kleinkindern, wo wir dies aus pädagogischen Gründen durchaus ablehnen würden. Die Sprachinhalte spielen natürlich am Beginn der mündlichen Kommunikation mit einem Baby noch keine Rolle, die gesamte Mitteilung wird im wesentlichen über die Mimik und die Sprachmelodie erfolgen. H. und M. Papousek konnten nun zeigen, daß diese Art strukturierter Kommunikation dem Kind in einem bestimmten Rhythmus angeboten wird. Nach etwa 10 Sekunden eines so intensiven Zuwendungsangebotes hält der Erwachsene in der Regel etwas inne und läßt so dem Kind die Chance, sich selbst zu äußern. Tatsächlich bieten dann Kinder auch sehr schnell mimische und stimmliche "Antworten". Diese wiederum werden fast spiegelartig vom Erwachsenen aufgenommen und reproduziert. Der Erwachsene zeigt dem Kind gleichermaßen, daß er es wahrgenommen, verstanden hat und gibt ihm Information darüber, was das Kind selbst produziert hat. Dieses Vorgehen scheint eine zentrale Rolle in der Entwicklung der Kommunikation zu spielen. Der Erwachsene "folgt" dem Kind, er imitiert das Kind und gibt ihm so die Möglichkeit, die unterschiedlichsten menschlichen Kommunikations- und Ausdrucksformen kennen und beherrschen zu lernen. Nach den Arbeiten von Papousek können wir heute davon ausgehen, daß nicht das Kind den Erwachsenen imitiert, sondern eher umgekehrt. So erlebt das Kind sich als potent agierend und wird tatsächlich kommunikativ. Daß Erwachsene gerade auch frühe Lautbildungen der Kinder aufnehmen und wiederholen, ist für die Sprechentwicklung wichtig, denn sie binden die kindlichen Laute in die jeweilige kulturelle Sprachform ein. So werden z.B. tiefe Rachenlaute im süddeutschen und schweizerdeutschen Raum aufgenommen, während sie im norddeutschen Sprachraum schon nicht einmal mehr reproduziert werden. Ebenso werden auch Lautbildungen, die im Späteren nicht zur eigentlichen Sprache gehören, wie Weinen und Schreien von den Eltern nicht reproduziert, andere hingegen durch ihre Reproduktion ganz besonders betont. So ergibt sich ein Wechsel in der Kommunikation. Wir sprechen vom "Vokalisationsdialog" (Goldschmidt). In diesem Dialog wechselt die Führung ab, und es ist ganz besonders wichtig, daß dem Kind immer wieder Zeit gelassen wird, sich selbst zu äußern. Unter den Bedingungen normaler Entwicklung findet dies meist problemlos statt (Papousek 1989).

Schwerstbehinderte Kinder und Jugendliche entwickeln nun sehr früh ein schweres kommunikatives Defizit. Ihre Fixiermöglichkeit, d.h. ihre visuelle Orientierung auf das Visavis ist eingeschränkt, wenn nicht gänzlich unmöglich. Sie haben Schwierigkeiten, das auditive Feedback, d.h. die Stimme der Erwachsenen wahrzunehmen. Sie tun sich offenbar schwer, Geräusche und Stimmen voneinander zu unterscheiden (es sei hierbei an die Ausführung über die vibratorischen Wahrnehmungsmöglichkeiten erinnert). Ihre eigene Gesichtsmotorik ist undifferenziert oder pathologisch beeinflußt.

Die veränderte Atmung und die allgemeine muskuläre Dyskoordination lassen klare Lautbildungen kaum zu. Es kommt zu dys- oder anartrischen Erscheinungen, was in diesem Zusammenhang bedeutet, daß das Kind Laute produziert, die von den Bezugspersonen kaum nachzuahmen sind. Sie lassen sich in den kultursprachlichen Kontext kaum einfügen. Dies führt zu erheblichen Irritationen. Die wechselseitige Aufmerksamkeit und Reaktionsfähigkeit auf Aktivitäten des Gegenüber ist eingeschränkt und führt so nicht selten zu einem schnellen Erlahmen aller kommunikativen Bemühungen. Für die Förderung haben wir versucht, dennoch die Prinzipien des Babytalk aufzunehmen. Nach unseren Beobachtungen zeigte es sich, daß tatsächlich nach einer wesentlich längeren Intervalldauer (ca. 60 Sek.) das Angebot des Babytalks vom schwerstbehinderten Kind aufgenommen werden kann. Offenbar braucht es fünf, bis sechsmal länger als ein gesundes kleines Kind, um sich auf dieses kommunikative Angebot einzustellen, dann aber beobachteten wir durchaus Aufmerksamkeit, Versuch einer Hinwendung und sogar eigene lautliche Produktionen - die allerdings von den genannten pathologischen Erscheinungen eingefärbt waren.

Allerdings ist unsere Fähigkeit, ca. 1 Minute lang wie zu einem kleinen Baby zu sprechen, sehr begrenzt. D.h. auch hier tritt der biologische Rhythmus zutage, der uns auf eine wesentlich kürzere Zeit eingestellt hat. Es ist außerordentlich schwierig, wirkt lächerlich, macht einem Mühe, so lange in dieser intensiven Form zu einem Kind zu sprechen. Hinzu kommt, daß häufig bei schon etwas größeren Kindern oder jungen Leuten das Visavis nicht mehr die "Babyqualitäten" hat, die uns dazu anregen, uns gerade in dieser Form zu äußern. Hier empfiehlt sich ein "diszipliniertes Training", - zunächst allein im stillen Kämmerlein, da gewisse (scheinbare) Peinlichkeiten auftauchen, wenn man dies in Anwesenheit Dritter versucht.

Wenn man sich ein wenig sicherer fühlt, kann man schwerstbehinderten Kindern, auch Jugendlichen und nicht zuletzt Erwachsenen, Intensivkommunikation anbieten. Für das Vorgehen gilt:

- Wählen einer optimalen Distanz von ca. 25 bis 30 cm von Gesicht zu Gesicht.
- Bewahren der Vis-à-vis-Position von Gesicht zu Gesicht. Ca. 60 Sekunden mimisch-stimmliches Angebot von Baby-talk dabei genaue Beobachtung des Kindes.
- Pause einlegen, um dem Kind die Chance zur eigenen Lautäußerung zu geben. Kommt diese Lautäußerung nicht, so wird ein zweiter und nach einer Pause ein dritter Durchgang Babytalk angeboten.

Auch wenn zunächst keine spezifischen Antworten des Kindes zu beobachten sind, sollte diese Kommunikationsform immer wieder angeboten werden, um das Kind langsam mit dieser Art Zuwendung vertraut zu machen. Hierbei bietet sich allerdings die Verbindung mit vibratorischen Angeboten ganz besonders an, wie dies im vorangegangenen Kapitel ja beschrieben wurde. Wenn sich jedoch Anzeichen entdecken lassen, daß das Kind mit erhöhter Aufmerksamkeit reagiert (dies kann ein Innehalten einer Stereotypie sein, eine Veränderung des Muskeltonus im Gesichtsbereich, oder eben gar die deutliche Orientierung auf das Gesicht des Gesprächspartners zu), dann können wir dazu übergehen, eine präzisere Vorgehensweise einzuplanen.

Das erste Ziel könnte dann die Bestärkung der Vokalisationsfähigkeit sein, um in Vokalisationsdialoge einzutreten. Für die Durchführung hat sich in etwa folgendes Schema bewährt:

- Aus der Distanz, bevor man sich dem Kind nähert, erfolgt schon eine konstante, d.h. jeweils gleiche Anrede des Kindes. Wenn man unmittelbar vor dem Kind ist, wiederholt man diese Anrede, so daß das Kind möglicherweise im Laufe der Zeit lernt, daß die Stimme schon aus der Entfernung zu ihm selbst kommt.
- Man sucht nach einer Möglichkeit, einen ritualisierten Körperkontakt herzustellen. Dies kann eine Berührung an den Händen, an den Schultern oder am Kopf sein. Man wird sich an der individuellen Situation des Kindes orientieren müssen. Am Anfang kann hierbei auch die großflächigere Berührung von Körper zu Körper stehen, wenn es sinnvoll erscheint, zunächst die Stimme vibratorisch an das Kind heranzubringen.
- Eine Vis-à-vis-Position mit einem Abstand von ca. 30 cm wird eingenommen, so daß die Chance für das Kind besteht, sich insbesondere auf die Augenbrauen, Augenpartie oder auf die Mundpartie des Gegenüber zu konzentrieren.
- Noch einmal wird eine gleichbleibende Anrede mit einem körperlichen Zeichen verbunden, um so dem Kind den Beginn der eigentlichen "Unterhaltung" anzukündigen.
- Dann erfolgt das längere Angebot seitens des Betreuers. Er bietet Babytalk in der beschriebenen Form an.
- Wenn das Kind eigene Laute produziert, dann sollten diese sofort so exakt wie möglich vom Betreuer wiederholt werden. Es geht hier nicht darum, die kindlichen Laute in die gesprochene Sprache einzubinden, sondern dem Kind überhaupt deutlich zu machen, daß es etwas geäußert hat.
- Die aktuellen oder prinzipiell möglichen Laute des Kindes werden als Anregung in den Babytalk des Erwachsenen eingebettet, sozusagen als Signallaute, die das Kind als eigene wiedererkennen könnte.
- Alle 20 Sekunden sollte man dann eine etwa 10 sekündige Sprechpause einlegen, um dem Kind die Chance zu geben, sich selbst stimmlich-lautlich zu äußern.

Zeigen sich dann Ermüdungen des Kindes, eine reduzierte Aufmerksamkeit, so kommt es zur Verabschiedung, die ebenfalls eine konstante Redewendung beinhalten sollte verbunden mit einem ritualisierten Körperkontakt. Auch hier kann mit der Vermittlung vibratorischer Stimmübertragung geendet werden. Analog zum Beginn sollte auch aus der Distanz heraus die Verabschiedungsformel ein- bis zweimal wiederholt werden. Ist es doch ein wichtiges Ziel, das Kind erfahren zu lassen, daß Stimme und Mensch zueinander gehören. Dies kann nur in konkreter und ständig wiederholter Form geschehen.

Es ist deutlich, daß diese sprachlich-stimmlichen Angebote nicht in einem akustischen Durcheinander gemacht werden können. Man wird also dafür sorgen müssen, daß die akustische Qualität des Raumes zu dieser Zeit geeignet für solche Förderung ist. Dies bedeutet nicht unbedingt absolute Ruhe, aber doch eine Reduzierung des allgemeinen Geräuschpegels, insbesondere von Sprechstimmen (z.B. Radio und andere "laufende Unterhaltungen" von Kollegen).

Diese Art einer Intensivanrede in Form des Babytalks kann und sollte auch in die Alltagsroutine mit einfließen, nämlich immer vor und nach gemeinsamen Beschäftigungen, Aktivitäten und therapeutischen Maßnahmen: - Die Annäherung sollte aus der Distanz in gleichbleibender Form angekündigt werden:

- Vor irgendwelchen Aktivitäten sollte dem Kind etwa eine halbe Minute lang intensive stimmliche Zuwendung (Babytalk) angeboten werden.
- Die geplanten Aktivitäten sollten in einer konstanten, d.h. gleichbleibenden und von allen Beteiligten benutzten Benennung angekündigt werden.
- Bei der Beendigung gemeinsamer Beschäftigungen etc. sollte wiederum eine gleichbleibende Formulierung gewählt werden. Mit einer ritualisierten Form des Körperkontakts erfolgt, wie oben beschrieben, die Ablösung aus der Situation.

Nur wenn strukturierte Kommunikationen tatsächlich in die Alltagsvollzüge mit Eingang findet - was eine gewisse, manchmal aufwendige, Disziplin der Beteiligten erfordert - kann für das Kind ein Bedeutungszusammenhang zwischen Mimik, Stimme, Person und Aktivität entstehen.

Auf dieser ersten Zielebene geht es zunächst nur darum, dem Kind Kommunikation in der beschriebenen Form nahezubringen und es zu ermuntern, selbst Laute zu produzieren. Mit diesen Lauten wird gespielt, sie werden in die "Unterhaltung" einbezogen und bekommen so eine erste kommunikative Bedeutung. Kommunikation bedeutet in diesem Zusammenhang "Kennzeichnung von Identität" und "Ausdruck von Gefühlen und Stimmungen".

Erst, wenn mit einer gewissen Sicherheit in solchen Intensivsituationen vom Kind mimische und lautliche Aktivitäten möglich sind, ist es sinnvoll, weiter und gezielt an der Kommunikationsfähigkeit zu arbeiten. Zunächst aber sollte man die erforderliche Ruhe und Geduld aufbringen, sich solchen "Plaudereien" länger zu widmen.

Auf der Basis der in Vokalisationsdialogen vorkommenden lautlich/stimmlichen Produkte können wir dann versuchen, die weitere kommunikative Entwicklung zu fördern. Diese geht in einer gewissen Parallelität in zwei Richtungen, die allerdings nur vordergründig als "aktiv" und "passiv" bezeichnet werden können. Das Kind soll lernen, eigene Laute gezielter einzusetzen, es soll aber auch lernen, die gesprochene Sprache der Umgebung aufzunehmen.

Um dem Kind zu helfen, sich auf die gesprochene Sprache seiner zunächst erwachsenen Kommunikationspartner hin zu orientieren, ist ein strukturiertes Vorgehen sinnvoll und nützlich. Die "situative Benennung" ist dabei besonders wichtig. Das Kind soll die Möglichkeit haben, konstante, d.h. gleichbleibende Benennungen, Anweisungen, Aufforderungen, Anreden etc. als ersten Wortschatz aufzubauen.

Die Struktur des Angebots sieht etwa wie folgt aus:

- stets gleichbleibende Formulierungen für Situationen und Tätigkeiten werden dem Kind angeboten.
- Diese Situationen und Tätigkeiten müssen regelmäßig und gleichbleibend vom Kind erlebt werden können.
- Die gewählte Formulierung muß phonetisch differenziert sein, d.h. die verwendeten Wörter müssen sich klanglich deutlich unterscheiden.
- Die Anrede muß für das Kind vom Stimm- und Geräuschhintergrund im Raum gut unterscheidbar sein.
- Charakteristische Tätigkeiten verlangen eine charakteristische sprachliche Form ("lautmalende Sprache").
- Die Identität von Inhalt

> Stimmklang
>
> Satzmelodie
>
> Mimik
>
> Gestik
>
> Haltung

und Situation, in der die sprachliche Mitteilung gemacht wird, muß für das Kind spürbar sein.

(Das bedeutet, daß ein freundlich ermunterndes Lob wirklich mit "Haut und Haaren" ausgedrückt wird, daß aber auch ernste Aussagen nicht von einem lächelnden Gesicht begleitet werden. So schwerbehinderte Kinder haben nur die Chance eines Verständnisses, wenn Mitteilungen ganz eindeutig gemacht werden).

Es versteht sich fast von selbst, daß diese sprachlich kommunikativen Angebote in den Alltagssituationen von allen Beteiligten in weitgehend gleicher Form übernommen werden müssen. Dies erfordert ein hohes Maß an Absprache, gelegentlich auch ein Zurückstellen der eigenen, ausgeprägten Individualität zugunsten des angestrebten Lerngewinns. Dennoch sollen natürlich nicht alle persönlichen Merkmale aus der Kommunikation verschwinden, doch sollten zumindest die Formulierungen wechselseitig übernommen werden.

Ebenso ist es von großer Wichtigkeit, eine Übereinstimmung mit den kommunikativen Gewohnheiten der Familie zu suchen. Bestimmte Begriffe für bestimmte Tätigkeiten oder Ereignisse sollten von der familiären Situation her übernommen werden. Also ist auch eine gründliche Absprache zwischen Eltern, Familie und Betreuern in der Einrichtung erforderlich. Dies gilt natürlich in analoger Form für die Mitarbeiter von Wohngruppen, im Internat o.ä.

Mit diesen gleichbleibenden, phonetisch gut unterscheidbaren und immer wiederkehrenden stimmlich sprachlichen Angeboten kann das Kind eine Chance bekommen, sich in der engen Verknüpfung von Tätigkeit und lautlichem Angebot zu orientieren. Es erfährt im Laufe der Zeit, daß bestimmte kommunikative Strukturen und andere Aktivitäten zusammengehören.

So kann man immer wieder erleben, daß nach Wochen, vielleicht aber auch erst nach Monaten das Kind eine gewisse Erwartung zeigt, wenn eine Ankündigung erfolgt. Das Kind hat die Verbindung zwischen sprachlicher Ankündigung und tatsächlicher Realisierung hergestellt.

Wenn es hingegen darum geht, dem Kind beim Einsatz der eigenen Stimme zu helfen, um so Äußerungen mit Mitteilungscharakter zu produzieren, werden noch andere fördernde Aktivitäten nötig sein. Die Lautäußerung des Kindes, die in den Vokalisationsdialogen bereits "quantitativ" gefördert worden waren, sollen nun zum Informationsträger werden. Das Kind muß lernen, daß seine eigene Stimme unter bestimmten Umständen Wirkungen hat, daß es mit stimmlich lautlichen Äußerungen etwas bewirken kann. Auch zur Förderung dieser Fähigkeit ist es notwendig, in sehr enger Absprache sich im Team auf bestimmte Vorgehensweisen zu einigen. Die meisten schwerstbehinderten Kinder haben nur dann eine wirkliche Chance, ihre rudimentären Fähigkeiten auszuweiten, wenn dies in einem übersichtlichen und harmonischen Umfeld geschieht, das in seiner Reaktion vom Kind erfaßt werden kann. Zu unterschiedliche und vielfältige Reaktionsformen machen es dem Kind übermäßig schwer sich zu orientieren, seine Wirkung tatsächlich als eine gleichbleibende zu erfahren.

Auch in diesem Förderbereich läßt sich eine gewisse Abfolge darstellen, die sich in der Praxis durchaus bewährt hat:

- Eine quantitative Steigerung der Vokalisation kann durch vermehrte Vokalisationsdialoge und andere oben beschriebene Situationen erreicht werden.

- Alle Vokalisationen des Kindes müssen dann für einen gewissen Zeitraum "beantwortet" werden. Das Kind muß die Möglichkeit haben, zu erfahren, daß seine Stimme "ernst genommen" wird. Es muß Annäherung, Berührung, Stimme des Erwachsenen als reagierend erleben. Dies erfordert von den Mitarbeitern in der Gruppe eine sehr große Aufmerksamkeit, Flexibilität und Reaktionsbereitschaft. Hierbei sind unbedingt Absprachen erforderlich, wer zu welchem Zeitpunkt unter welchen Bedingungen dem Kind die konkrete Rückmeldung gibt, daß man es gehört und kommunikativ wahrgenommen hat. Bei Kindern, die von sich aus schon sehr viel vokalisieren, kann diese Stufe der Förderung sehr kurz gefaßt sein. Andere, mit nur gelegentlichen stimmlichen Äußerungen, benötigen mehr Zeit, um den Zusammenhang zu erfahren.

- Im nächsten Schritt muß - möglichst unter Hinzuziehung einer sprachheilpädagogischen oder logopädischen Fachkraft - eine gewisse Auswahl der Vokalisationen getroffen werden. Man kann und will nicht auf jede beliebige Vokalisation reagieren, sondern auf ausgewählte, die eine gewisse Chance in sich bergen, sich der im Umfeld gesprochenen Sprache anzunähern. Es ist also eine Selektion notwendig. Nur auf bestimmte Laute oder Lautkombinationen soll im weiteren Vorgehen konsequent reagiert werden.

- Hat man sich auf bestimmte Laute oder Lautkombinationen geeinigt, so muß man wiederum durch Stimme, Annäherung, Berührung dem Kind zeigen, daß man sein "Rufen" wahrgenommen hat. Dies entspricht in einem weiteren Verständnis durchaus einer Art Konditionierung - aber in strenger Analogie zur frühen Kommunikationsentwicklung beim nichtbehinderten Kind. Ein solches Vorgehen ist sehr zeitaufwendig und erfordert große Aufmerksamkeit bei den betreuenden Personen. Auch muß man mit einer gewissen Schnelligkeit reagieren können, damit das Kind den Zusammenhang überhaupt herstellen kann. Daher sind wiederum gründliche Absprachen erforderlich, die einzelnen Betreuern den notwendigen Freiraum schaffen, um tatsächlich spontan reagieren zu können.

- Wenn man davon ausgehen kann, daß das Kind erlebt hat, daß es mit Lautäußerungen jemanden herbeirufen kann, dann können wir davon ausgehen, daß jetzt die eigene Stimme für das Kind (wieder) an Bedeutung gewonnen hat. Um dieses Bedeutungserleben zu vertiefen und zu sichern, können wir versuchen, vor allen gemeinsamen Aktivitäten mit einem Kind Fragen an das Kind zu richten. Diese Fragen sind in gewisser Weise "rhetorischer Art", so wie wir sie auch aus der frühen Kommunikation zwischen Mutter und Säugling kennen: "wollen wir jetzt die Windeln anziehen...?". Natürlich weiß die Mutter, daß sie ihrem Baby die Windeln wechseln wird, aber sie bezieht das Kind auch sprachlich in die Interaktion mit ein. In dieser Form versuchen wir sehr deutlich (Sprechmelodie), Fragen an Kinder zu stellen und erst dann aktiv zu werden, wenn sie ein stimmliches Signal gegeben haben, das wir als Anwort interpretieren wollen. Das Kind soll erkennen, daß zwischen unserer Frage und seiner Antwort und der sich anschließenden Aktivität ein Zusammenhang entsteht. Wir sollten nicht naiv davon ausgehen, daß das Kind die Frage inhaltlich begreift, vielleicht gibt es bestimmte Signalwörter, die für das Kind in einem Zusammenhang mit schon erlebten Aktivitäten stehen (s. oben). Wichtig ist vielmehr die stimmliche Interaktion als Einleitung für eine reale Aktivität. Auch hier ist auf gleichbleibende Formulierungen zu achten, um dem Kind seine Arbeit zu erleichtern. Einiges an "Wartenkönnen" wird vom Erwachsenen gefordert, was sich natürlich nur unter entsprechenden Arbeitsbedingungen realisieren läßt.

- Im weiteren müssen wir mit gezielten Überinterpretationen der kindlichen Lautäußerungen arbeiten. D.h. mit einiger Fantasie und Wachheit müssen kindliche Lautäußerungen im situativen Zusammenhang so aufgenommen werden, als wolle das Kind bereits etwas gezielt mitteilen. Auch dies ist eine Verhaltensweise, die wir aus der frühen Kommunikationsentwicklung zwischen Eltern und Baby kennen, die es gilt, in besonders verstärkter Form hier einzubringen. Das Kind bekommt einen "Kredit", der ihm vor allem die direkte Konsequenz seiner stimmlichen Äußerungen deutlich macht. Alle unsere Bemühungen zielen darauf, den Zusammenhang von Stimme, Bedeutung, Realisierung erfahrbar werden zu lassen. Paul Goldschmidt (1988, S.2) gibt dafür bemerkenswerte Beispiele.

Von Goldschmidt stammt auch die Anregung, auf diesem Entwicklungsniveau den Kindern zusätzliche Anreize zu geben, indem man die eigene Stimme durch technische Hilfsmittel verstärkt. Hierbei ist insbesondere an eine Einheit von Mikrofonverstärker und Lautsprecher bzw. Kopfhörer zu denken. Das Kind kann dann insbesondere die eigene Stimme, aber auch die Stimme anderer deutlicher, kräftiger und in gewisser Weise "neu" hören. Die Übertragung vom Mikrofon zum Kopfhörer hat unter Umständen den entscheidenden Vorteil, daß Hintergrundgeräusche gedämpft werden können und so der Figur-Grund-Kontrast deutlich erhöht wird. Für viele sehr schwerbehinderte Kinder, auch ohne direkte Hörschädigung, kann dies eine bemerkenswerte Hilfe darstellen. Praktisch zeigt sich, daß viele Kinder, die keine Hörgeräte akzeptieren, dennoch mit einem weich gepolsterten, möglichst großflächigen Kopfhörer, gut zurechtkommen. Die kleinen Kopfhörer, wie wir sie von Walkmans her kennen, sind dazu weniger geeignet. Bei sehr berührungsempfindlichen Kindern kann es auch sinnvoll sein, Kopfhörermuscheln z.B. in einen Epilepsiesturzhelm einzubauen, so daß es zu keinem punktuellen Druck auf die Ohren kommt. Die Toleranz kann durch zwischenzeitliche Musikangebote oft noch erhöht werden. Mit einem guten Mikrofon können selbst Atemgeräusche, Schmatzen und andere vorsprachliche Lautproduktionen zur Steigerung der Aufmerksamkeit verwendet werden.

Erst, wenn Laute als Bedeutungsträger für das Kind vorhanden sind und gezielt von ihm verwendet werden, ist es sinnvoll, spezielle Artikulationshilfen einzusetzen. Ebenso kann ein Sprachaufbautraining im klassischen Sinn erst dann eingesetzt werden, wenn die grundlegende Erfahrung der Sprachbedeutung vorhanden ist. Für die dann erforderlichen und sinnvollen weiteren Vorgehensweisen sei auf die einschlägige Literatur (vgl. Fröhlich 1989) verwiesen. Dies ist dann eine Art der Arbeit, die nicht mehr ausschließlich dem Bereich der Schwerstbehindertenförderung zuzuordnen ist.

Von grundlegender Bedeutung hingegen sind alle jene Maßnahmen, die es dem Kind leichter machen, überhaupt Laute zu produzieren. Viele sehr schwerbehinderte Kinder verfügen zwar über einige Möglichkeiten der lautlichen Äußerung, jedoch sind dies sehr häufig Abwandlungen von Jammern und Schreien. Es ist geradezu ein Kennzeichen, daß schwerstbehinderte Kinder hierbei die Einatmungsphase verwenden, um die Stimme erklingen zu lassen. Damit sind sehr ungünstige Ausgangsbedingungen geschaffen, was die weitere stimmliche Entwicklung angeht. Die Einatmungsphase ist kurz und intensiv und läßt kaum Raum zu einer Modulation. Daher gehört es zu den unverzichtbaren Voraussetzungen, die Atemsituation zu verbessern. Dies wurde im Kapitel zur somatischen Anregung bereits beschrieben.

Ebenso ist darauf zu achten, daß die Lautbildung im Zusammenhang mit Schreien und Jammern meist vokaler Art ist. Dies ist für die weitere sprachliche Entwicklung weniger hilfreich, da es die konsonantischen Lautbildungen sind, die im wesentlichen einzelne Worte bestimmen. Diese konsonantischen Bildungen, d.h. Lippenlaute, Verschlußlaute, Explosivlaute, aber auch Gutturallaute und Hauchlaute, sind zunächst sensomotorische Produktionen, die beim entspannten Spiel des Kindes im Mundraum entstehen. Es sind Folgen von Lippen-, Zungen-, Kieferbewegungen, zusammen mit der Stimmgebung und Ausatmung. Dabei "geschehen" diese Laute, das Kind lernt sie wahrzunehmen und versucht sie zu wiederholen. Wir sehen dabei eine enge Analogie zur Aktivität der Hände etwa. In beiden Fällen ist es spielerisch erkundender Umgang aus einer Situation der entspannten Neugierde heraus. Daher ist es ganz besonders wichtig, auch muskuläre Entspannung herzustellen. So gelten die bereits gemachten Ausführungen zur Bewegungserleichterung und muskulären Entspannung in ganz besonderer Weise für die Arbeit im Bereich der Kommunikation.

Kommunikation und stimmliche Äußerung sind also keine Bereiche, die für sich allein und isoliert gesehen werden können, sie sind eine "Superstruktur", die sich all der körperlichen Möglichkeiten bedient, die ein Mensch hat. Störungen, Irritationen und Beeinträchtigungen des elementar körperlichen Bereiches wirken sich immer im kommunikativ lautlichen Bereich aus. Sie können nur an der Basis angegangen werden, nicht am Produkt, d.h. der lautlichen Äußerung. Insofern sind Kenntnisse und Fähigkeiten, wie sie zuvor beschrieben wurden, von ganz besonderer Wichtigkeit für die kommunikative Förderung sehr schwer behinderter Kinder, Jugendlicher und auch erwachsener Menschen.

Zweifellos ließe sich zum Bereich der kommunikativen Förderung noch eine Fülle von Hinweisen geben, die im Einzelfall zu beachten wären. Hier zeigen sich jedoch dem Verfasser die Grenzen der Vermittelbarkeit. Die jeweils individuelle Situation eines Menschen mit schwerster Behinderung, sein kommunikatives Umfeld, dessen Interaktionsformen und Bedürfnisse sind so unterschiedlich, daß sie in einem allgemeinen Entwurf nicht erfaßt werden können. Dennoch besteht eine gewisse Zuversicht, daß die bis hierhin gemachten Ausführungen Ansatzpunkte für eine gezielte und realistische Förderung sein können.

6.5 Erweiterung der Aktivitäts- und Erfahrungsmöglichkeiten

Wir gehen nun davon aus, daß ein schwerstbehindertes Kind hinreichend Erfahrungen der unmittelbaren Art mit seinem eigenen Körper gemacht hat. Diese Erfahrungen haben wir ihm durch unmittelbare Nähe, gemeinsame Bewegung und durch das Angebot elementarer Reize ermöglicht. Wir nehmen an, daß auf dieser Erfahrungsbasis für das Kind ein nächster Schritt interessant wird: der Austritt aus der eigenen engen Körpersphäre, aus der Primär-Dyade, der engen und unmittelbaren Beziehung, hinaus in die Beschäftigung mit den Objekten, die das Kind umgeben. Die sinnliche Wahrnehmung dient dem Kind nun dazu, sich neue Informationen zu beschaffen. Sie ist nicht mehr primär "Reiz an sich", sondern sie bekommt mehr und mehr "Werkzeugfunktion". Das Kind hat vielleicht entdeckt, daß es trotz seines Handikaps bestimmte Erfahrungen gezielt selbst machen kann. Einzelne Bewegungsabfolgen sind ihm möglich, vielleicht kann es seinen Mund gezielt zum Spüren einsetzen oder aber es hat entdeckt, daß seine Augen ihm interessante Erscheinungen vermitteln. Wir können bei Menschen mit schwerster Behinderung nicht von vornherein sagen, welcher Aktivitäts- und Sinnesbereich jetzt die führende Rolle übernehmen wird. Die Erfahrung zeigt, daß es fast alle Bereiche sein können, die dem Kind Möglichkeiten zur Erweiterung geben.

Im Rahmen der Entwicklung eines nichtbehinderten Kindes spielt das Greifen und Erkunden mit den Händen eine wesentliche Rolle. Noch im 19. Jahrhundert bezeichnete die Kinderheilkunde ein kleines Kind nach der "Säuglingszeit" als den "Greifling". Mit dieser Benennung wird deutlich, was das Kind in seiner ersten Phase des Sich-nach-Außenwendens hauptsächlich tut. Es benutzt seine Hände zum Erkunden und Spielen. In einem Wechselspiel von motorischer und kognitiver Entwicklung, eingebettet in eine sozial-emotional bergende und anregende Atmosphäre, kann das Kind seine Hände zunehmend in Aktion bringen. Es erreicht mit beiden Händen die Körpermittellinie, die beiden Hände können einander berühren, Ergreifen und Festhalten gelingen, geeignete Gegenstände können zum Mund geführt werden.

Erkunden, Neugierde, Spielen und Nachahmen sind Bezeichnungen für diese kindlichen Aktivitäten, mit denen das Kind sich seine Welt erobert.

Nach früheren Beobachtungen lassen sich gerade bei sehr schwerbehinderten Menschen unterschiedliche Handaktivitäten feststellen, die zum Teil der normalen Entwicklung entsprechen, zum Teil aber auch eigenständigen Charakter haben:

- postnatale Reflexaktivitäten

(sogenannter Greifreflex), mit denen das Kind unmittelbar auf Berührungsreize an oder in der Hand reagiert.

Häufig bleibt dieser Reflex lange erhalten, gewinnt sogar eine sehr starke Ausprägung, so daß eine "freie" Handaktivität nicht zustandekommt. Dennoch sollte man sich vergegenwärtigen, daß auch diese Reflexaktivitäten eine Etappe beim Erfahrungsgewinn darstellen.

- Taktil gesteuerte Tastaktivitäten bei Berührung der Hand

Die Hand spürt etwas, einen Widerstand, und orientiert sich auf diesen hin. Die Handaktivitäten scheinen weitgehend autonom, d.h. sie werden nicht durch andere Sinnesmodalitäten kontrolliert oder gar gesteuert. Auch dies ist eine Möglichkeit der Erfahrungssammlung, wenn auch nur eindimensional.

- Oral gesteuerte Hand-Mund-Koordination

Dies beobachten wir häufig im Zusammenhang mit stereotypem Hände-in-den-Mund stecken und anderen vergleichbaren Kreisaktivitäten. Allerdings muß man sehr genau beobachten, um gezielte Erkundungsaktivitäten mit dem Mund nicht unter dem Deckmantel der Stereotypie zu übersehen. Die Hände haben hier bereits einen ersten "Werkzeugcharakter", denn sie "dienen" einem übergeordneten Zweck.

- Propriozeptiv gesteuerte Handaktivitäten wie Kratzen, Streicheln, Schlagen, Nesteln am eigenen Körper

Der eigene Körper bestimmt über seine Berührungs-, Druck-, Schmerz- und Temperaturwahrnehmung die Aktivitäten der Hand. Die Hand beschäftigt sich mit dem eigenen Körper, erkundet und behandelt ihn bereits als Objekt. Allerdings ist dies immer noch eine Aktivität im geschlossenen Kreis, ein "Ausgreifen" in den außerkörperlichen Objektbereich findet noch nicht statt.

- Visuell oder auditiv gesteuerte Greif- und Tastaktivitäten

Diese Form stellt die "wünschenswerte" Form kombiniert- koordinierter Tastaktivitäten dar. Sie erfordert allerdings die Fähigkeit, unterschiedliche Sinneseindrücke -intermodal- miteinander zu verbinden. Dies kann nach unserer Einschätzung erst dann geschehen, wenn der Betreffende hinreichend Information auf der elementaren, d.h. modalen Ebene gesammelt hat.

Es scheint ja gerade ein Kennzeichen schwerster Behinderung zu sein, daß der logisch nächste Entwicklungsschritt nicht aus eigener Kraft und Aktivität erreicht werden kann. Vielmehr ist es die Förderaufgabe, solche nächsten Schritte vorzubereiten und zu ermöglichen. Zusätzliche Anregungen sind fast immer nötig, um ein nächst höheres Entwicklungsniveau zu erreichen. Daher muß auch für den Bereich der freien Erkundung ein entsprechendes pädagogisch-therapeutisches Vorgehen mit einbezogen werden.

Im folgenden soll ganz pragmatisch versucht werden zu beschreiben, wie man einem Kind mit schwerster Behinderung bei diesem Schritt helfen könnte. In der einzelnen Fördersituation kommen all die vorher beschriebenen Grundprinzipien natürlich wieder zur Anwendung. Entspannung, günstige Position, kommunikative Vorbereitung etc.

Für die folgenden Anregungen benötigt man eine Auswahl von Tastobjekten. Es hat sich gezeigt, daß diese Tastobjekte unter dem Aspekt der Dreidimensionalität und der Struktur besonders markant sein sollen. Daher sind zweidimensionale Objekte, wie z.B. Tastbrettchen, nicht mehr wünschenswert. Die Objekte sollten etwa so groß sein, daß ein Erwachsener sie mit seinen beiden Händen zusammen umschließen kann. Es können dies Naturobjekte sein, wie Kieselsteine, Pinienzapfen, Holzkugeln, aber auch Leder- und Gummibälle mit unterschiedlicher Oberfläche, Felltiere. Man kann auch Styroporkugeln mit aufgeklebten Noppen verwenden oder Holzkugeln mit eingeschlagenen Polsternägeln. Säckchen, die stramm mit unterschiedlichem Material gefüllt sind, eignen sich ebenso wie Plüschtiere mit ihrem unterschiedlichen Fell. Wichtig ist, daß man insgesamt eine gute Auswahl unterschiedlicher Oberflächen und Festigkeitsstufen zur Verfügung hat.

Für das Kind und einen selbst muß wiederum eine günstige Ausgangsposition gefunden werden. Für das geführte Fühlen mit beiden Händen eignet sich am besten eine sitzende Position. Durch Lockerung einerseits und Stabilisierung andererseits sollte das Kind auf diese Position vorbereitet werden. Wenn ein Kind aber auch mit Hilfen nicht sitzen kann, so ist auch eine Seitlagerung möglich, bei der der Erwachsene sich hinter das Kind, möglicherweise ebenfalls liegend, plaziert. Wichtig ist, daß ohne besondere Anstrengung von hinten dem Kind über beide Schultern, Arme, bis zu den Händen Hilfestellung geleistet werden kann. Bei kleineren Sitzschalen ist es ebenfalls möglich, diese Position zu wählen, kaum aber bei größeren Rollstühlen. Es ist nicht sinnvoll, für diese Art erkundenden Tastens eine Vis-à-vis-Stellung einzunehmen, kommt es doch weniger auf die Kommunikation, als auf die Erkundung der Objekte an.

Anfangs wird man vielleicht nur zwei Tastobjekte wählen, die von ihrem Spüreindruck her sehr unterschiedlich sind. Das Kind bekommt - wie bereits oben ausführlich beschrieben - eine "kommunikative Einführung", man erzählt mit ganz kurzen Worten, was man jetzt macht. Man nimmt dann eines der Objekte gemeinsam in den Schoß und führt beide Hände des Kindes an das Objekt heran. Die Hände des Erwachsenen liegen dabei auf oder über dem Handrücken des Kindes, und es ist dabei wichtig, daß wir versuchen, die natürlichen Bewegungen des Tastens und Erkundens, des Widerstandspürens, des Umfassens und Bewegens langsam und deutlich mit dem Kind zusammen zu vollziehen. Dabei ist wichtig, daß wir das Heranführen besonders ruhig und der Bewegungsbeeinträchtigung angemessen durchführen. Das bedeutet, daß z.B. Bewegungseinschränkungen, Kontrakturen und anderes mit in die Bewegungsplanung einzubeziehen sind. Es darf nicht durch zu viel Druck und Zug an den Händen eine Irritation der Rumpfstabilität eingeleitet werden, die sich dann negativ auf die Bewegungsfähigkeit in dieser Situation auswirken würde. Der Spürkontakt zum Objekt soll fest und eindeutig sein, der Widerstand des Objektes soll vom Kind unmittelbar gespürt werden. Viel Widerstand bedeutet "hart", nachgebender Widerstand bedeutet "weich". Nach diesem Widerstand bemessen auch wir den Einsatz unserer Kräfte beim spürenden Erkunden. Der Widerstand gibt uns erste Informationen darüber, daß überhaupt ein Objekt da ist, dann aber auch hinsichtlich der ersten Eigenschaften des Objektes selbst. Das

Kind soll über dieses Widerstand-Spüren zunächst einmal merken, daß da ein Ding ist. Erst dann beginnen wir, ruhig die Hände des Kindes am Objekt zu bewegen. Dabei wird versucht, alle Oberflächenmerkmale und -eigenheiten der Form nachzuspüren und so erlebbar zu machen. Ein hohes Maß an Aufmerksamkeit ist dabei erforderlich, weil wir ständig überprüfen müssen, ob das Kind die Bewegung und Berührung noch tolerieren kann. Vielleicht möchte das Kind auch von einem Spüreindruck mehr bekommen, so daß wir bestimmte Partien immer wieder gleichmäßig befühlen. Der taktile Eindruck kann aber auch so stark sein, daß das Kind erst einmal nur die Hände ruhig auf dem Objekt lassen möchte. Es ist nicht ganz einfach, diese Informationen dem kindlichen Verhalten zu entnehmen, da man zwischen gestörter Bewegungskoordination und absichtsvollem Bewegungsimpuls zunächst nur schwer unterscheiden kann. Wenn die Ausgangssituation in der gewählten Position jedoch entspannt und vertraut ist, kann man sich in der Regel recht gut auf die kindlichen Impulse verlassen. Allerdings ist ein nicht unerhebliches Maß gemeinsamer Erfahrung erforderlich.

Zwischen den Phasen aktiven Spürens und Erkundens müssen immer wieder ruhige Perioden eingelegt werden, in denen das Kind so die Chance bekommt, auch ohne unsere Führung erste erkundende Tastbewegungen zu machen. Die Hand wird vielleicht ein wenig zurückgezogen oder der Arm ein wenig mehr gestreckt, um mehr Widerstand zu spüren. Kleine kratzende Bewegungen sind zu beobachten oder eine Variation im Druck der Hand um den Gegenstand. Hier also müssen tatsächlich "mikroskopische" Veränderungen beobachtet und ausgewertet werden.

Auch Kinder mit einer schon besser ausgeprägten Handaktivität können von dieser Führung profitieren, insbesondere dann, wenn ihre eigenen Aktivitäten eher ungerichtet, unkoordiniert oder im traditionellen Sinne stereotyp sind. Diese Kinder haben ebenfalls nur wenig Spürmöglichkeiten, sie sind nicht in der Lage durch Variation der eigenen Bewegung sich unterschiedliche Information zu besorgen. Unsere führenden Hände können hierbei eine wesentliche Hilfe darstellen, um intensiver und informativer zu spüren. Für diese Kinder kann es dann wichtig sein, daß man ihnen kleine Pausen läßt, in denen sie die weniger anstrengende und aufmerksamkeitsfordernde Aktivität wie gewohnt einbringen.

Bei all diesen Bemühungen geht es darum, auf der Basis dieser unmittelbaren körperlichen Erfahrungen dem Kind elementare Begegnung mit Dingen zu ermöglichen. Erst, wenn wir davon ausgehen können, daß die Kinder so etwas wie einen Objektbezug auf taktiler Ebene aufbauen konnten, sollten wir weiter ausdifferenzierend und nun deutlich in Spielsituationen mit den Kindern hineingehen.

Analog zur kindlichen Entwicklung stünde nun das Thema "Veränderungen bewirken und wahrnehmen" ganz im Vordergrund. Kinder sollen erfahren, daß sie durch ihre eigenen Aktivitäten etwas bewirken können und diese Wirkungen sollen von ihnen wiederum gespürt werden. Im Alltagsleben eines Säuglings findet dies fast dauernd statt. Die über seinem Bettchen aufgehängte Rassel stellt den Idealtyp solchen Ursache-Wirkungs-Spielzeugs dar. Das Kind sieht, spürt selbst die Bewegung, sieht die Bewegung, hört ein Geräusch. Es erfährt sich als Verursacher der Veränderung.

Schwerstbehinderte Menschen haben aber häufig nicht die Möglichkeit, ihre Bewegung so koordiniert einzusetzen, daß überprüfbare und wiederholbare Wirkungsketten in Gang gesetzt werden. Sinnesbeeinträchtigungen und Wahrnehmungsprobleme machen es darüber hinaus außerordentlich schwer, die normalen Wirkungen wahrzunehmen und mit der eigenen Aktivität in einen Zusammenhang zu bringen. Aus diesem Grunde wird es notwendig sein, zunächst einmal die Ursache-Wirkung-Verknüpfung intensiver zu gestalten, gegebenenfalls durch geschickte Medienwahl diese wahrnehmbaren Wirkungen zu verstärken. Wichtg ist der hohe Kontrast, der von den gewählten Materialien mitgebracht werden sollte. Sehr klare und einprägsame, aber deutlich unterscheidbare Objekte sind zu wählen. Nach einem weichen und elastischen Material ist ein hartes und kantiges viel besser zu spüren und umgekehrt. Weniger deutliche Abstufungen verschaffen dem Kind weniger Information über sein Spüren. Objekte, die man in die Hand nehmen kann, müssen von ihrer Greifqualität her ebenfalls sehr markant sein. Glattes Holz ist zwar für die Erwachsenenästhetik durchaus ansprechend, für das kindliche Spürvermögen jedoch häufig zu "blass". (An dieser Stelle sei auf das entsprechende Kapitel über die Materialien verwiesen (7.3). Wir werden dann zusammen mit dem Kind solche Spielobjekte in der beschriebenen Art erkunden. Alle möglichen Wahrnehmungen sind dabei einzubeziehen. Auf diese Art wird versucht, für das Kind so etwas wie "Objektkonstanz" zu erreichen. Das Kind lernt einzelne konkrete Objekte kennen, es kann sie vielleicht in seinen Erfahrungsschatz einbeziehen. Dazu ist es aber notwendig, daß diese Objekte immer wieder befühlt, berochen, geschmeckt, geschüttelt, angeschaut etc. werden. Denkt man wieder an die eingangs beschriebene gemeinsame Sitzposition, so können diese Objekte jetzt im gemeinsamen Schoß von Erwachsenen und Kind auch durch ein Tuch versteckt werden. Sie werden zusammen mit den Händen des Kindes eingewickelt, dem Blick entzogen, wieder ausgewickelt. Das Objekt, die Hände des Kindes sind wieder da, d.h. das Kind bekommt jetzt Erfahrungen darüber vermittelt, daß auch unter veränderten Bedingungen sein Spielzeug Bestand hat. Suchen, Finden, Wiedererkennen, Geben, Nehmen, Verstecken, Hervorholen sind wichtige Aktivitäten, die dazu führen daß das Kind so etwas wie einen "Begriff" von Objekten bekommt.

Läßt man Kindern und sich selbst ausreichend Zeit, so kann man immer wieder beobachten, daß Kinder auch Lieblingsobjekte entwickeln. Ein Stein, ein alter Wecker, ein Plüschhase ist auf einmal das Objekt, mit dem sich das Kind vorzugsweise und am intensivsten beschäftigt. In diesem Fall ist es dann möglich, mit mehreren Objekten solche Spiele zu machen. Das Kind findet sein Objekt wieder, beschäftigt sich besonders mit ihm, bekommt es dann wieder versteckt, andere Objekte werden angeboten, um dann doch wieder zum Lieblingsspielzeug zurückzufinden. Es darf dabei - wie bei allen vorangegangenen Aktivitäten - nicht vordergründig darum gehen, ein bestimmtes Verhalten anzutrainieren, Begriffsbildung im klassischen pädagogischen Sinn zu betreiben, d.h. auf Benennung ein bestimmtes Objekt z.B. zeigen zu können. Das Hauptziel dieser sich lange hinziehenden gemeinsamen Aktivitäten ist die Erhöhung der kindlichen Kompetenz, sich Objekte mit allen Sinnen anzueignen, sie zu seinem "geistigen Besitz" zu machen.

Ältere Kinder, Jugendliche und auch Erwachsene mit schwersten Behinderungen scheinen zunächst als Partner solcher frühkindlichen Spiele nur wenig geeignet. Dennoch besteht kein Zweifel, daß diese Art der Objektaneignung unabdingbar ist, will man sich einen weiteren Horizont erschließen. Es geht also darum, vielleicht weniger "kindische" Aktivitätsformen zu finden. Zunächst einmal kann durch die geeignete Wahl der Objekte hier bereits so etwas wie eine Altersadäquatheit hergestellt werden. Es muß ja keineswegs Babyspielzeug sein, es können Spielzeugautos ebenso sein wie die Erwachsenenästhetik ansprechende "Nippesobjekte", auch Haushaltsgegenstände.

Für die Praxis empfiehlt es sich, eine überschaubare kleine Sammlung von wichtigen Objekten für jeden Einzelnen separat bereitzustellen, so daß man ohne größere Suchaktion immer wieder schnell auf solche Erkundungsaktivitäten zurückkommen kann.

Weiterführung der Spiel- und Erkundungsaktivitäten

An dieser Stelle wird von der bisherigen Vorgehensweise abgewichen und auf eine weitere detaillierte Darstellung verzichtet. An deren Stelle tritt der Hinweis auf das Buch "Wahrnehmung, Wirklichkeit und Sprache" von Felicie Affolter (1987), das genau eine Weiterführung dieser Aktivitäten darstellt. Die Ausführungen von Felicie Affolter sind von einer solchen Eindrücklichkeit und Klarheit, dabei fundiert und abgesichert, daß sich dieses Buch als unmittelbare Anschlußlektüre für diesen Bereich anbietet. Dies bedeutet für den Verfasser auch eine Entlastung und für den Leser eine Stilvariation. Affolter befaßt sich zunächst damit, wie für ein Kind die Wirklichkeit entsteht. Sie findet immer wieder Analogien zu Menschen mit einer Schädigung, insbesondere auch zu Erwachsenen mit Hirnfunktionsstörungen, z.B. nach einem Unfall. Sie beobachtet, wie zunächst über die Wahrnehmung die Wirklichkeit bemerkt wird, wie dann die Wirklichkeit verändert wird durch die Aktivitäten des jeweils einzelnen Menschen. Sie zeigt, wie dies mißlingen kann, wie es als Unart oder Unfähigkeit klassifiziert wird, wenn Menschen mit einer spezifischen Schwierigkeit die Wirkungen nicht abschätzen können. Das Spüren, wie bereits in diesem Text immer wieder angesprochen, wird ausführlich betrachtet, um dann dem zentralen Thema Lernen in der Wirklichkeit besondere Aufmerksamkeit zu widmen. "Problemlösende Alltagsgeschehnisse" stehen im Mittelpunkt des Interesses von Felicie Affolter. Sie zeigt, wie im Umgang mit Materialien des Alltags in sinnvollen Zusammenhängen alltäglicher Verrichtungen alle wesentlichen Aktivitäten zum Tragen kommen, die wir bislang beschrieben haben. Hier findet die

Integration der grundlegenden Wahrnehmungs- und Aktivitätsmöglichkeiten statt. Kinder, Jugendliche und Erwachsene mit spezifischen Problemen des Spürens, des Sich-Bewegens, der Koordination und der sensorischen Integration bedürfen der Hilfe bei der Lösung solcher Alltagsgeschehnisse. Mit ihrer speziellen Technik des Führens (s.o.) ist es F. Affolter gelungen, eine wesentliche Hilfe in die Problematik hineinzubringen. Dieses Führen beim Spüren, beim Bewirken, beim Verändern läßt sich auch bei sehr schwer beeinträchtigten Menschen einsetzen, wenn wir, wie in allen vorangegangenen Kapiteln versucht, die Grundlagen dazu vorbereiten konnten.

Aus dieser Sicht heraus ist tatsächlich der Ansatz von Felicie Affolter, wie wohl zunächst mit deutlich weniger schwerbehinderten Menschen erarbeitet, eine ideale Ergänzung und Weiterführung der basalen Stimulation. So geht denn eindeutig die Empfehlung dahin, sich für das weitere Vorgehen auf einem "höheren Entwicklungsniveau" bei Felicie Affolter zu informieren.

Zusammenfassende Gedanken zur basalen Stimulation

In diesem Kapitel der "Fragen der speziellen Förderung" haben wir uns mit den zentralen Inhalten der basalen Stimulation befaßt. Es ist zu hoffen, daß die vorangegangene Darstellung dazu geeignet war, sowohl Vorurteile abzubauen, als auch Anregungen für eine qualifizierte Praxis zu bieten. Es soll an dieser Stelle noch einmal betont werden, daß die Anregung der Wahrnehmungsorganisation, die Vermittlung primärer Körpererfahrung, das Angebot elementarer Bewegungserfahrung und Wege zu einer individualisierten Kommunikation in die allgemeine Aktivierung münden und keineswegs eine passive "Berieselung" darstellen. Dieser vemeintliche Eindruck von Passivität entsteht immer dann, wenn es dem außenstehenden Beobachter oder auch dem durchführenden Pädagogen/Therapeuten nicht gelingt, sich sensitiv auf das Kind, den Jugendlichen oder Erwachsenen einzustellen, mit dem zusammen er arbeitet. Wenn aufgrund von Zeitmangel, Streß, fehlender Qualifikation und ungenügender Information den Bedürfnissen und Äußerungen der behinderten Partner nicht nachgegangen werden kann, so ist tatsächlich die Gefahr zu sehen, daß diese zu passiven Objekten einer "Behandlung" gemacht werden. Eine Gefahr, die allen therapeutischen und pädagogischen Maßnahmen innewohnt. Dies gilt letztlich auch für den Frontalunterricht in der Schule oder eine rigide durchgezogene Vorlesung an der Universität. Es kommt also auf die Bereitschaft und Fähigkeit an, wechselseitig mit den basalen Angeboten umzugehen und sie im Hinblick auf die Bedürfnissituation des Einzelnen sinnvoll einzusetzen.

Basale Stimulation bietet die Möglichkeit, auch Menschen mit extremen Einschränkungen eine neue Erfahrungswelt zu eröffnen. Im Zentrum dieser Erfahrungswelt steht zunächst der eigene Körper, das Ich. Wenn der Mensch mit sich mehr und mehr vertraut wird, so kann er die ihm zur Verfügung stehenden Sinne auch weiter nach außen richten. Er entdeckt den unmittelbaren Partner, der mit ihm arbeitet und kommuniziert, es entsteht eine erste Beziehungsdyade. Natürlich sind solche Dyaden insbesondere im familiären Bereich immer schon, zumindest ansatzweise, vorhanden. Die intensive gemeinsame Beschäftigung mit dem Körper und seinen Möglichkeiten bietet jedoch eine gute Voraussetzung, diese Dyade auszudifferenzieren, tragkräftiger zu machen und insbesondere in ihren Beziehungsqualitäten zu verbessern. Aus der Dyade können bei einer weiterentwickelten Kommunikationsfähigkeit auch Triaden werden, d.h. mehr Menschen können in die unmittelbare Interaktion mit dem sehr schwer behinderten Menschen eintreten. Auf der Basis einer einigermaßen stabilen Beziehung kann dann eine Sachausweitung erfolgen, d.h. es ist jetzt möglich, sich den Objekten der Umwelt, der unmittelbaren Umgebung zuzuwenden und Erfahrungen mit ihnen zu machen. Erste Spiel-, Neugier- und Erkundungsaktivitäten kommen zum Tragen.

Damit möchte basale Stimulation ein Entwicklungsangebot darstellen zwischen dem Leben in extremer kommunikativer und sensorischer Isolation, hin zu einer aktiveren sozialen und materialen Lebensform. Sie versucht, die entsprechenden Voraussetzungen zu entwickeln, bietet aber gleichzeitig die Möglichkeit eines tiefen emotional kommunikativen Austausches, der insbesondere psycho-emotionale Blockierungen, Gefährdungen und Störungen mit aufgreift und so eine ganzheitliche Entwicklungsförderung in Gang setzt und trägt.

Basale Stimulation als eine lediglich methodische Variante zwischen Physio- und Ergotherapie zu sehen, bedeutete eine entscheidende und nicht zu tolerierende Verkürzung der Arbeit. Vielmehr ist sie als eine kommunikations-, interaktions- und entwicklungsfördernde Anregungsform zu verstehen, die sich in allen Bereichen an menschlichen Grundbedürfnissen orientiert.

7.0 Fragen der Organisation der Förderung

Zunächst soll an dieser Stelle der Begriff und das damit verbundene Konzept von "Förderung" kurz erläutert werden. Der Begriff "Förderung" wird in den letzten Jahren immer häufiger benutzt und scheint andere, wie "Bildung" und "Erziehung" einerseits, aber auch "Therapie" und "Training" andererseits, zu ersetzen. Es handelt sich hierbei ganz sicherlich nicht um eine Veränderung, die sich nur auf der begrifflich verbalen Ebene vollzieht. Vielmehr ist eine deutliche Wandlung von einer defektorientierten hin zu einer systemorientierten Sichtweise in den beteiligten Fachdisziplinen zu beobachten. Nicht mehr der Defekt, d.h. die unmittelbare Auswirkung einer Schädigung, stehen im Mittelpunkt des Interesses, sondern vielmehr die Möglichkeiten, einem Menschen mit einer Beeinträchtigung zur weitestgehenden Entfaltung seiner Persönlichkeit zu verhelfen - dies aber in unmittelbarem Bezug zu seinem sozialen Umfeld, zu seiner Familie und den nächsten und engsten Bezugspartnern.

Im Gegensatz zu den traditionsbelasteten Begriffen von Bildung und Erziehung, die relativ stark an gesellschaftlichen Normen orientiert scheinen, die ein ausgeprägtes Ungleichgewicht zwischen Erzieher und zu Erziehenden signalisieren, soll Förderung deutlich machen, daß die Aufgabe darin besteht, einem Menschen in seiner Entwicklung förderliche Anregungen zu bieten bzw. förderliche Bedingungen zu schaffen. Die Eigenaktivität des Betreffenden steht im Mittelpunkt, er muß sich entwickeln, er kann nicht länger das Objekt von Erziehung oder Therapie in einem klassischen Verständnis sein.

Dennoch soll an dieser Stelle keine radikale Absage an die üblichen Bezeichnungen und Formulierungen gegeben werden, es sind vielmehr Anregungen, über den Sinn von Bezeichnungen nachzudenken.

"Entwicklungsförderung" kennzeichnet vielleicht noch besser die beabsichtigten Vorgehensweisen. Die neueren entwicklungspsychologischen Untersuchungen aus unterschiedlichen Blickwinkeln zeigen immer deutlicher, daß Entwicklung ein außerordentlich dynamischer und komplexer Prozeß ist. Auch behinderte Entwicklung unterliegt solchen dynamischen und prozeßhaften Bedingungen. Eine Fülle sich wechselseitig beeinflussender Größen führt zu Erscheinungen und zu Veränderungen beim Kind, jungen Menschen und Erwachsenen, die wir mit Lernen, Wachsen, Älterwerden beschreiben. Dabei geht es immer um individuelle Entwicklung in einem bestimmten sozialen Umfeld. Die Entwicklung des Individuums beeinflußt das soziale Umfeld, das soziale Umfeld die Entwicklung. Psychobiologische, biologische und psychosoziale Komponenten fließen ineinander, lassen sich beim derzeitigen Stand der Wissenschaften und diagnostischen Möglichkeiten kaum präzise voneinander trennen. Die Vorstellung von einer Ganzheitlichkeit der Entwicklung, speziell aber auch einer Entwicklungsförderung, läßt dieses Auseinanderfallen in Einzelkomponenten auch nicht wünschenswert erscheinen.

Entwicklungsförderung will also hauptsächlich die unterschiedlichen Wirksysteme optimieren, d.h. die günstigsten Bedingungen schaffen, unter denen sich die individuelle Entwicklung eines Menschen mit einer Behinderung vollziehen kann. Dabei ist nicht daran gedacht, daß in jedem Fall eine "normale" Entwicklung im engeren Sinn angestrebt wird. Eine Anpassung an Altersnormen der Umgebung kann nicht sinnvoll sein. Die individuelle Streuung von Entwicklungsprozessen ist schon beim gesunden, d.h. nichtbehinderten Menschen sehr groß. Wieviel größer ist sie, wenn zusätzliche Faktoren wesentliche Einflüsse auf diese Entwicklung haben, wie dies bei einer Behinderung der Fall ist.

Für die folgenden Kapitel ist es von Wichtigkeit, wenn der Leser sich vor Augen hält, daß es auch bei den organisatorischen Überlegungen immer darum gehen muß, die Entwicklungsmöglichkeiten für ein bestimmtes Kind, einen bestimmten Jugendlichen oder Erwachsenen zu verbessern - nicht darum, für bestimmte Institutionen geeignete "Förderobjekte" zu finden bzw. behinderte Menschen zu solchen zu machen.

7.1 Lernorte
(Gruppe, Klasse, Schule, Elternhaus und Heim)

Der Begriff "Lernort" ist sicherlich noch nicht sehr weit verbreitet und mutet ungewöhnlich an. Im Zusammenhang mit den Ausführungen über Entwicklungsförderung wirkt er vielleicht sogar etwas hölzern. Aber die Verbindung von Förderung mit Ort, also "Förderort", klingt nun doch zu sehr nach einem "Bergwerksbegriff". So wird also Lernort benutzt - ein Begriff aus der allgemeinen Pädagogik, speziell aber der Berufspädagogik. In unserem Zusammenhang ist damit die Lernumwelt gemeint. Lernen in diesem Zusammenhang bedeutet vom Individuum aus gesehen, daß Erfahrungen gesammelt und integriert werden. Daraus erfolgt der Versuch einer verbesserten Anpassung an diese Umweltbedingungen. Es ist also der immer wieder beschriebene Austausch von Individuum und Umwelt, der hier mit "lernen" bezeichnet wird. Es handelt sich also keinesfalls um ein auf rein kognitive Inhalte beschränktes Lernen. Lernen, wie es hier gemeint ist, vollzieht sich immer in einer unmittelbaren Lebensumwelt, in der die Erfahrung gemacht wird. Losgelöste Erfahrungen sind gar nicht möglich, auch eine "Laborsituation" bewirkt bestimmte Umwelterfahrungen. Spezifischer sind diese Erfahrungen dann, wenn der Lernort z.B. durch eine bestimmte Gruppe gleichaltriger oder gleichbehinderter Menschen geprägt wird.

Der Begriff Lernort macht es etwas einfacher, sich um die Grundbedingungen des Individuum-Umwelt-Austausches zu bemühen, ohne gleich in programmatische Grundsatzdiskussionen zu fallen. Im Hintergrund bei dieser Lernortbetrachtung steht ja ganz sicher die Frage um integrierte oder separierte Förderung, um individuumorientierte oder gruppenorientierte Lernangebote. Der Verfasser möchte dazu beitragen, diese Diskussion möglichst offen zu halten, um optimale Entscheidungen für das einzelne Kind und seine Familie zu treffen und nicht voreilig in die eine oder andere

Richtung politisch zu argumentieren. Die Neigung zu flächendeckenden Lösungen, zu einem Alles oder Nichts, ist gerade der Deutschen Pädagogik eigen - sie soll hier dringend vermieden werden.

Die derzeitige Diskussion um den geeigneten Lernort für einen schwerstbehinderten Menschen ist nach wie vor recht kontrovers. Wir finden sowohl in der Bundesrepublik wie auch in den vergleichbaren Ländern Europas und Nordamerikas eine sehr weite Streuung der tatsächlichen Gegebenheiten. Ist ein Bundesland stolz darauf, daß schwerstbehinderte Kinder überhaupt institutionell gefördert werden, so bemüht sich ein anderes bereits darum, schwerstbehinderte Kinder, wie andere behinderte Kinder auch, in der allgemeinen Regelschule zu fördern. Wir sehen dabei, daß auf sehr engem Raum ganz unterschiedliche Vorstellungen über die Möglichkeiten der organisatorischen Formen herrschen. Hierbei sind es häufig weniger sachliche, als gesellschaftspolitische Gründe und Entscheidungen, die zu der einen oder anderen Form kommen lassen. Es liegt nicht in der Absicht des Verfassers, sich für die eine oder andere Position endgültig zu entscheiden. Bereits bei einer ersten Durchsicht der derzeit angebotenen Möglichkeiten zeigt sich immer wieder, daß "die optimale Lösung" noch nicht gefunden ist. Jeder dieser Möglichkeiten kommen positive aber auch negative Wertungen zu. Als Grundvoraussetzung soll an dieser Stelle zunächst einmal nur gelten, daß in den vergangenen Jahren eindeutig gezeigt werden konnte, daß eine systematische und regelmäßige, sowohl ziel- wie personenorientierte, Förderung schwerstbehinderter Menschen möglich ist. Im Sinne einer Gleichbehandlung aller Mitbürger resultiert daraus der Anspruch auf ein öffentliches Angebot angemessener Förderung in Einrichtungen, die von der öffentlichen Hand unterstützt, organisert oder getragen werden. Eine völlige Privatisierung der Förderung, d.h. ein Zurückverweisen auf die elterliche Initiative, kann in unserer Zeit und bei unserem Sozialstandard als unangemessen gelten.

Die ersten Phasen einer Entwicklungsförderung müssen wir bereits unmittelbar nach der Geburt eines sehr schwerbehinderten Kindes ansetzen: Dies bedeutet, (daß gerade bei sehr schweren Mißbildungen, schweren Formen von Hirnschädigung oder auch nur sehr hoher Risikobehaftung durch Frühgeburt, Mangelgeburt, schwierige Geburt mit anschließender Säuglingsintensivmedizin) eine unmittelbare und sofortige Gesprächs- und Informationshilfe für die betroffenen Eltern am Beginn stehen muß. Die Auseinandersetzung der Eltern mit diesen Problemen muß unterstützt werden. Eltern dürfen in dieser außerordentlich kritischen Zeit nicht allein gelassen werden (s. 9.3).

Bei längerem Aufenthalt in der Kinderklinik ist an eine gezielte entwicklungsförderliche Intervention zu denken, die nun nicht unbedingt durch spezielle Frühtherapeuten selbst durchgeführt werden sollte, die aber diese miteinbezieht und zu einer Kooperation mit dem Klinikpersonal führt. Wir wissen heute, daß die sensorische Deprivation längerer Inkubatorenzeiten bereits negative Einflüsse auf die weitere Entwicklung hat. Hier wären durch vermehrte Anregungen, durch systematische Veränderungen, Möglichkeiten vorhanden, solche Deprivationsphasen zu verkürzen und weniger schädigend zu gestalten. Allerdings zeigt sich, daß hier die Flexibilität unter dem Primat der lebenserhaltenden Medizin noch nicht sehr stark ausgeprägt ist.

Allerdings könnten ohne zu große Schwierigkeiten bereits in dieser frühesten Zeit für die Kinder sowohl Bewegungs- wie Lageerfahrungen, auditive Variationen, Hell- Dunkelerfahrungen vermittelt werden, die in etwa der Erfahrungswelt der Spätschwangerschaft entsprechen. Unterschiedliche Lagerungen auf geneigten Ebenen im Inkubator werden bereits erprobt, ebenso die Lagerung in kleinsten Hängematten. Die sogenannte "Känguruh-Methode" (stundenweise intensiver Haut- und Körperkontakt mit der Mutter) könnte Verbreitung finden. Angebote der basalen Stimulation (s.o.) ließen sich ohne weiteres in die früheste Phase einer Entwicklungsförderung einbeziehen.

Nach der Entlassung sollte möglichst schnell eine kombinierte und familienbegleitende Förderung angeboten werden können. Hierbei handelt es sich nicht um eine extrem frühe und wiederum defektorientierte Stimulation des Kindes, sondern um eine Ermutigung und Anregung der Eltern, sich mit ihrem Kind angemessen zu befassen. Hier folgen wir ganz der Linie von H.G. Schlack (1986), der der Förderung der Interaktionsfähigkeit eine primäre Rolle zumißt. Mutter und Kind, Vater und Kind, Familie und Kind müssen zunächst die Möglichkeit haben einander kennenzulernen, sich zu erfahren und einander verstehenzulernen. Schwerste Behinderungsformen machen dies alles andere als leicht und selbstverständlich. Die Hilfe der professionellen Förderer kann hierbei unterstützend wirken, wenn sie mit Zurückhaltung und Sensibilität eingebracht wird. Es geht nicht darum, Eltern zu Kotherapeuten zu machen, sondern ihnen die Chance zu geben, ihr Kind besser verstehen zu lernen. Da an dieser Stelle primär der Lernort zur Diskussion steht, sei darauf hingewiesen, daß ausschließliche Hausfrühförderung bzw. ausschließliche Förderung in einer Ambulanz sicherlich nicht optimal sind. Zum einen muß die Orientierung an den häuslichen Bedingungen und Möglichkeiten erfolgen, zum anderen kann es aber außerordentlich wichtig und nützlich sein, auch außerhalb der unmittelbaren familiär häuslichen Situation miteinander zu sprechen, zu beobachten, zu arbeiten. Häufig bedeutet dies für die betroffenen Eltern eine gewisse Entlastung, ein Heraustreten aus Befangenheiten, insbesondere im größeren Familienkreis. Aus diesem Grund sollte in der frühen Förderung sehr schwerbehinderter Kinder so viel Flexibilität möglich sein, daß beide Formen je nach Bedarf verwirklicht werden können.

Es ist außerordentlich schwierig, wenn nicht in dieser allgemeinen Form sogar unmöglich, etwas über den Zeitpunkt des Übergangs in andere Lernorganisationsformen auszusagen. Der Übergang in einen Kindergarten wird im wesentlichen davon abhängen, wie weit ein Kind Stabilität und Unabhängigkeit von der Hauptbezugsperson erlangen konnte. Dies muß ganz sicherlich behutsam und rücksichtsvoll über längere Zeit hin aufgebaut werden, ohne daß es zu einem plötzlichen und für das Kind nicht nachvoll-ziehbaren Bruch kommt. Erfahrungsgemäß sind hierbei oft sehr viel Geduld und Ermutigungen nötig, bis Kind und Bezugsperson soweit sind, daß Dritte über längere Zeit mit einbezogen werden können.

Mit dem ersten Eintreten in eine Institution der Förderung stellen sich grundlegende Fragen an die Struktur der jeweiligen Gruppen. Wir finden immer wieder Gruppen, in denen sehr viele, sehr schwerbehinderte Kinder zu finden sind. Wir finden aber auch schwerstbehinderte Kinder in Regelkin-dergärten oder in anderen Einrichtungen, in denen sie als "Einzelfall" die Zeit verbringen. Diese Überlegungen gelten dann auch für die Schulzeit, sie gelten für mögliche Heimaufenthalte und die weitere lebensbegleitende Förderung. Aus diesem Grunde sei hier eine eher etwas allgemeine, nicht so sehr auf das Lebensalter hin bezogene Diskussion bevorzugt. Der Leser wird sicherlich mit seinem eigenen Erfahrungshintergrund eine für seine Situation sinnvolle Gewichtung der Argumente treffen können, die ihn dann zu einer besseren Entscheidung befähigt. Eine absolute, andere Lösung nicht zulassende Aussage ist nicht angestrebt - wir wissen einfach zu wenig über die tatsächlichen Möglichkeiten unter guten Bedingungen. Die Erfahrungen aller in dieser Arbeit stehenden Kollegen genügen noch nicht, um allgemein gültige Aussagen begründen zu dürfen.

Ein Ort, an dem Lernen stattfindet, an dem ein schwerstbehinderter Mensch mit seiner dinglichen und belebten Umwelt in Austauschprozesse treten kann, ist immer auch "Lebensraum". Lernen für Menschen mit schwerster Behinderung bezieht sich nie ausschließlich auf Zukunft, auf ei-ne nachschulische oder gar berufliche Lebenserwartung, sondern stets ist die Gegenwart ein wichtiger Zeitraum für den Betroffenen. In vielen Fällen können wir kaum prognostische Aussagen über die weitere Entwicklung machen, über die Möglichkeit, das Gelernte später einmal anzuwenden. Wir wissen viel zu wenig über die grundsätzlichen Möglichkeiten einer langfristi-gen Lebensgestaltung für schwerstbehinderte Menschen. Wir ahnen nur, daß manches anders werden muß, auch anders werden kann. Aber bei der hohen Zahl chronischer und akuter Erkrankungen, bei der zweifellos redu-zierten Lebenserwartung kann sich eine Institution der Förderung (Kin-dergarten, Schule, Tagesförderstätte) nicht nur als zukunftsorientierte Lern- und Förderinstitution verstehen, sondern sie muß immer zugleich gegenwartsbezogener Lebensraum sein. Gerade für die Schule bedeutet dies eine Ausdifferenzierung, mit der sie sich vielleicht nicht unwesentlich vom ursprünglichen Gedanken der Schule als Ort der Wissens- und Kennt-nisvermittlung entfernt. Andererseits aber könnte diese Ausdifferenzierung richtungsweisend für allgemein neues Selbstverständnis von Schule sein. Die "neue Schule" wäre damit weniger ein Ort funktioneller Vermittlung, son-dern zumindest auch ein Ort gemeinsamer und aktiver Lebensgestaltung.

Wir gehen also davon aus, daß Institutionen sich bereit halten, um Men-schen mit schwerster Behinderung Lebensraum und Anregung bieten zu können. Ebenso wie im Bereich der frühen Förderung sind auch in den

Etappen der Kindheit und Jugend, auch im Erwachsenenalter ganz unterschiedliche Organisationsformen mit ihren jeweils spezifischen Möglichkeiten denkbar.

In vielen engagierten Initiativen erleben wir zur Zeit die Forderung nach der "unteilbaren Integration". Auch schwerstbehinderte Kinder, Jugendliche und Erwachsene sollen, wie andere Menschen mit Behinderung, in voller Gemeinschaft mit Nichtbehinderten Förderung, Anregung, Sozialkontakt und Austausch erfahren. Dies wird auch vom Verfasser als grundsätzliche Forderung durchaus akzeptiert, dennoch stellen sich immer wieder Schwierigkeiten in den Weg, die zur Zeit offenbar nicht ausgeräumt werden können. Man darf annehmen, daß dies nicht an der Unwilligkeit oder fehlenden Bereitschaft von damit befaßten Menschen liegt, sondern tatsächlich auch an der komplexen Behinderung der Menschen, um die es hier geht. Schwerstbehinderte Kinder, Jugendliche und Erwachsene, so, wie der Verfasser und andere in vielen Veröffentlichungen sie beschrieben haben, sind Menschen, deren Aktivität und Wahrnehmungshorizont im wesentlichen auf die unmittelbare Körpersphäre beschränkt sind. Ihre Art der Kommunikation mit Menschen und Dingen, ihre Interaktion im unmittelbaren sozialen Raum sind im wesentlichen <u>Dialogbeziehungen</u> auf elementarster Basis. Nur auf dem Hintergrund von Ruhe und Beständigkeit in direkter und oft ausschließlicher Zuwendung gelingen befriedigende Begegnungen. Solche Bedingungen sind in der Regel nur in besonders dafür geschaffenen Gruppierungen möglich. Nach unserer Beobachtung und Einschätzung gelingt es zumindest am Anfang einer systematischen Förderung dem betreffenden Menschen noch nicht, sich den weiteren sozialen und dinglichen Raum so zu erschließen, daß er von den dort stattfindenden Aktivitäten tatsächlich profitiert.

Wie wohl schon leicht abgegriffen, fällt einem doch immer wieder das Wort vom "Beistellkind" ein, das zwar bei vielen Aktivitäten gesunder Kinder dabei ist, das auch mitversorgt, das auch mitgenommen wird, für das sich aber die jeweilige Situation nur selten entwicklungsentsprechend erschließt.

Andererseits darf keinesfalls vernachlässigt werden, daß es doch andere Kontakte, Beziehungen und Interaktionsmöglichkeiten gibt, z.B. mit Kindern, anderen behinderten Menschen, mit Fremden.

So ließe sich vielleicht ein Modell formulieren, das den unterschiedlichen individuellen Ansprüchen eines Menschen mit schwerster Behinderung weitestgehend gerecht werden könnte:

Eine "Stammgruppe" mit vielleicht fünf sehr schwerbehinderten Menschen würde das Zentrum des täglichen Zusammenlebens und Zusammenerlebens bilden. Für diese Gruppen wären speziell informierte Pädagogen, Therapeuten, Betreuer zuständig, sie könnten in einem ebenfalls ganz auf die individuellen Bedürfnisse zugeschnittenen Raum elementare Erfahrungen sammeln, wie dies in den vorangegangenen Kapiteln beschrieben wurde. Die Raumausstattung kann so ganz auf die spezifischen Bedürfnisse des Personenkreises hin geschaffen werden. Es müssen keine Rücksichten auf andere genommen werden, die mehr Bewegungsraum, mehr Möglichkeiten ihre Kräfte einzusetzen, benötigen.

Diese "Stammgruppensituation" bedarf aber der täglichen Ausweitung und Ergänzung. Das Tagesprogramm muß, ebenso wie die räumlichen Möglichkeiten, den Austausch und Kontakt mit anderen vorsehen. In Analogie zu "Leistungskursen" müssen Sonderangebote der integrierten Art vorbereitet werden, in denen familiäre Aktivitäten wie kochen, spielen, Musik hören, sich bewegen vorzusehen sind, ebenso wie Naturerfahrung oder einfach ein Zusammensein mit überschaubaren, aber dennoch unterschiedlichen Aktivitäten. Dies bedeutet, daß schwerstbehinderte Menschen immer wieder und regelmäßig in "normale" Aktivitäten einbezogen werden müssen. Schwerstbehinderte Menschen sollen Aktivitäten anderer Kinder, Jugendlicher und Erwachsener miterleben können. Auswahl und Gestaltung gemeinsamer Aktivitäten sollte allerdings wesentlich durch die Wahrnehmungsmöglichkeiten des schwerstbehinderten Menschen bestimmt werden. Ruhige und visuell-auditiv eindeutige, gut kontrastierte Ereignisse sind zu bevorzugen.

Schwerstbehinderte Kinder sollten andere Kinder unmittelbar als "kleine Bezugsperson" erleben, die Anregung, Abwechslung und Bewegung vermitteln. Kinder können vorlesen, Kinder können nach Bildern suchen, die das behinderte Kind wahrnehmen kann, Kinder können Bewegung vermitteln, Kinder können die unmittelbare Umgebung des schwerstbehinderten Kindes verändern. Z.B. Höhlen bauen, Tücher aufhängen, Licht verändern......

Aus Andeutungen mag hervorgehen, daß das gemeinsame Handeln nicht so sehr an einem gemeinsamen Stoff oder Lernanlaß festgemacht werden darf, wenn man schwerstbehinderte Menschen in die Aktivitäten weniger schwer oder nichtbehinderter Menschen einbeziehen will. Alltagsaktivitäten, angemessene Spiel- und Erfahrungssituationen scheinen sinnvoller, als künstlich unter einen Oberbegriff zusammengefaßte Lerninhalte.

Allerdings ist in diesem Zusammenhang ganz dringend davor zu warnen, schwerstbehinderte Menschen zum "Objekt" der Fürsorglichkeit der anderen werden zu lassen. Die Pflege eines schwerstbehinderten Menschen darf nur gelegentlich an Mitschüler, Mitbewohner o.ä. delegiert werden. Schwerstbehinderte sind nicht dafür da, daß die Nichtbehinderten an ihnen ihre sozialen Fähigkeiten erproben! Vielmehr müssen Nichtbehinderte ermutigt werden, selbst auf die Suche nach einem Zugang zum anderen zu gehen, Dinge und Aktivitäten zu finden, die für schwerstbehinderte Menschen von Interesse sind.

In der Praxis hat es sich durchaus bewährt, zwei Möglichkeiten des Austausches parallel zu verwirklichen. Zum einen sollten weniger Schwer- oder Nichtbehinderte immer wieder in die Stammgruppe eingeladen werden, auch sie profitieren unmittelbar von der besonderen Ausstattung, dem ganz individuellen Klima und den räumlichen Bedingungen. Ruhe und Intensität wirken auch auf nichtbehinderte Menschen sehr eindrücklich. Andererseits aber ist der Austausch nach draußen sinnvoll und notwendig, d.h. einzelne oder auch die Gruppe insgesamt sollten mit anderen in deren Lebensbereich zusammenkommen, um dort Erfahrungen sammeln zu können.

Hierbei ist immer wieder zu beobachten, daß bei zu viel unterschiedlichen Reizangeboten, wenn die Strukturierungsfähigkeit des Betroffenen nicht ausreicht, er sich mehr oder weniger deutlich diesen Reizen verschließt. Er oder sie sinkt in Stereotypie zurück, ermüdet schnell und ist nur noch physisch anwesend. Nach der Einschätzung des Verfassers wird häufig zu viel des Guten getan, d.h. die zeitliche Ausdehnung und die Komplexität des Angebotes entsprechen nicht mehr den Möglichkeiten des einzelnen Menschen mit einer sehr schweren Behinderung. Die leisen Anzeichen der Überflutung und des inneren Rückzugs werden häufig übersehen und so mißachtet. Dies ist schade, da dadurch gute Möglichkeiten für den sehr schwerbehinderten Menschen nicht mehr erschlossen werden.

In jedem Falle lassen sich aber einige wesentliche Forderungen aufstellen, die in jeder Organisationsforderung geregelt werden müssen:

- *Grundversorgung:*

Schwerstbehinderte Kinder, Jugendliche und Erwachsene sind in der Regel pflegeabhängig. Wir benötigen also Zeit und Material für eine gute, intensive und auch menschlich zugewandte Pflege. Gleichzeitig muß die Pflege technisch einwandfrei sein, die aktuelle Gesundheit hängt ganz wesentlich von guter Pflege und Hygiene ab. Diese Pflege ist nicht ausschließliche an Pflegekräfte zu delegieren, die "fließbandartig" eine bestimmte Zahl von Behinderten betreuen, sondern sie ist in den pädagogisch/therapeutisch strukturierten Alltag zu integrieren, sie muß von den Hauptbezugspersonen übernommen werden.

- *Ernährung:*

Es ist ein besonderes Kennzeichen schwerstbehinderter Menschen, daß sie auch bei der Aufnahmen von Nahrung und Flüssigkeit fremder Hilfe bedürfen. Hierbei wurden in den vergangenen Jahren unterschiedliche Techniken (Eßtherapie) entwickelt, deren Erfolge nicht immer den Erwartungen entsprachen. Nach unseren Beobachtungen handelt es sich beim Essen und Trinken vielleicht um den sensibelsten Bereich, der nur gut gelingen kann auf der Basis einer beständigen und einfühlsamen Beziehung. Dies bedeutet, daß auch hier wieder die Hauptbezugspersonen Nahrung anbieten und verabreichen müssen, daß dies nicht durch kurzfristig herangezogene Hilfskräfte geschehen darf. Dies hat unmittelbare organisatorische Auswirkungen. Essen und Trinken muß in jedem Fall harmonisch in den Tagesablauf einbezogen werden, es darf nicht zu einer Abtrennung von Lernen, Förderung und Pflege, Versorgung kommen.

Die Ernährung muß darüberhinaus aber auch den besonderen Stoffwechselverhältnissen und den Verdauungsproblemen schwerstbehinderter Menschen angepaßt sein. Eine Übernahme normaler Eßgewohnheiten braucht nicht in jedem Fall ein Gewinn zu sein, vielmehr ist die Ausgewogenheit der Nahrungsbestandteile und insbesondere die Sicherung ausreichender Flüssigkeitszufuhr von ganz entscheidender Bedeutung für Wohlergehen, Gesundheit und sogar Lebenserwartung schwerstbehinderter Menschen.

- *Lagerung und Positionierung:*

Gesunde Kinder und Jugendliche, auch Erwachsene, verändern fortlaufend ihre Position und Lage. Bewegung dominiert beim nichtbehinderten Menschen ständig über Haltung. Die spezielle Pathologie der Bewegungsfähigkeit bei Menschen mit schwerster Behinderung macht häufig die Benutzung von orthopädischen Hilfsmitteln erforderlich. Lagerungsschienen, Lagerungsschalen, Sitzhilfen, Stehhilfen sind unabdingbar. Damit verbunden sind aber häufig sensorisch sehr unbefriedigende statische Lagerungen. Es entsteht eine Monotonie der Lage im Raum, die zur weiteren Deprivation im sensorischen, speziell im vestibulären Bereich führt. Nur eine besondere Aufmerksamkeit und Kenntnis vermag hier weitere Schädigung zu verhindern. Personell muß die Möglichkeit gegeben sein, schwerstbehinderten Menschen die notwendige Lageveränderung zu ermöglichen, dies darf ebenfalls nicht abgespalten nur im therapeutischen Bereich geschehen.

- *Spezielle therapeutische Angebote:*

Über den Zusammenhang von Therapie und Pädagogik kann in der Arbeit mit schwerstbehinderten Menschen kein Zweifel bestehen. Therapie und Pädagogik sind unabdingbar aufeinander angewiesen. Eine Trennung ist weder sinnvoll noch möglich. So müssen wir in die Arbeit mit schwerstbehinderten Menschen immer auch Fachkräfte für Bewegung und Bewegungsentwicklung, wie Fachkräfte für Wahrnehmung und Wahrnehmungsentwicklung als Hauptkooperationspartner mit einbeziehen. Dies kann aber nicht in einer additiven Art und Weise geschehen, die therapeutischen Beiträge sind unmittelbar in die jeweils konkrete Arbeit mit dem einzelnen Kind einzubeziehen. Eine Trennung von Bewegungsentwicklung und Spielenlernen, von Kommunikationsförderung und Differenzierung der Wahrnehmung ist von der Sache her sinnlos und beeinträchtigt die Entwicklungsmöglichkeit des schwerstbehinderten Menschen nur noch weiter.

- *Spezielle pädagogische Förderung:*

Die schon dargelegten besonderen Entwicklungsbedingungen des schwerstbehinderten Menschen machen ein besonders intensives und vor allem auch kenntnisreiches Eingehen auf seine individuelle Situation erforderlich. Die Übernahme einfacher, allgemeinpädagogischer Angebote auf einem lediglich vereinfachten (simplifizierten) Niveau ist nicht das, was wir unter einer bedürfnisorientierten Förderung schwerstbehinderter Menschen verstehen können. Man kann feststellen, daß sich im Laufe der Jahre so viele besondere Kenntnisse angesammelt haben, die der pädagogischen Förderung schwerstbehinderter Menschen dienen, daß dies nicht mehr länger "nebenbei" gelernt und angewendet werden kann. Mit anderen Worten, wir brauchen für schwerstbehinderte Menschen besonders befähigte und ausgebildete pädagogische/therapeutische Fachkräfte.

Wenn diese hier aufgeführten Bedingungen erfüllt werden, so können wir die Frage des Lernortes freier und großzügiger entscheiden. Es kommt im wesentlichen darauf an, daß ein Ort gefunden wird, an dem die unterschiedlichen und individuellen Bedürfnisse schwerstbehinderter Menschen sinnvoll und entwicklungsentsprechend befriedigt weden können. Dies hängt von der räumlichen und der personellen und der Ausstattungssituation ab. Die inhaltlichen Konzepte liegen vor - es geht um die materielle Realisierung.

7.2 Lern- und Förderzeiten

Aus den in 7.1 dargelegten Grundüberlegungen zu der Lern- und Förderorganisation ergeben sich relativ schlüssig die Folgerungen für die Frage der Lern- und Förderzeiten. Einzelförderung, gruppenintegrierte Förderung und Teilnahme an allgemeinen Aktivitäten, sowie der Einbezug in Alltagsgeschehnisse charakterisieren die gesamte Arbeit auf jeder Altersstufe. Alle Formen können jeweils besonders anregend und anstrengend, aber auch entspannend und beruhigend sein. Dies hängt sowohl mit der inhaltlichen Füllung als auch mit der Art der Durchführung zusammen. Hier aber geht es vorrangig um den Zeitbedarf einerseits und um die zeitliche Intensität andererseits.

Alle bisher gemachten Ausführungen betonen sehr stark die individuelle Bedürfnislage des einzelnen Menschen mit schwerster Behinderung. Dazu gehört auch der Respekt vor der "Individualzeit" eines einzelnen. Beschäftigt man sich mit dem Phänomen des Zeiterlebens, so wird sehr schnell nachvollziehbar, daß die objektive Zeitmessung durch die Uhr der individuellen Erfahrung nicht entspricht. Zeit kann verfliegen, Zeit kann dahinschleichen. Gelingt es uns selbst, das rechte Zeitmaß für uns zu finden, so erleben wir dies als intensiv und beglückend. Es ist sicherlich eine außerordentlich schwierige Aufgabe, vielleicht sogar unmöglich, den rechten Zeitrhythmus für einen anderen Menschen zu finden. Doch haben wir an vielen Stellen gesehen, daß Übereinstimmung, Kontakt und Kommunikation auch mit schwerstbehinderten Menschen möglich ist, so daß die Hoffnung besteht, auch in zeitlicher Hinsicht eine Gemeinsamkeit zu erreichen.

Ruhezeit und Aktivitätszeit sollten klar und deutlich voneinander getrennt sein. Nach jeder Aktivitätszeit erfolgt eine Ruhezeit und jede Ruhezeit endet in einer Aktivitätszeit. Dies hilft schwerstbehinderten Menschen dabei, eine gewisse Erwartungsstruktur zu bilden, die auch in eine Zeitstruktur übergeht. Aus diesem Grunde ist es auch günstig, wenn bestimmte Aktivitäten über die Woche hin verteilt zu bestimmten Zeiten angeboten werden. Es ist sinnvoll, mit solchen "Stundenplänen" zu arbeiten, um dem schwerstbehinderten Menschen das Wiedererkennen und dann darüberhinaus auch das "Erwarten-können" zu erleichtern. Natürlich wird damit keiner starren

Orientierung nach der Uhr das Wort geredet, je nach Befindlichkeit müssen Variationen möglich sein. Gerade wenn sehr viele unterschiedliche Mitarbeiter in einer Gruppe oder mit einem behinderten Menschen arbeiten, kommt es ja nicht selten zu Konflikten, wenn nur nach starren Plänen gearbeitet wird, die eine aktuelle Situation beim Schwerstbehinderten nicht mehr berücksichtigen können. Die Tagesrhythmisierung jedoch ist ein erstrebenswertes Ziel, das sich nicht selten auch positiv in einem verbesserten Tag-Nacht-Rhythmus niederschlägt, was dann für Elternhaus, Familie oder Wohngruppe günstige Auswirkungen hat.

Hochindividuelle Förderzeiten sind vorzusehen und zu reservieren, Zeiten, in denen eine ganz spezielle therapeutisch-pädagogische Beziehung aufgebaut und ausgebildet werden kann. Andere Zeiten sind ebenfalls vorzusehen, nämlich Zeiten, in denen Kontakt mit anderen Behinderten oder anderen Kindern/Jugendlichen/Erwachsenen möglich wird. Auch solche Zeiten sollten einer gewissen Rhythmisierung unterzogen werden, damit ihre Wiederkehr abschätzbar wird, damit Erwartung überhaupt möglich ist. Die Orientierung in die Zukunft hinein stellt ein wesentliches Entwicklungsmerkmal dar. Das Leben in der reinen Gegenwart wird auch unter dem Aspekt der kognitiven Verarbeitung als nicht ganz befriedigend eingeschätzt. Wenn ich keine Erinnerungen habe und keine Erwartungen, d.h. wenn ich ausschließlich in der Gegenwart lebe, kann ich nicht planen, kann mich nicht für die Zukunft anstrengen und engagieren. Ich habe keine Lust auf das, was kommt, und kann somit dafür auch nicht aktiv werden.

Für Betreuer und Mitarbeiter gilt es genau abzuwägen: zwischen einem Grundmuster an zeitlichen Vorgaben und dazwischenliegenden Freiräumen mit der nötigen Flexibilität, auf die aktuelle Befindlichkeit jedes einzelnen einzugehen. Auch hier bewährt sich ein Blick in das Umgehen mit einem kleinen Kind. Ein Tagesrhythmus ist vorgegeben, dennoch wird man nur im äußersten Notfall ein Kind aus dem Schlaf reißen, um ihm etwas anzubieten, ganz sicherlich nicht, um mit ihm ein wenig zu "rasseln". Auf der anderen Seite wird man sich nicht von ihm abwenden, wenn es noch nicht einschläft, sondern ihm ruhige, zarte Angebote machen, um ihm dabei zu helfen, seinen Rhythmus zu finden. Wenn nun ganz konkret über die Zeiteinteilung nachzudenken ist, so können einige Erfahrungswerte vermittelt werden. Am Beginn einer individuellen Förderung hat es sich gezeigt, daß etwa 20 Minuten mit Begrüßung und Verabschiedung oft eine optimale Zeitspanne sind, in der sich Förderung realisieren läßt. Kürzere Zeitspannen bringen Druck und Hektik, längere erschöpfen und führen leicht zu Habituation, d.h. zur Gewöhnung. Es wird langweilig, die Aufmerksamkeit sinkt und das Kind oder der Erwachsene profitieren nicht mehr von der Situation und dem Angebot. Solche Zeitspannen lassen sich im Laufe der Förderung erweitern. Sie sinken manchmal auch in kritischen Phasen von Krankheit, vor auftretenden Anfällen, manchmal auch im Zusammenhang mit der Periode bei Mädchen und Frauen, nicht selten sogar "nur" wetterabhängig. Nach unseren Vorstellungen müßte nach einer solchen 20 Minuteneinheit eine etwa gleichlange Phase von Ruhe möglich sein. Diese Ruhe bedeutet nun nicht völliges Isolieren und absolute Reizlosigkeit, sondern eine Zeit, in der das Kind/der Jugendliche und Erwachsene sich selbst mit einem Teil des vorangegangenen gemeinschaftlichen Angebotes beschäftigen kann. Dies kann ein wenig Musik sein, dies kann ein Spielobjekt sein, etwas zu befühlen, etwas zu schnuppern.... In jedem Fall ist es wichtig, daß in dieser Zeit keine gezielten Anforderungen gestellt werden, sondern der behinderte Mensch sein Aktivitätsniveau selbst bestimmen kann. Auch diese Ruhezeiten dürfen nicht zu lange ausgedehnt werden, denn hier droht noch schneller Gewöhnung und ein Absinken in einen Dämmerzustand. Häufig täuschen wir uns in der tatsächlichen Zeitdauer, die reichliche Arbeit, die wir zu tun haben, läßt uns manchmal einiges vergessen, so daß man direkt empfehlen sollte, sich über einen (nicht zu lauten) Wecker daran zu erinnern, daß Ruhephasen nicht zu lange werden.

Es scheint problematisch, wenn institutionelle Zwänge die Mitarbeiter dazu bringen, im Stundentakt oder in anderen größeren Einheiten zu arbeiten. Hierbei kommt es nicht selten zu Überforderungen, zu Längen und Dehnungen, die keinen Lern- oder Fördergewinn mehr versprechen. Es ist also eine höhere Flexibilität zu fordern, ein Aufteilen der zur Verfügung stehenden Zeiten, ohne daß dies in fließbandmäßiges Abarbeiten verfälscht wird. Werden schwerstbehinderte Menschen in Einrichtungen ganztägig betreut, so gilt es auf längere Sicht hin einen Tagesrhythmus der Angebote zu gestalten. Hierbei kommt den Pausen wie den Aktivitätszeiten jeweils ihr eigenes Gewicht zu. Allerdings bedeutet nicht selten die Einbindung in einen größeren institutionellen Rahmen, daß auch die allgemeinen Zeiteinteilungen übernommen werden müssen. Schulbeginn, große Pause, Mittagspause, Arbeitsende etc. bedingen Grenzen der Flexibilität. Dennoch wird es wichtig sein, für den Bereich der Förderung schwerstbehinderter Menschen eigene Zeitabläufe zu verwirklichen, die den besonderen Bedürfnissen dieser Menschen mehr entsprechen. Die Vorgabe des Arbeitstages mit Frühstückspause, Mittagspause muß nicht unbedingt dem biologischen Rhythmus schwerstbehinderter Menschen entsprechen. Das schlechte Schlafen in der Nacht, das außerordentlich frühe Aufstehen, die langen Anfahrten führen oft dazu, daß am Anfang eines Tages in der Institution erst einmal eine Ruhephase nötig ist. Ein zweites Frühstück, ein Getränk sind notwendig, um die körperlichen Voraussetzungen zu schaffen, wieder wach und aufnahmefähig zu werden. Nicht selten führt auch die Medikamentierung am frühen Morgen erst einmal zu einer sedierten Phase, die nicht besonders gut geeignet ist für die Aufnahme unserer Angebote. Dies ist allerdings jeweils im Einzelfall neu zu ergründen und die Planung darauf einzustellen.

Eine hochindividualisierte Planung läßt sich tatsächlich leichter in sogenannten "homogenen Schwerstbehindertengruppen" realisieren als in integrierten Gruppen. Dort hat die Mehrheit der weniger schwerbehinderten oder nichtbehinderten Kinder andere zeitliche Bedürfnisse, die dann nur selten in Übereinstimmung sind. Nimmt man das Prinzip der Individualisierung jedoch ernst, so wird es auch in einem anderen organisatorischen Rahmen möglich sein, einen eigenen Tagesrhythmus zu finden, der ja keineswegs in jeder Hinsicht von dem der anderen abgetrennt sein muß.

Wichtig ist in jedem Fall, daß die Aufmerksamkeitsdauer schwerstbehinderter Menschen in der Regel deutlich unter der liegt, die wir bei weniger schwerbehinderten oder nichtbehinderten Menschen finden. Dies liegt im wesentlichen daran, daß der schwerstbehinderte Mensch viel weniger eigenaktive Möglichkeiten hat, in der Situation mitzuwirken, sie selbst zu strukturieren - er ist vielmehr gezwungen zu "konsumieren", was eine nur viel kürzere Zeit möglich ist. Je mehr Eigenaktivität eingebracht werden kann, desto länger können auch die Beteiligungszeiten werden.

Noch einmal ein sehr praktischer Hinweis: Es ist wichtig, sich alle Zeiten zu notieren, um sich nicht über die tatsächlichen Verhältnisse zu täuschen. Häufig passiert es in größeren Gruppierungen, daß der schwerstbehinderte Mensch nur sehr wenig direkt ihm zugängliche Anregung erhält, er zwar bei vielen Aktivitäten dabei ist, aber nur wenig in zeitlicher und inhaltlicher Hinsicht für sich selbst in der notwendigen Form bekommt. Die hohe Anstrengung, die vielfältige Belastung und stets geforderte Aufmerksamkeit bei den Betreuern verwischt gelegentlich das Gefühl für die Individualzeit des schwerstbehinderten Menschen.

Aus diesem Grund sei hier eine mögliche Form der Dokumentation dargestellt mit Hilfe derer man sich im Einzelfall einen besseren Überblick über die tatsächlichen zeitlichen Verhältnisse verschaffen kann.

Zur weiteren Dokumentation sei auf den Abschnitt 4.7 verwiesen.

FÖRDERPLAN SCHWERSTBEHINDERTE KINDER

NAME		Geb.		Blatt Nr.						DATUM																

SCHWERPUNKTBEREICHE ☐ BASALE STIMULATION ☐ KOMMUNIKATION ☐ MOTORISCHE KOORDINATION ☐ TRINKEN ☐ ESSEN ☐ INTEGRIERTE PFLEGE

FÖRDERZIELE

FEHLTAGE

SPIELE/BESCHÄFTIGUNG/LAGERUNG/PFLEGE

■ = Einzelziel erreicht   ▲ = z.T. erreicht   / = nicht erreicht   ○ = nicht ansprechbar   k = krank   s = sonstiges Fehlen

206

7.3 Lern- und Fördermittel
(Spezielle Förder-, Spiel- und Erfahrungsmaterialien)

Mit dem Beginn einer systematischen Förderung von Menschen mit schwerster Behinderung wurde bereits deutlich, daß herkömmliche Spiel- und Lernmaterialien nur sehr bedingt geeignet waren, bei diesen Menschen sinnvoll eingesetzt zu werden. Die eingeschränkte Wahrnehmung, die Beeinträchtigung der Sinne wie der Motorik ließen das meiste bekannte Spiel- oder gar Konstruktionsmaterial als viel zu komplex und auch oft als zu wenig markant erscheinen. Darüber hinaus war die Handhabbarkeit zu schwierig. So war mit der Entwicklung eines Förderkonzeptes die Entwicklung von geeignetem, gut einsetzbarem Material stets aufs engste verbunden.

Eine zentrale Aufgabe ist es immer wieder, individuell geeignetes Spiel- und Anregungsmaterial für Kinder, junge Leute und Erwachsene mit schwerster Behinderung zu entwickeln, die nicht oder nur im Ansatz in der Lage sind, sich mit solchen Objekten eigenaktiv zu beschäftigen und auseinanderzusetzen. Gerade die Auseinandersetzung mit Objekten fordert motorische Fähigkeiten, die häufig auch nach längerer Förderung nicht ohne weiteres vorausgesetzt werden können. Ein großer Teil des beschriebenen Personenkreises war und ist nicht in der Lage, gezielt zu greifen, festzuhalten oder gar loszulassen.

Aber nicht nur für die unmittelbare manuelle Beschäftigung spielen Objekte eine Rolle. Objekte, die sich zum Spielen, Berühren, Erkunden und Manipulieren eignen, sind vor allem auch Objekte, die Interaktion stiften. Die Beziehung zwischen Pädagogen, Therapeut und behindertem Menschen ist ja nur in den seltensten Fällen eine _rein_ kommunikative. Vorrangig handelt es sich um gemeinsame Beschäftigung, und diese Beschäftigung findet mit Objekten statt. So haben diese Spiel-, Lern- und Anregungsobjekte immer auch eine doppelte Funktion, d.h. sie bieten sich der Erkundung des betreffenden Menschen an, sind gleichzeitig aber auch Attraktion für gemeinsame Beschäftigung. Damit ist auch eine Orientierung am Pädagogen/Therapeut, an dessen Ästhetik und Aktivitätsvorliebe notwendig. In verschiedenen Untersuchungen (vgl. RAHMEN und LENNARTZ/PASCH 1988) konnte gezeigt werden, daß die Akzeptanz von Spiel-, Anregungs- und Lernmaterial wesentlich von dessen Gestaltung abhängt. Bei einer attraktiven und funktionellen Gestaltung wird Material häufiger und gezielter für die Förderung eingesetzt, die "Förderfrequenz" steigt. Je besser das Material gestaltet ist, desto vielfältiger sind seine Einsatzmöglichkeiten - allerdings muß eine gewisse Offenheit im Material eingeschlossen sein, so daß der Benutzer sich nicht vollständig gegängelt fühlt, sondern eigene spielerische Kreativität mit einfließen lassen kann.

Man kann für Spiel-, Lern- und Anregungsmaterial einige Grundkriterien aufführen, die als Mindestanforderung gesehen werden sollten. Diese Kriterien sind:

- Haptische Prägnanz (Form und Oberfläche lassen sich eindeutig fühlen und gut von anderen unterscheiden)
- Visuelle Eindeutigkeit (Form, Farbe stimmen überein, lassen sich gut vom Hintergrund absetzen)
- Minimaler Krafteinsatz (bewegliche Teile oder Bewegung des Objektes muß leicht gängig sein)
- Optimaler Effekt (alle Effekte müssen deutlich und markant sein)
- Ermöglichung einer Wenn-dann-Erfahrung sowohl taktil, auditiv wie auch visuell (jede Aktivität muß am Objekt bzw. durch das Objekt ein Resultat erfahren)
- Robustheit (Zerbrechen, Abreißen von Einzelteilen, Ablösen von Farbe o.ä. darf möglichst nicht vorkommen)
- Berücksichtigung des Hygieneaspektes (z.B. Erkunden mit dem Mund)

Diese mehr allgemeinen Aussagen müssen an jedem einzelnen Objekt wieder überprüft werden. Im Einzelfall wird eine unterschiedliche Gewichtung notwendig sein, ganz wie der betreffende schwerstbehinderte Mensch die Objekte nutzen kann. Immerhin gibt dies bereits erste Hinweise auf die Materialauswahl. Ein Großteil der gängigen und käuflichen Materialien scheidet aus, weil sie häufig zu unklar strukturiert, visuell nicht eindeutig sind, der erforderliche Krafteinsatz bzw. auch die Geschicklichkeit nicht erbracht werden kann und die Effekte oft eher dünn sind. Babyspielzeug bietet sich immer wieder an, dabei zeigt sich aber, daß die zur Verfügung stehenden "Angriffsflächen" zu klein, nicht selten auch zu glatt und wenig markant sind. Die Effekte sind eher leise und für einen Menschen mit einer Sinnesschädigung kaum aufnehmbar. Aus diesen Gründen wird man sehr schnell zur Selbstanfertigung von Material übergehen müssen. Das Angebot käuflicher Produkte für die Förderung schwerstbehinderter Menschen ist noch außerordentlich beschränkt.

Wenn man sich zur Herstellung individuell angepaßter Materialien entschließt, so ist es einem dann auch möglich, wirklich individuell planend Material einzusetzen und sich auf die Bedürfnisse einzelner zu konzentrieren. Allerdings ist eine Grundausstattung sowohl an handwerklichen Fähigkeiten wie auch an Material unbedingt erforderlich, ein gewisses Maß an Kreativität ebenfalls.

Im folgenden soll versucht werden, die Rahmenbedingungen für eine Grundausstattung darzustellen, so daß man eine Orientierung hat über das, was "unbedingt nötig" ist.

Um die Übersichtlichkeit zu gewährleisten, soll versucht werden, die Materialien der Grundausstattung analog zu den Wahrnehmungs- und Aktivitätsbereichen zu ordnen. Eine vollzählige Auflistung aller möglichen Materialien ist hier nicht beabsichtigt.

Materialien zur somatischen Anregung

Es werden einige Tücher in der Größe eines normalen Handtuches benötigt:

- festes Frotteetuch
- weiches Velourstuch
- leichtes Baumwolltuch (z.B. dünne Stoffwindel)
- ein Fell (eher kurze als zu lange Haare)
- unterschiedliche Handschuhe (Leder, Stoff, mit kleinen Noppen.....)
- unterschiedliche Massageöle (Vorsicht vor Austrocknen der Haut!!!)

Materialien zur vibratorischen Anregung

Vibrationskissen (elektrisch betrieben, Netz oder Batterie. Im Versandhandel erhältlich, auch im Sanitätshandel)

- Vibratoren (ebenfalls im Handel erhältlich, insbesondere kleine Tischmassagegeräte sind recht gut geeignet).
- Vibrierende Elektrogeräte können ebenfalls in diesem Sinne benutzt werden, z.B. elektrische Zahnbürsten, elektrische Rasierapparate o.ä.
- Große Massagegeräte sind manchmal nicht so gut zu handhaben, dies kommt auf die jeweilige Konstruktion an.
- Ein schwingendes Wasserbett oder auch ein Vibrationswürfel kann nicht zur Grundausstattung gezählt werden, es sind zwar außerordentlich wünschenswerte, aber doch eben sehr teure Medien.

Materialien zur vestibulären Anregung

Diese Materialien erfordern einigen Raum und gewisse Installationsvorkehrungen. Unverzichtbar ist eine Aufhängemöglichkeit für verschiedene Schaukeltypen. Gegebenenfalls kann man auf die Ringe in der Turnhalle zurückgreifen, wenn eine solche überhaupt vorhanden und zugänglich ist.

Hängeschaukel, die sowohl Auf- und Abbewegungen wie Drehbewegungen ermöglicht. An dieser Schaukel müssen Sitzsäcke, wie auch eine Hängematte zu befestigen sein. Das Gerät muß die Belastung von zwei Personen aushalten können. Es ist wichtig, bei der Installation darauf zu achten, daß die Schaukel jederzeit benutzt werden kann und nicht zu viele Vorbereitungen im Einzelfall erforderlich sind.

Schaukelschüsseln sind weniger aufwendig und können überall auch im Freien aufgestellt werden. Allerdings sind die im Handel befindlichen Geräte noch nicht befriedigend gestaltet. Eine Schaukeltonne von ausreichender Größe gehört ebenfalls zur Grundausstattung.

(Die aufgeführten Materialien werden bereits von unterschiedlichen Herstellern in unterschiedlicher Form angeboten. Es empfiehlt sich eine gründliche Vorinformation, auch hinsichtlich der Preisgestaltung).

Mit ein wenig Geschick und organisierter Mithilfe lassen sich die meisten Dinge jedoch selbst herstellen.

Materialien zur auditiven Anregung

Dieser Bereich ist relativ aufwendig hinsichtlich der materiellen Ausstattung. Günstig ist der Einsatz von

- Baß-Ton-Blöcken (Ideal in der Form einer Schlitztrommel).
- Eine große Baß-Trommel (die großen Trommeln aus dem Orff-Schulwerk sind nicht ausreichend).
- Ein Metronom eignet sich ausgezeichnet zur auditiven Anregung und auditiven Orientierung im Raum (elektronische Metronome sind für diesen Einsatz günstiger als mechanische).
- Eine Stereokassettenrekorderanlage mit abnehmbaren Boxen (nicht an der Wattstärke sparen!!!). Das Erleben von Musik ist ein wichtiger Bestandteil der Förderung im auditiv-vibratorischen Bereich.

Materialien zur geruchlichen Anregung

- Eine "Duftorgel" bestehend aus etwa zehn unterschiedlichen Gerüchen (Zimtöl, Teeröl, Lavendelöl, Orangenöl, Parfüm, Heilöl......), dazu kleine Riechläppchen aus Stoff
- Riechsäckchen mit unterschiedlich duftenden Materialien gefüllt bzw. imprägniert
- Saisonabhängige Kissen mit Naturfüllung (Heu, Stroh, Blätter o.ä.).

Materialien zur geschmacklichen Anregung

- Sammlung unterschiedlichster Gewürze, gegebenenfalls in flüssiger Form
- Lutschobjekte aus Holz und Kunststoff mit unterschiedlicher Struktur, Größe und Oberfläche, die geeignet sind, als Geschmacksträger zu dienen.

Materialien zur visuellen Anregung

Für die visuelle Anregung wird in jedem Fall ein verdunkelbarer Raum benötigt. Dies kann natürlich der Gruppenraum und muß nicht eine spezielle "Dunkelkammer" sein. Ein Diaprojektor mit Zoomobjektiv zur Projektion von Farben und Rastern (siehe beigefügte Folie zur Verwendung als Dia im Glasrahmen).

- Eine Spotlampe zur Konzentration von Licht auf einzelne Objekte unter Ausschaltung von Streulicht.
- Farblampen zur Herstellung von Farbinseln und Lichtorientierung.

Ein neutraler Hintergrund für alle visuellen Anregungen sollte in jedem Raum vorhanden sein. Dieser Hintergrund ist auch für kommunikative Angebote bedeutsam, da nur so die unsichere Figur-Grundwahrnehmung unterstützt werden kann.

Materialien zur taktilen Anregung

- Eine Sammlung von Naturmaterialien: Faustgroße Kieselsteine, große Pinienzapfen, Holzkugeln, große getrocknete Nüsse (Kokosnuß) und andere trockene und festschalige Früchte.

  (Noppenbälle und ähnliches können hinzu kommen, sie sind häufig allerdings von der Oberfläche monoton und in sich nicht strukturiert).

- Tastsäckchen aus unterschiedlichen Stoffen mit je unterschiedlicher Füllung. Diese Säckchen sollten etwa die Größe eines kleinen Turnbeutels haben, kleinere können schlecht mit dem ganzen Körper und den Händen gespürt werden.

- Größere Kissen mit unterschiedlichem Bezug und unterschiedlicher Füllung können taktil anregend für den ganzen Körper sein. Ein "Satz" solcher Kissen sollte für jede Gruppe vorhanden sein. Aus ihnen lassen sich dann Tastlandschaften zusammensetzen.

Materialien zur Anregung der Eigenaktivität

Ausgehend von Trockenduschen, auditiven und visuellen Mobiles, über Dreh- und Rasselboxen wurde eine Fülle von unterschiedlichem, jeweils individuell stimmigem Material entwickelt. Es ist an dieser Stelle fast unmöglich, ohne Kenntnis des Einzelfalls Vorgaben zu einer Materialgrundausstattung zu machen. Es muß dafür Sorge getragen werden, daß sich schwerstbehinderte Menschen auch dann selbst beschäftigen können, wenn keine unmittelbare Fördersituation mit einem Betreuer besteht. "Leere Zeiten" sollten möglichst nicht entstehen. Die notwendigen Ruhephasen sind natürlich vorzusehen und zu ermöglichen, sie sind dann aber auch ruhefördernd zu gestalten. Für andere Zeiten muß individuelles Anregungsmaterial zur Verfügung stehen.

Ausgehend von den Prinzipien basaler Anregung haben Heike RAHMEN und Rolf LENNARTZ-PASCH vielfältiges Material entwickelt, das sich bereits in der Praxis gut bewährt hat (siehe Rahmen/Lennart-Pasch 1990).

Materialien zur räumlichen Ausstattung

Gruppenräume müssen unterteilbar sein, so daß Rückzugszonen entstehen. Dies kann durch Vorhänge oder Paravents geschehen. Günstig sind Abhängemöglichkeiten für Stoffhöhlen und Zelte. Diese Abtrennung ist nicht so massiv, sie kann darüber hinaus farblich intensiv gestaltet werden.

Die Bodengestaltung verdient eine besondere Aufmerksamkeit, da sich die mögliche Fortbewegungsfähigkeit erst kriechend und robbend entwickelt. Somit ist der Boden für lange Zeit das eigentliche Aktivitätsfeld schwerstbehinderter Menschen. Daher sind unterschiedliche Bodenbereiche und Materialien vorzusehen (Sisalteppich, Wollteppich, Gummimatten.....). Mit dieser unterschiedlichen Gestaltung können auch unterschiedliche Funktionsbereiche markiert werden.

Aus den bereits genannten Gründen ist eine Krabbel- und Liegelandschaft außerordentlich wünschenswert, damit schwerstbehinderte Menschen in einer ihnen angemessenen Form sich bewegen oder auch ausruhen können. Diese Krabbellandschaften sind am günstigsten aus Schaumstoffplatten herzustellen, die zunächst mit einem feuchtigkeitsabweisenden Überzug (Kunstoff), sodann aber mit einem hautfreundlichen und waschbaren Stoffüberzug umhüllt sind. Plattengrößen von 60 x 60 mit einer Stärke von 10 cm haben sich gut bewährt.

Materialien zur Pflege

Die Ausstattung eines Pflegeraumes trägt entscheidend zur Lebensqualität/Arbeitsqualität von schwerstbehinderten Menschen und ihren Betreuern bei. Ungünstige Gegebenheiten sorgen sehr schnell für Verkrampfung, Überanstrengung und die bekannten Folgeschäden.

Insbesondere im Bereich der Erwachsenenförderung sollten Hubbadewanne und höhenverstellbarer Wickeltisch unter keinen Umständen fehlen. Neue Liftersysteme erlauben auch das Heben von schwerstbehinderten Menschen, die zu keiner Kooperation und Koordination fähig sind. Diese Installationen sind zwar außerordentlich teuer, tragen aber wesentlich dazu bei, die Arbeit für alle Betroffenen leichter zu machen und wirken so auch einem "Pflegenotstand" entgegen. Die Sanitärräume sollten unbedingt nach ergonomischen Gesichtspunkten geplant werden, eine Orientierung an einem Familien-Badezimmer ist nicht sinnvoll. Sanitäre Räume müssen separat gut heizbar sein, denn ein wichtiger Teil der Förderpflege findet hier statt. Es ist davon auszugehen, daß schwerstbehinderte Menschen über längere Zeit vergleichsweise reglos ausgezogen auf dem Pflegetisch liegen werden. Dies macht eine hohe Raumwärme erforderlich.

Der Entsorgung von Windeln etc. sollte stärkere Aufmerksamkeit gewidmet werden. Die herkömmlichen Abfallbehälter sind oft nicht geruchsdicht, auch dies führt zu einer deutlichen Verschlechterung der Pflegebedingungen.

Für kleinere schwerstbehinderte Kinder haben sich fahrbare Pflegekommoden bewährt, in denen alle notwendigen Utensilien für die Pflege vorhanden sind. Damit ist es auch möglich, im Gruppenraum ein Kind zu versorgen, ohne die anderen aus den Augen lassen zu müssen. Dies ist insbesondere dann wichtig, wenn ein schwerstbehindertes Kind als einziges in einer anderen Gruppe integriert gefördert wird.

Es bedarf eigentlich keiner besonderen Erwähnung, daß qualitativ hochwertiges Pflegematerial in ausreichender Menge zur Verfügung stehen muß. Die gesundheitlichen Risiken wurden bereits ausführlich beschrieben.

Wasser als Anregungsmaterial

Es wäre sehr wünschenswert, wenn innerhalb der Förderung schwerstbehinderter Menschen das Bewegungsbad immer wieder eingesetzt werden könnte. Um diese Anregung auch praktizieren zu können, muß das Bad in gut erreichbarer Nähe sein, es darf keinen zu großen Aufwand bedeuten, mit einem schwerstbehinderten Menschen ins Wasser zu gehen - aus diesem Grund kommen öffentliche Bäder wohl kaum in Betracht.

Das Wasser muß mindestens eine Temperatur von 33 bis 35 Grad, sollte jedoch etwa 36 Grad haben. Erst dann setzt für sehr schwerbehinderte Menschen mit einiger Sicherheit der entspannende Effekt ein.

- Schwimmkragen stehen in unterschiedlicher, aber selten ganz befriedigender Form zur Verfügung. Sie sollten unbedingt getragen werden, damit eine etwas freiere Bewegung für den schwerstbehinderten Menschen möglich wird, damit der begleitende Betreuer die Möglichkeit hat, den schwerstbehinderten Menschen zu bewegen.

- Sprudelmatten fördern die somatische Wahrnehmung, sie machen das Erleben des freien Schwebens im Wasser ganz deutlich.

- Eine Unterwassermassage im eigentlichsten Sinne wird wohl weniger in Frage kommen. Dennoch wäre es günstig, über ein Bad mit Düsen zu verfügen, das die Bewegung des Wassers am Körper deutlich spürbar werden läßt.

Eine Auflistung aller wünschenswerten Materialien ließe sich fast endlos fortsetzen. Dies kann jedoch nicht die Absicht sein, da damit möglicherweise der Eindruck entstünde, die Förderung schwerstbehinderter Menschen sei nur unter ungeheuerem materiellem Aufwand möglich. Die in den verschiedenen Anregungsbereichen genannten Materialien sollten jedoch unbedingt zur Verfügung stehen. Hinsichtlich der Kosten ist zu bedenken, daß eine Fülle anderer "normaler" Materialien nicht benötigt wird. Über einen Erstausstattungsetat für eine Gruppe kann im Vergleich zur regulären Kindergartengruppe oder Schulklasse durchaus ein breites Spektrum an Material beschafft werden.

Ein wichtiger Hinweis: Es ist wenig sinnvoll, Raumgestaltung und Materialausstattung "normalisieren" zu wollen. Die "Normalität" eines schwerstbehinderten Menschen sieht ein wenig anders aus, er kann häufig mit normalen Möbeln, mit normalem Spielzeug, mit normalen Bildern... weniger anfangen, er braucht, wie andere Menschen auch, Material und Möbel, die zu ihm passen. Daher sollte man mit Vorsicht an die Verwendung von Kindergartenspielzeug oder Schulmöbeln, an die Wohnzimmerausstattung im Heimbereich gehen. Die spezifischen Bedürfnisse schwerstbehinderter Menschen sollten die Auswahl der verwendeten Materialien bestimmen.

7.4 Lern- und Entwicklungsplanung einschließlich einer begleitenden Förderdiagnostik

Eingebettet in einen ganzheitlichen Förderansatz bekommt auch Planung und Kontrolle einen wichtigen Stellenwert. Es geht nicht darum, einzelne Etappen der Förderung fixierend vorzustrukturieren und sich selbst und den behinderten Menschen fast zu zwingen, diese Etappen einzuhalten. Es geht auch nicht um die Festschreibung von bestimmten Entwicklungs- oder Intelligenzquotienten, die dann Indikator für eine spezifische Förderung werden würden. Planung, Kontrolle und Diagnostik dienen vielmehr einer ganzheitlichen Förderung, weil sie die Überlegungen und Bemühungen dieser Förderung dokumentieren, nachvollziehbar machen und nächste Schritte in der Zukunft zumindest andeuten.

Grundsätzlich gehen wir davon aus, daß es sich bei all diesen Bemühungen um eine Beobachtung der positiven, individuellen Möglichkeiten eines schwerstbehinderten Menschen handelt. Einbezogen werden die Bemühungen und Möglichkeiten der familiären und weiteren sozialen Umwelt. Eine genaue Beobachtung unter dem Aspekt "was kann das Kind, was macht das Kind, was will das Kind (oder der Jugendliche bzw. der Erwachsene)" steht immer wieder am Anfang neuer Interaktionen, um den genauen und individuellen Förderbedarf abzuschätzen. Zu den Inhalten einer solchen Beobachtung gehören Bewegungs- und Aktivitätsimpulse, auch wenn sie kaum wahrnehmbar sind. Es gehören erste vorsichtige, auch unkoordinierte Bewegungsansätze dazu, die damit verbundenen behinderungsbedingten Blockaden oder auch Grenzen. Der schwerstbehinderte Mensch wird aber immer als aktives Individuum gesehen, das mit seinen Handlungen, auch mit seinen Nichthandlungen, bestimmte sinnvolle Strategien verfolgt. Nach diesem Sinn zu fragen ist vielleicht die wichtigste Aufgabe von Beobachtung und Diagnostik. Es wurde bereits über den "Sinn" von unsinnigen Handlungen (vgl. 3.0 ff) berichtet. Wir gehen also davon aus, daß alle beobachtbaren Fakten sich prinzipiell zu einem Ganzen zusammenfügen lassen. Im Einzelfall bleiben nicht selten Widersprüche stehen.

Aber nicht nur die aktuelle Bestandsaufnahme ist von Bedeutung, sondern auch die biographische Entwicklung, die ein Mensch mit einer schwersten Behinderung durchlaufen hat. Es stellt sich die Frage nach vorangegangenen Aktivitäten oder Verweigerungen, nach auftauchenden Möglichkeiten, die genutzt oder vergeben wurden. Einzubeziehen sind Phasen des Rückzugs, oder auch solche erhöhter Aktivität und Öffnung. Der schwerstbehinderte Mensch, der in diesem Moment beobachtet wird, den wir versuchen zu "diagnostizieren", ist ein Mensch mit einer einmaligen Lebensgeschichte. So, wie er sich uns jetzt darstellt, ist er "geworden" in unzähligen Interaktionen und Erfahrungen mit anderen Menschen und der Umwelt. Ein ganzheitlicher Ansatz versucht, dies diagnostisch einzubeziehen, auch dann, wenn augenscheinlich niemals alle Fakten mit einbezogen werden können.

Lern- und Entwicklungsplanung bedeutet auf dieser Grundlage eine Überlegung hinsichtlich der nächsten möglichen Schritte, mit denen man einem schwerstbehinderten Menschen in seiner Entwicklung weiterhelfen könnte. Planung bedeutet also keine Festlegung analog zu standardisierten Entwicklungsverläufen. Vielmehr beinhaltet die Planung ein "Arrangement" von persönlicher Interaktion, Gestaltung der Materialangebote und einer Aktivitätsstrukturierung. Diese Komponenten werden als notwendig hinsichtlich eines gewissen Entwicklungsbedürfnisses gesehen. Planung sichert demnach die individuelle Bedürfnisbedfriedigung in persönlicher, zeitlicher, materieller und struktureller Hinsicht. Planung gibt dem Pädagogen/Therapeuten auch Sicherheit gegenüber "Fremdansprüchen", d.h. durch die Planung verschafft er sich und anderen Klarheit darüber, was in der nächsten Zeit mit einem bestimmten Menschen seine Hauptaufgabe ist, der er sich möglichst ausschließlich widmen sollte. Planung und Kontrolle der eigenen Aktivitäten sind also keine "Verwaltungsrituale", sondern können tatsächlich eine wesentliche Hilfe zur Sicherung pädagogisch/therapeutischer Freiräume darstellen. Im folgenden sollen einige Möglichkeiten dargestellt werden, mit denen man die eigene Arbeit leichter strukturieren kann. Eine geeignete Dokumentation erlaubt auch einen längerfristigen Überblick über die bisherige Arbeit.

Förderplan
für schwerstmehrfachbehinderte
Schüler

vom:

bis:

Klasse:

Fehltage:

Name   Stand:

M. F.

1. Fähigkeit, über den Körper die eigene Person zu erfahren

a. M. soll bei Ganzkörpermassage entspannen
b. M. soll Geräusche und Klänge durch Vibration empfinden (Wasserbett)
c. M. soll Bewegungen des ganzen Körpers wahrnehmen (Ball)
d. M. soll beim Aufstehen richtige Koordination einsetzen
e. M. soll kleinere Strecken (5 Meter) alleine laufen
f. M. soll die Hand in Koordination mit Sinnesorganen benutzen
g. M. soll Objekte selbständig greifen und abgeben

2. Fähigkeit, sich versorgen zu lassen, sich selbst zu versorgen

a. M. soll selbständig aus Becher trinken
b. M. soll mit Handführung essen
c. M. soll beim An- und Ausziehen mithelfen
c. M. soll Hunger und Durstempfindungen ausdrücken

3. Fähigkeit, Beziehungen zur Umwelt aufzunehmen und sich zurechtzufinden

a. M. soll Mitschüler u. eigene Familie mit Namen kennen u. Bilder zuordnen
b. M. soll die Aufeinanderfolge regelmäßig wiederkehrender Tages- u. Wochenereignisse wahrnehmen u. aus Zeichen ableiten können

4. Fähigkeit, in der Gemeinschaft zu leben

a. M. soll nicht nur allein, sondern auch mit Mitschülern spielen
b. M. soll Nichterfüllung eigener Ansprüche akzeptieren
c. M. soll auf ihre Mitschüler Rücksicht nehmen

5. Fähigkeit, die Sachumwelt mitzugestalten

a. M. soll Arbeitsgänge u. Handlungsabläufe verfolgen
b. M. soll Material ausprobieren u. Unterschiede kennenlernen

6. Sonstige Fördermaßnahmen

a. Krankengymnastik
b. Beschäftigungstherapie
c. gemeinsamer Unterricht
d. gemeinsame Aktivität

216

Planung
(Klassenfahrten, Unterrichtsgänge, Feste ...)

Elternarbeit

Sonstiges

Medikamentenplan

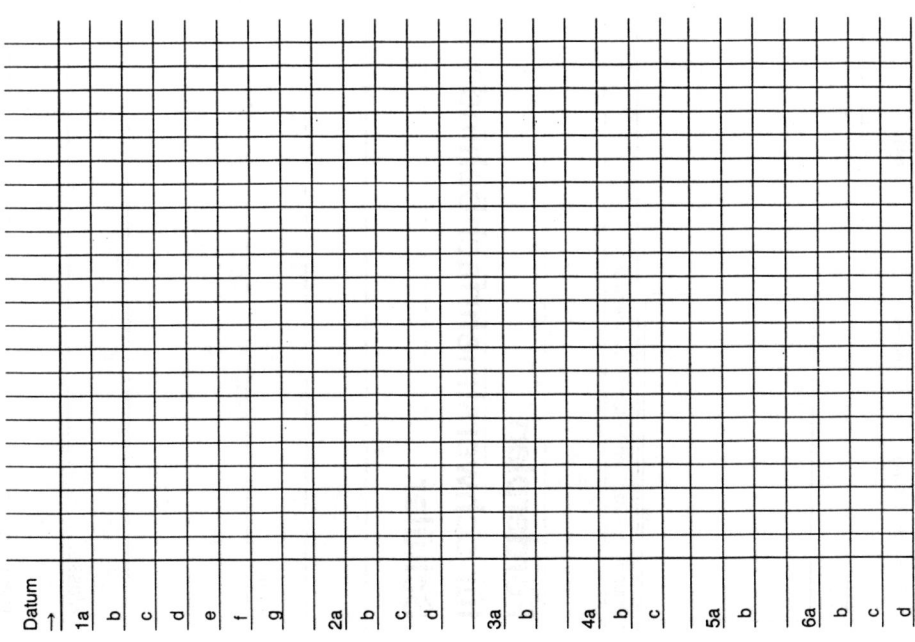

Datum →

1a
b
c
d
e
f
g

2a
b
c
d

3a
b

4a
b
c

5a
b

6a
b
c
d

Fördereinheit/Thema | Zeitraum | Klasse

Ziele:

Planung der einzelnen Unterrichtssequenzen

1

2

3

4

5

6

7

8

9

10

Bericht über Verlauf
(Zielsetzung erreicht bzw. nicht erreicht – Schülerverhalten – Bemerkungen – Folgerungen etc.)

Datum/Zeit

1

2

3

4

5

6

7

8

9

10

7.5 Lernhelfer

(personelle Besetzung, Einsatz und Kooperation)

Aus der eigenen praktisch beruflichen Erfahrung in der Zusammenarbeit mit unterschiedlichen Teammitgliedern, in vielfältigen Fortbildungsveranstaltungen und Gesprächen mit Mitarbeitern zeigt es sich, daß ganz unterschiedliche Berufsausbildungen eine gute Grundlage für die Arbeit in der Förderung schwerstbehinderter Menschen darstellen können. In den Teams finden sich alle Berufsgruppen, die auch in der allgemeinen Behindertenarbeit vorkommen: Physiotherapeuten, Ergotherapeuten, Lehrer, Erzieher, Sozialarbeiter, Psychologen, Ärzte, Krankenschwestern und Pfleger. All diese Gruppen bringen spezifische Vorkenntnisse mit, aber auch spezifische Denk- und Arbeitsformen, die für ihren Ausgangsberuf typisch sind. Von all diesen kann man bei einer guten Zusammensetzung außerordentlich profitieren. Eine homogene berufliche Zusammensetzung erscheint wenig wünschenswert, weil dann bestimmte Wissensanteile, Arbeitstechniken und auch Denkformen fehlen, die für eine ganzheitliche Förderung unersetzlich sind.

Bei der Beratung von Einrichtungen stellt sich heraus, daß es offensichtlich Mindestbesetzungen gibt, unterhalb derer eine sinnvolle Arbeit nicht möglich ist. Diese Mindestbesetzungen hängen natürlich vom Schweregrad der Behinderung ab, von dem körperlichen Einsatz, der erforderlich ist, vom Ausmaß der Pflegebedürftigkeit, von der räumlichen und technischen Ausstattung. So können an dieser Stelle nur allgemeine Regeln angedeutet werden, die eine qualifizierte Arbeit ermöglichen. Wenn es sich um eine gruppenorientierte Arbeit handelt, so müssen diese Gruppen permanent von zwei Mitarbeitern betreut werden. Es ist nicht zulässig und für die Arbeit kontraproduktiv, eine Einzelperson mit einer Gruppe schwerstbehinderter Menschen über Stunden hin alleine arbeiten zu lassen. Die körperliche Anstrengung, die Fragen der Hilfestellung, der Aufsicht aber auch der Kommunikation sind durch eine einzelne Fachkraft nicht zu lösen. Dies gilt sowohl für Kindergärten, Schulen, Wohnheime wie auch für Tagesstätten, Werkstätten und ähnliches.

Die Mitarbeiter im Bereich der Schwerstbehindertenförderung benötigen (s.u.) eine gute begleitende, berufliche Beratung und vor allem eine Einbindung in das Gesamtteam der Einrichtung. Es kann als erwiesen gelten, daß dann, wenn Gruppen mit schwerstbehinderten Menschen und ihre Betreuer über längere Zeit ein "Eigenleben am Rande" innerhalb der Einrichtung führen, es zu schweren Isolationserscheinungen kommt, daß die berufliche Unzufriedenheit wächst, die Krankheitsrate steigt und die Belastung zu immer deutlicher werdenden Ausfällen führt. Hier ist es eine wichtige Aufgabe für das Leitungsteam, solchen Tendenzen rechtzeitig durch präventive Maßnahmen zu begegnen.

Andererseits wäre es ein Fehler, wollte man die Belastung dadurch reduzieren, daß man das Personal häufig flukturieren läßt. Ein schneller Wechsel macht es unmöglich, sich auf die spezifischen Bedürfnisse schwerstbehinderter Menschen einzustellen und die nötigen fachlichen Fähigkeiten zu erwerben. Die Realisierung von tragkräftigen Beziehungen (vgl. 5.5) erfordert Zeit und Beständigkeit auf beiden Seiten. So wäre ein jährlicher Wechsel nicht zu verantworten. Darüber hinaus zeigt sich, daß bei zu kurzen Verweilzeiten (unter zweieinhalb Jahren), die Bereitschaft zur Einarbeitung sinkt, "es lohnt sich nicht", da die Zeit ja doch sehr schnell vorübergeht. Im Arbeitsbereich des Verfassers hat es sich immer wieder gezeigt, daß Freiwilligkeit ein wesentliches Kriterium für qualitätsorientierte Arbeit darstellt. Der eigene Entschluß, in das Team einzutreten, im Bereich der Schwerstbehindertenarbeit tätig zu werden, ist ein wichtiges Qualitätsmerkmal.

Die unterschiedlichste Zusammensetzung eines Teams mit seinen unterschiedlichen beruflichen Voraussetzungen bringt es mit sich, daß klassisch hierarchische Formen nicht sehr tragkräftig sind. Keine Berufsgruppe bringt all jenes Fachwissen und Können mit, das zur Förderung schwerstbehinderter Menschen notwendig ist. So läßt sich aus der beruflichen Qualifikation auch nicht eine berufliche Dominanz ableiten. Die Forderung nach Kooperation ist unverzichtbar. Dies betrifft natürlich auch alle bisher geschilderten pädagogisch therapeutischen Vorgehensweisen, auch diese sind ja nicht von einer einzelnen Berufsgruppe zu leisten. Weder der Therapeut noch der Pädagoge, noch die Pflegefachkräfte verfügen aus sich heraus über die notwendige umfassende Kompetenz - erst in einer sich wechselseitig ergänzenden Zusammenarbeit kommt es zu einem "Reservoir" von Kompetenz, mit der die Förderung verwirklicht werden kann.

In der Überschrift dieses Kapitels wurde ausdrücklich der Begriff "Lernhelfer" gewählt um deutlich zu machen, daß auf der Basis des hier vorgelegten Konzeptes therapeutische und pädagogische, aber auch pflegerische Maßnahmen immer auf dem Hintergrund gesehen werden, daß der nichtbehinderte dem behinderten Partner hilft, in seiner eigenen Entwicklung weiterzukommen oder auch seinen eigenen derzeitigen (Zu-)Stand zu wahren und auszudifferenzieren. Es kann in dieser Arbeit keine Subjekt-Objektbeziehung zwischen Therapeut, Pädagoge und behindertem Patient geben, sondern eine besondere Art der Kooperation mit vielfältigen und fantasievollen Hilfestellungen. Damit löst sich das Konzept auch von klassischen Schulvorstellungen, in denen der Lehrer der Wissende und der Schüler der Unwissende ist und damit eine Vermittlung einseitig vom Lehrer zum Schüler hin erfolgt. Die Entwicklungs- und Lernerfolge sind nicht "machbar", ebensowenig wie Therapieerfolge. Vielmehr ist es Aufgabe der Fachkräfte zu unterstützen, anzuregen, zu helfen, ebenso wie die Umwelt zu gestalten, so daß der schwerstbehinderte Mensch mit seinen Möglichkeiten aktiv werden kann.

8.0 Fragen der besonderen Förderung bei Erwachsenen mit schwerster Behinderung

Die Förderung erwachsener schwerstbehinderter Menschen stellt in unterschiedlichen Bereichen ganz besondere Anforderungen an die Familie bzw. an die mit der Förderung und Versorgung beauftragten Menschen. Eine stets größer werdende Zahl sehr schwer behinderter Menschen erreicht das Erwachsenenalter - vor ein paar Jahren schien dies angesichts der schweren körperlichen Beeinträchtigungen und gesundheitlichen Störungen fast undenkbar. Viele Atemwegserkrankungen, die früher schnell zum Tod führten, sind heute unter Kontrolle zu bringen, das Leben eines schwerstbehinderten Menschen dehnt sich aus, es gibt eine nachschulische Zeit, es gibt ein Älterwerden.

Auf der anderen Seite rücken aber auch die Menschen mehr ins Bewußtsein, die - wie oben beschrieben - durch Unfälle und Krankheit erst im Erwachsenenalter so schwer behindert werden. Für beide Gruppen kam bislang eine gezielte Förderung kaum in Betracht. Der Gedanke an eine individuelle Weiterentwicklung war wenig verbreitet, es überwog der Aspekt des "Dauerpflegefalles". Das Gefühl des Ungenügens einerseits und die Ausweitung pädagogisch-therapeutischen Denkens andererseits haben nun dazu geführt, daß auch für diesen Personenkreis ein Anspruch auf Förderung, Bildung und Entwicklung formuliert werden kann. Wir sprechen in vielen Bereichen von einem "Tertiären Bildungssystem", daß nach Abschluß von Schule und Berufsausbildung den Bürgern unseres Landes offen steht. Volkshochschulen und freie Träger bieten unterschiedlichste Bildungsangebote an, die jeder nach seinem Geschmack wahrnehmen kann. In einer gewissen Analogie dazu läßt sich fordern, daß auch für erwachsene sehr schwer Behinderte, unabhängig von einem ganz spezifischen Rehabilitationsprozeß, solche angemessenen Angebote vorgehalten werden müßten. Das Bedürfnis nach Lernen, nach Anregung, Abwechslung, Anspannung und Entspannung erlischt nicht mit dem Erwachsenenalter oder mit dem Älterwerden.

Dies sind Gedanken grundsätzlicher Art, die an dieser Stelle nicht weiter ausdifferenziert werden sollen. Vielmehr geht es darum, die besonderen "technischen" Probleme bei der Förderung erwachsener Menschen mit schwerster Behinderung anzudeuten.

8.1 Lernen und Entwicklung im Erwachsenenalter

Über lange Zeit galt die Kindheit und Jugend als die eigentliche Phase des Lernens und der Ausdifferenzierung der Persönlichkeit. Bemühungen, in höherem Lebensalter Lernzuwachs zu erreichen, wurde gerade bei behinderten Menschen als wenig erfolgversprechend bezeichnet. Die neueren Arbeiten zur Erwachsenenbildung bei geistig behinderten Menschen haben jedoch gezeigt, daß es sehr gute Möglichkeiten einer weiteren Entwicklung und eines ausdifferenzierten Lernens gibt. Hierbei sind insbesondere die Arbeiten von Baumgart zu erwähnen (Baumgart 1985). Die elementaren Lernvorgänge, wie sie in der hier vorliegenden Publikation ausführlich beschrieben wurden, finden auch beim erwachsenen und beim älteren Menschen statt. Insbesondere die enge Verknüpfung von Bewegung, Wahrnehmung und zentrale Verarbeitung und Aktivierung haben lebenslang Gültigkeit. Für den beschriebenen Personenkreis jedoch ist die Umkehrung von besonderer Wichtigkeit, d.h. der Verlust von Kommunikation, Wahrnehmung und Bewegungsfähigkeit führt sehr schnell zur Desorganisation der Persönlichkeit. Dies bedeutet, daß nach einem Unfall, nach einem Schlaganfall oder bei einer fortschreitenden Abbauerkrankung mit der Verminderung der eigenen Aktivitätsmöglichkeit der Kontakt zur Umwelt überproportional vermindert wird. Es kommt sehr schnell zu Deprivationen, in deren Folge zu Stereotypien, Isolationserscheinungen und einem vermehrten und verschnellerten Abbau aller Kontaktmöglichkeiten. Die Eigenaktivität des Individuums wird dadurch weiter reduziert und seine Beteiligung an einem vielleicht möglichen Heilungs- oder Verbesserungsprozeß stark eingeschränkt.

Die meist übliche Dauerpflege berücksichtigt diese Zusammenhänge fast nie. Körperlichkeit, Körperschema, Bewegungsfähigkeit, Selbstwahrnehmung und Kommunikation im größeren Zusammenhang einer Aktivitätsförderung sind selten Bestandteil einer Dauerpflege. Vielmehr sind die Pflegeangebote selbst, die räumliche Gestaltung, die Rhythmisierung des Tagesablaufes Elemente einer Deprivation. Der betroffene Mensch befindet sich in einem weitgehend homogenen Feld: Die Bettlägerigkeit nimmt ihm sein Körpergefühl, läßt ihn vestibulär verarmen. Die gleichförmige Berührung durch die Bettwäsche gibt ihm zu wenig Information über seinen Körper. Eine weiße Decke, gleichmäßiges Kunstlicht bewirken auch eine visuelle Verarmung, und analog dazu läßt sich dies in nahezu jedem Bereich der Kommunikation mit der Umwelt feststellen. Bei Verlust oder Reduktion der eigenen Aktivität bietet die Umgebung nicht mehr genug Variation, um sich "lebendig" zu fühlen. Das homogene Feld, die Gleichförmigkeit in allen Wahrnehmungsbereichen führt zu einer vitalen Reduktion.

Wesentliche Elemente der basalen Stimulation können in einem Pflegeprozeß integriert werden, um so den beschriebenen Deprivations- und Isolationsprozessen vorzubeugen. Dies sind Möglichkeiten, die von Bienstein (1990), Schwörer (1988) und auch Grund (1986) für den Bereich verwirrter und alter Patienten erprobt wurden.

8.2 Inhalte einer Förderung bei Erwachsenen

Basale Stimulation und die damit verbundene Aktivitätsförderung wurde über Jahre hin bei Kindern entwickelt und erprobt. Auch die Anwendung fand zunächst fast ausschließlich bei Kindern und jungen Menschen statt. Aus diesem Grund hat sich der Eindruck gebildet, dies sei eine ausschließlich kindorientierte Förderungsmöglichkeit. Zweifellos fällt es wesentlich leichter, körpernah, zärtlich und zugewandt mit einem Kind zu arbeiten, ihm elementare Wahrnehmungsmöglichkeiten zu bieten. Die kulturellen Traditionen erlauben es uns wesentlich seltener, gegenüber Erwachsenen eine solche Nähe und Zuwendung zu zeigen. Genaugenommen ist diese Nähe auf einige wenige Pesonen beschränkt mit denen man eine besonders intensive Beziehung hat. Die "therapeutische Verwendung" von Nähe und Körperkontakt mit Erwachsenen ist hingegen befremdlich, zum Teil sogar tabuisiert. Hier scheinen die wesentlichen Probleme in der Übertragungsmöglichkeit der Methoden zu liegen.

Die wohl sinnvollste und am leichtesten zu realisierende Möglichkeit im Erwachsenenbereich ist die einer sehr gezielten, geplanten und ausdifferenzierten Förderpflege. Damit ist, wie oben bereits geschildert, gemeint, daß die Pflege als Ausgangspunkt für Anregung und Aktivierung wie auch für Förderung genommen wird. Pflege wird beim sehr schwer beeinträchtigten Menschen als etwas "normales" angesehen. In diese Pflege hinein können alle körpernahen Anregungen übernommen werden, wie sie in unterschiedlichster Form dargestellt wurden. Allerdings erfordert dies eine intensive Aufklärungsarbeit der Arbeitskollegen, des beteiligten Teams und auch der Angehörigen. Gerade diese haben aber ein sehr gutes Gespür dafür, was der behinderte Mensch eigentlich braucht, wo seine Bedürfnisse liegen. Nur sind es häufig wiederum die schon genannten sozialen Barrieren und vermuteten Einschränkungen, die einer Verwirklichung entgegenstehen. Nicht selten wird es durchaus begrüßt, wenn die professionellen Helfer ihre Bereitschaft erklären, so intensiv auch mit einem erwachsenen Menschen zu arbeiten.

Eine weitere inhaltliche Frage taucht immer dann auf, wenn es sich um schwerstbehinderte Menschen handelt, die bereits seit ihrer Kindheit eine gezielte Förderung bekommen haben. Immer wieder gibt es Phasen, in denen die beteiligten Mitarbeiter den Eindruck haben, nun schon seit Jahren immer und immer wieder das Gleiche anzubieten. Kann man einem Menschen zumuten, über Jahre hin nur massiert und gestreichelt zu werden?!

Mit der hier vorgelegten Zusammenfassung von Fördermöglichkeiten und allen anderen Anregungsansätzen, wie sie z.Zt. zur Verfügung stehen, sollte es möglich sein, auch über Jahre hin gewisse Variationen in das Leben eines schwerstbehinderten Menschen bringen zu können. Wir müssen uns vor Augen halten, daß die Grundbefindlichkeit schwerstbehinderter Menschen keineswegs nach täglicher Abänderung des "Programmes" verlangt, sondern daß eine gewisse Konstanz und Intensität unbedingt erforderlich sind. Die Fülle der Materialien, der unterschiedlichen Anregungsmöglichkeiten, eine Schwerpunktsetzung in bestimmten Wahrnehmungs- und Aktivitätsbereichen sollte es ermöglichen, in einem vielleicht zweimonatigen Wechsel jeweils über lange Zeit hin sinnvolle Förderarbeit zu leisten.

Es mag dem Leser vielleicht banal erscheinen, aber es soll doch daran erinnert werden, daß auch für uns Nähe, Kommunikation, Zärtlichkeit nicht langweilig werden, wenn uns das Gefühl vermittelt wird, daß es sich um eine echte Zuwendung handelt. Das Gefühl der Monotonie, des ewigen Wiederkehrens liegt mehr bei uns, weil unser Erinnerungsvermögen weit über den Tag hinaus reicht. Die Alltagsroutine läßt uns leicht vergessen, daß für sehr viele schwerstbehinderte Menschen jeder Tag wieder ein Neubeginn ist, an dem man sich in seinem Körper mit seiner Umwelt zurechtfinden muß. An dieser Stelle kann man nur Mut machen und zum Ausdruck bringen, daß da, wo mit Erwachsenen in der beschriebenen Art Förderung verwirklicht wird, tatsächlich sinnvolle (Re-)Habilitation geleistet wird.

8.3 Die praktische Realisierung

Ein zweifellos schwieriges Problem ist die veränderte körperliche Situation erwachsener schwerstbehinderter Menschen. Es sind einmal die Größen- und Gewichtsverhältnisse, die sich ändern, die es wesentlich schwieriger machen, mit einem Erwachsenen umzugehen als mit einem Kind. Darüber hinaus sind viele ungünstige Veränderungen wie Kontrakturen, erhöhte Spastizität, extreme Gewichtszunahme, vielleicht auch Schlaffheit und Atrophie, Faktoren, die den direkten körperlichen Umgang erheblich beeinträchtigen. Dies sind Gegebenheiten, die nicht zu ändern sind, die auch nicht mit Motivation und gutem Willen aus der Welt zu schaffen sind. Viele Anregungssituationen, in denen man beim Kind tatsächlich den ganzen Körper mit einbeziehen kann, lassen sich beim Erwachsenen nur schwer genauso ganzheitlich realisieren. Die Pflege ist aufwendiger, zum Teil auch unangenehmer, sie benötigt mehr Zeit und mehr Kraft. Unter diesem Aspekt muß die Förderung sehr ökonomisch geplant und den personellen Bedingungen angepaßt werden. Ein ganz besonderes Gewicht kommt dem Einsatz technischer Hilfsmittel zu, so sind erforderlich: Mobile höhenverstellbare Pflegebetten, so daß man von jeder Seite an den behinderten Erwachsenen herankommen kann. Moderne, auch für Schwerstbehinderte taugliche Lift- und Hebesysteme, höhenverstellbare Wannen für Pflege und Anregung. Erschöpfte und physisch überarbeitete, sowie kräftemäßig überforderte Mitarbeiter können keine einfühlsame personorientierte Förderung leisten. Die Forderung nach einem stets zusammenarbeitenden Zweierteam muß hier noch deutlicher und nachdrücklicher gestellt werden.

Andererseits sollte man sich aber nicht scheuen, räumliche Strukturen zu verändern, den starken Krankenpflegecharakter etwas zurückzunehmen und mehr Wohnsituationen zu schaffen. In einer solchen Situation ist es dann auch leichter möglich, mit einem erwachsenen Menschen auf einer Matte am Boden zu arbeiten, Rückzugsecken zu schaffen, in denen es nicht "wunderlich" wirkt, Seite an Seite mit einer erwachsenen, schwerstbehinderten Frau oder einem Mann liegend gemeinsam Musik zu hören und buntes Licht auf sich wirken zu lassen. Hier haben die holländischen Kollegen mit ihrem Erlebnisansatz des "SNOEZELEN" einen guten Weg gewiesen.

8.4 Organisationsfragen

Der Verfasser hatte bislang nur gelegentlich und punktuelle Möglichkeiten, im Rahmen der Förderung erwachsener schwerstbehinderter Menschen zu beraten oder mitzuarbeiten. So beschränken sich die Erfahrungen auf den Austausch mit Kollegen, auf Besuche und Beratungsgespräche. Daraus resultiert eine deutliche Zurückhaltung in der Empfehlung bestimmter organisatorischer Strukturen. Es wurden aber bereits Aussagen zur Raumgestaltung und zur Gestaltung persönlicher Beziehung und Kontakte gemacht, die auch hier ihre Gültigkeit haben. Es macht darüber hinaus einen wesentlichen Unterschied, ob z.B. in einem allgemeinen Altenheim oder in einer Klinik gezielte Förder- und Anregungsversuche mit einem sehr schwerbehinderten Menschen gemacht werden, oder ob bereits bestehende große Behinderteneinrichtungen sich dieser Aufgabe verstärkt zuwenden.

Ein Modell, das in den vergangenen Jahren sehr häufig realisiert wurde, scheint nicht allzu günstig. Es handelt sich um das Angebot von sogenannten psychologischen, therapeutischen sozialen Diensten innerhalb von Großeinrichtungen. Das Leben, der Alltag, die pflegerische Versorgung finden "auf der Gruppe" statt, die besonderen Anregungsmöglichkeiten hingegen werden durch die genannten Dienste verwirklicht. Die Mitarbeiter der Gruppe haben dann sehr häufig nur die Aufgabe, den behinderten Menschen zu einer bestimmten Zeit dem Spezialdienst zu überbringen und danach wieder abzuholen. Häufig sind diese Dienste bemerkenswert gut technisch ausgestattet - aber eine Integration in den Lebensbereich des schwerstbehinderten Menschen findet letztlich nicht statt. Die Trennung bleibt perfekt, ein Transfer ist nicht möglich. Häufig genug ist es nicht einmal für die Mitarbeiter möglich, gezielt zu erfahren, was in diesen Spezialfördereinheiten angeboten wurde, wie sich ihr Gruppenmitglied verhalten hat, wie seine Orientierungsmöglichkeiten sind. So ist auch unter diesem Aspekt eine Fortführung der spezifischen Förderarbeit im Rahmen der allgemeinen Förderarbeit nicht möglich. Gerade Mitarbeiter der Gruppe klagen sehr häufig über mangelnde Information und Kooperation; dies reduziert die Motivation. Es entsteht der subjektive Eindruck, lediglich die minderwertige Arbeit leisten zu müssen, während die Fachleute die "Rosinen herauspicken". Wesentlich bessere Ergebnisse auf der Ebene des Teams wie auch bezüglich der Integrationsmöglichkeit für den behinderten Menschen selbst kommen dann zustande, wenn die Angebote im Alltagsbereich des behinderten Erwachsenen verwirklicht werden. Also ist auch im Erwachsenenbereich eine intensive raumzeitliche Kooperation der unterschiedlichen Fachkräfte wünschenswert. Der wechselseitige Austausch wirkt befruchtend und anregend, neue Ideen werden leichter umgesetzt, und die ohnehin schon nicht ganz einfache Lebensform der Vollzeiteinrichtung wird für den Behinderten klarer strukturiert und lebenswerter. Ein weiterer wesentlicher Aspekt ist der Gesichtspunkt der Anzahl möglicher Bezugspersonen, die nicht beliebig ausgeweitet werden sollte. Die ohnehin häufig sehr hohe Personalfluktuation erschwert dem sehr schwerbehinderten Menschen eine Beziehungsaufnahme, wenn dazu noch sehr viele unterschiedliche Fachleute mit ihm arbeiten ist die Gefahr sehr groß, daß für den Betroffenen eine Beliebigkeit und Austauschbarkeit der Beziehungen entsteht, vor der wir an verschiedenen Stellen immer wieder gewarnt haben.

Es wird noch sehr viel Arbeit zu leisten sein, bis praktikable und befriedigende Organisationsformen für die Förderung schwerstbehinderter Erwachsener gefunden sind.

8.5 Perspektiven in der Erwachsenenarbeit

Frühförderung umfaßt einen Zeitraum von vielleicht zwei bis vier Jahren, ähnlich ist es mit dem Kindergarten, die Schule umfaßt zwölf Jahre. Dies sind überschaubare Bereiche, die in der Regel von recht gut qualifizierten Mitarbeitern inhaltlich abgedeckt werden. Es kommen immer wieder neue Kinder in die Frühförderung, den Kindergarten, die Schule, eine gewisse Abwechslung findet statt. Der Erwachsenenbereich hingegen ist zeitlich viel weiter ausgedehnt und die darin Tätigen in der Regel für ihre Arbeit weniger gut ausgebildet. Tatsächlich müssen wir heute annehmen, daß ein junger Mensch, der seine berufliche Laufbahn in der Erwachsenenförderung beginnt, mit seinen zu Betreuenden gemeinsam alt wird und sein ganzes berufliches Leben mit ihnen verbringt. Dies ist eine gänzlich andere Perspektive, viel weniger offen und nicht selten lähmend. Erst langsam beginnt man, diese Probleme zu sehen und zu würdigen. Angesichts eines allgemeinen Pflegenotstandes ist man aber wohl noch weit davon entfernt, eine befriedigende Situation für Mitarbeiter und Behinderte realisieren zu können. Altüberkommene Strukturen stehen dem zum Teil auch massiv im Wege.

9.0 Fragen der Erzieher, Therapeuten und Pfleger

Immer wieder haben wir betont daß die Förderung schwerstbehinderter Menschen eine ganzheitliche Aufgabe ist. Die Wechselbeziehung von Helfer und Hilfsempfänger, von Behinderten und Nichtbehinderten, von Pfleger und Patient ist immer eine Beziehung, die beide Partner betrifft und auch verändert. Begegnungen mit schwerstbehinderten Menschen sind häufig erschreckend und belastend, sie können aber auch fruchtbar und anregend sein. Ganz selten nur ist die Arbeit mit schwerstbehinderten Menschen "neutral", sie läßt einen nie kalt. Aus diesem Grunde stehen Fragen des Personals und der professionellen Helfer am Ende dieses Buches. Denn sie müssen die Arbeit leisten, sie bringen ihre Person mit "Haut und Haaren" in den Förderprozeß mit ein.

9.1 Ausbildung und spezielle Qualifikation

Die Arbeit mit schwerstbehinderten Menschen in den vergangenen Jahren hat gezeigt, daß keine Berufsgruppe bislang über eine ganz spezifische Ausbildung verfügt, die von vornherein eine Befähigung zur Förderung schwerstbehinderter Menschen beinhaltet. Unterschiedlichste Ausbildungsgänge streifen zwar den Problemkreis immer wieder, doch nur sehr selten werden die spezifischen Förderbedürfnisse und Fördermöglichkeiten schwerstbehinderter Menschen bereits in der Ausbildung zum Inhalt gemacht. Noch, so ist festzustellen, hat sich dieser auch quantitativ wichtige Bereich in der Behindertenarbeit in den Ausbildungsplänen nicht niedergeschlagen. An Hoch- und Fachschulen werden zwar vermehrt Seminare über die Problematik schwerstbehinderter Menschen angeboten, doch sind diese häufig sehr anthropologisch theoriebetont. Eine wichtige Vorarbeit wird hier geleistet, Verständnis für die Situation schwerstbehinderter Menschen erweckt, doch kann eine Befähigung zur unmittelbaren Förderung häufig nicht vermittelt werden. Auch in den Bereichen z.B. Sozialpädagogik, Heilerziehungspflege u.ä. kommen die Belange und spezifischen Aufgaben des Personenkreises noch zu kurz. Die speziellen therapeutischen Ausbildungsgänge, insbesondere Physio- und Ergotherapie, streifen diesen Aufgabenbereich in der Regel höchstens kurz. Ebenso ist die Pflegeausbildung (Kinderkrankenpflege, Erwachsenenpflege, Psychiatrie und Gerontopsychatrie) mit diesen Inhalten noch kaum befaßt. So müssen sich Mitarbeiter in der Regel die notwendigen zusätzlichen Qualifikationen in Seminaren und Kursen, bei Tagungen und in berufsbegleitenden Fortbildungsmaßnahmen erwerben. Doch werden hierzu bislang zu wenig systematische Angebote gemacht. So bleibt es in der Regel bei einer punktuellen und mehr zufälligen Qualifikation. Innerhalb der Einrichtungen werden gewisse "Traditionen" weiter vermittelt, die zum Teil ganz ausgezeichnet sind, zum Teil aber auch noch recht einseitig und zu wenig ausdifferenziert.

Es scheint wenig sinnvoll, an dieser Stelle einen "Schwerstbehindertenpädagogen/-therapeuten" zu fordern. Eine eigene Berufsausbildung würde im wesentlichen zu einer Verschärfung der Konkurrenzsituation auf dem Arbeitsmarkt führen, würde sicherlich auch berufliche Flexibilität einschränken. Vielmehr scheint es sinnvoll, die vorhandenen Qualifikationen in den unterschiedlichen beteiligten Berufsgruppen zu nutzen und spezielle Angebote unter dem Aspekt schwerster Behinderung hinzuzufügen.

Über lange Zeit herrschte die Meinung vor, daß bei einer so geringen Ansprechbarkeit, bei einem so niedrigen kognitiven Niveau etc. die Anforderungen an die Betreuer ebenfalls recht niedrig seien. Einfache Pflege, ein bißchen Liebhaben, Streicheln und Erzählen schienen ausreichende pädagogisch-therapeutische Angebote zu sein. Die Systematisierung der Förderarbeit in den vergangenen Jahren hat nun aber eine Fülle von Wissen erbracht, ohne das eine qualifizierte Arbeit nicht mehr zu leisten ist. Die außerordentlich hohe "Erziehungsbedürftigkeit" (Bach) macht eine differenzierte Qualifikation der Mitarbeiter unbedingt erforderlich.

Im folgenden seien einige Schwerpunkte der unmittelbaren Tätigkeit aufgeführt, die ohne spezifische Vorbereitung nur sehr schwer leistbar sind:

- die exakte Beobachtung des Verhaltens und der Aktivitäten bei schwerstbehinderten Menschen erfordert eine besonders geschulte Aufmerksamkeit. Viele Bewegungsimpulse, Aktivitätsanzeichen, Kommunikationsansätze sind zunächst so unscheinbar, daß sie unter einem "gewöhnlichen Blick" nicht bemerkt werden. Techniken der Aufzeichnung solcher Beobachtungen, d.h. einer Dokumentation sind erforderlich. Nur auf der Basis gezielter Beobachtungen ist es möglich,

- den Entwicklungsbedarf eines schwerstbeeinträchtigten Menschen einzuschätzen. Dieser Bedarf bestimmt das weitere Vorgehen und wechselseitiges Handeln, nicht vorgegebene Rahmenrichtlinien oder Lehrpläne. Um einen solchen Bedarf jedoch erfassen zu können, ist es notwendig, daß der Betreffende gute Kenntnisse in der allgemeinen Entwicklungspsychologie, in der Bewegungs- und Wahrnehmungsentwicklung hat. Dabei ist ein besonderer Schwerpunkt auf die Anfänge der Entwicklung zu legen.

- Eine realistische Zielformulierung für pädagogisches und therapeutisches Vorgehen ist ebenfalls keine Selbstverständlichkeit in jedem Ausbildungsgang. Es handelt sich hier um Formen der Operationalisierung, die sich auch einer Überprüfung durch Dritte als zugänglich erweisen. Allgemeinste Zielformulierungen sind in der Regel untauglich, sie müssen in hohem Maße individualisiert auf die einzelne Person bezogen werden.

- Diese Ziele erfordern eine Umsetzung in therapeutisch-pädagogische Handlungen. Daher muß dem Mitarbeiter bereits ein gewisses Repertoire an möglichen Aktivitäten zur Verfügung stehen, um diese mit seinen Zielvorstellungen verbinden zu können.

- Die pädagogische und therapeutische Förderung selbst erfordert wiederum eine Vertiefung der Qualifikation, die alleinige theoretische Kenntnis über die Möglichkeit solcher Förderung sichert noch nicht ihre Durchführung.

Viele Handgriffe, Berührungsqualitäten, Intensität, Dauer, die eigenen Bewegungen, Bewegungsanregungen etc. können häufig nur durch begleitete Übung erlernt werden. Sehr viel in der Förderarbeit schwerstbehinderter Menschen ist im besten Sinne "Handarbeit", die sich aus Büchern nicht ohne weiteres ableiten läßt.

- Insbesondere für Mitarbeiter in Gruppen, Heimen und Pflegestationen, aber auch in Kindergärten und Schulen ist die Tagesgestaltung wie auch die Gestaltung längerer zeitlicher Abschnitte eine neue Aufgabe, wenn die Kinder, Jugendlichen, Erwachsenen nicht zu einer eigenen Willensbekundung fähig sind, wenn sie zunächst keine Mitgestaltungstendenz zeigen. Die Orientierung erfolgt meist an Regel- und Normvorstellungen, die für diesen Personenkreis wenig sinnvoll sind. Die innere Kraft, sich über solche allgemeinen Vorgaben hinwegzusetzen, kann nur aus der Sicherheit des Wissen um die spezifischen Bedürfnisse des genannten Personenkreises entstehen.

- Grundversorgung und Pflege muß in dieser Form der Förderarbeit von jedem Mitarbeiter geleistet werden können. Auch dies stellt für die meisten der beteiligten Berufsgruppen einen neuen Arbeitsbereich dar. Wissen und spezielle Techniken müssen erst erworben werden.

- Für alle Beteiligten gilt, daß sie zur Zeit noch auf wenig vorgefertigte Materialien zur Anregung und Förderung zurückgreifen können. Die Materialauswahl aus dem Vorhandenen muß kritisch erfolgen, nicht nur unter ökonomischen Zwängen, sondern auch hinsichtlich der Nützlichkeit für den einzelnen Betroffenen. So gehört auch eine gewisse Befähigung zur Herstellung von Material mit zu den Grundqualifikationen eines Mitarbeiters in der Schwerstbehindertenförderung.

Die Auswahl von Qualifikationsmerkmalen zeigt, daß Mitarbeiter in der Schwerstbehindertenförderung in viel höherem Maße auf ihre eigene Qualifikation angewiesen sind als Mitarbeiter in anderen Bereichen, in denen durch bereits bestehende Beobachtungshilfen, Planungshilfen, Zielkataloge und standardisierte Vorgehensweisen eine solche Eigenständigkeit nicht verlangt wird.

Unter den meist vorherrschenden Arbeitsbedingungen ist es nicht einfach, sich diese Qualifikationen berufsbegleitend zu erwerben. Es ist daher eine besondere Aufgabe der Abteilungsleiter, der Träger, der Mitarbeitervertretung, wie auch der Gesamtleitung von Einrichtungen, den Mitarbeitern im Schwerstbehindertenbereich hinreichende Möglichkeiten für eine Weiterqualifikation zu bieten, ihnen zeitlich Möglichkeiten zu eröffnen, sich für die schwierigen und belastenden Aufgaben entsprechend einzuarbeiten.

9.2 Kooperation im Team, Kompetenz und Organisation

In den vorangegangenen Abschnitten wurde immer wieder darauf hingewiesen, daß eine ganzheitliche Förderung letztlich nur als eine kooperative

Förderung im Team möglich ist. Eine bestimmte, von Berufen oder Fächern abgeleitete Hierarchie kann es in diesem Arbeitsbereich der Rehabilitation nicht geben. Die spezifischen Bedürfnisse schwerstbehinderter Menschen verlangen den gleichwertigen, gleichrangigen Einsatz unterschiedlich qualifizierter Mitarbeiter. Daraus folgt allerdings die nicht leichte Aufgabe einer wirklich interdisziplinären Zusammenarbeit. Dies wiederum ist für viele der beteiligten Kollegen eine eher ungewohnte Arbeitsform. Insbesondere Erzieher und Lehrer sind gewohnt, allein und selbstverantwortlich mit "ihren" Kindern und Jugendlichen zu arbeiten. Je nach Größe des Teams ist aber - und dies steht nicht im Widerspruch zum bisher Gesagten - eine Organisationsleitung bzw. Koordinationsstelle sicherlich sinnvoll. Besprechungen müssen vorbereitet werden, Teamgespräche sind einzuberufen, die Mitarbeitergruppe ist auch nach außen bzw. nach "oben" zu vertreten.

Zu den wesentlichen Besprechungsinhalten zählen erfahrungsgemäß:

- Die Besprechung von einzelnen Kindern, Jugendlichen und Erwachsenen mit ihrem besonderen Förderbedarf. Die beteiligten Teammitglieder schildern ihre Sicht und die gesamte Gruppe versucht, ihr Verständnis zu vertiefen und vielleicht neue Vorschläge für die Förderung mit einzubringen.

- Problemfälle müssen schnell und vor allem aber auch offen in der Gruppe besprochen werden können. Krankheit, Entwicklungsrückschritte, plötzliche Veränderungen, aber auch ein langfristiges "Scheitern der Förderung" ist Inhalt solcher Gespräche.

- Grundsätzliche Aspekte der Förderung, sowie mögliche Neuerungen die aus der Gruppe selbst kommen, sollten immer wieder zum Thema von Besprechungen gemacht werden. Das Hinterfragen des eigenen Vorgehens, der eigenen Einstellung und auch der organisatorischen Strukturen stellt eine Anregung dar, nicht zu verkrusten bzw. sich nicht in schnell verhärtende Traditionen festzulegen.

- Neue Ansätze von außen, aus der Literatur, aus Zeitschriften, von Fortbildungen sind ein wichtiges Thema. Sie müssen nach sachlicher Darstellung auf ihre Integrierbarkeit in das Konzept der Gruppe geprüft werden, denn nur in einer übergreifenden, wechselseitigen Befruchtung bleibt die Arbeit von Stagnation verschont.

- Eigene neue Ansätze und Versuche aus der Förderarbeit sollten vorgestellt werden, dies möglichst bereits im Anfangsstadium, so daß die anderen Gruppenmitglieder die Möglichkeit haben, wohlwollend kritisch zu beobachten, Rückmeldungen zu geben, bzw. die Versuche zu unterstützen und mitzutragen. Dies gilt insbesondere da, wo ein Kind, Jugendlicher, Erwachsener einen größeren Aktivitätsraum erschlossen bekommen soll, wo vielleicht die bisherige räumliche Beschränkung aufgehoben, wo mehr Selbständigkeit angestrebt wird. Gerade diese Förderversuche müssen von allen, möglicherweise auch nur am Rande Beteiligten, gekannt und getragen werden.

- Materialaustausch und Materialherstellung erfolgen sinnvollerweise in der Gruppe. Material wird so leichter ausgetauscht, handwerkliche, technische Kompetenzen ergänzen sich, und die mehrfache Nutzbarkeit kann so gesichert werden. Häufig sind gruppenübergreifend auch bessere finanzielle Möglichkeiten gegeben Material anzuschaffen bzw. herzustellen.

- Aktuelle Informationen gehören selbstverständlich mit zu den wichtigen Inhalten solcher Besprechungen. Es zeigt sich, daß ein reger Informationsfluß, der alle Mitarbeiter einschließt, auch "klimatisch" große Vorteile mit sich bringt.

Diese Gespräche können natürlich im Einzelfall nach Bedarf erfolgen. Aber es zeigt sich insgesamt doch, daß es besser ist, einen "Jour Fixe" einzuführen. Man wird aber - zumindest am Anfang - auch für diese festen Daten einzelne Gruppenmitglieder bitten, sich inhaltlich vorzubereiten, z.B. ein Kind, einen Patienten vorzustellen. Bei größeren Teams ist es gut möglich, auch Untergruppierungen zu bestimmten Themenschwerpunkten zu organisieren, z.B. einen "Ausschuß", der sich mit Pflegematerial befaßt und dies dann in einer späteren Sitzung dem gesamten Team vorstellt.

Von besonderer Bedeutung auch hinsichtlich des Punktes 9.4 ist eine Gesprächsoffenheit hinsichtlich der Gruppendynamik, der Arbeitsbeziehungen, der persönlichen Einstellungen. Ohne diese Offenheit ist es außerordentlich schwierig, auf Dauer so nah und intensiv miteinander zu arbeiten, wie dies im Umgang mit schwerstbehinderten Menschen erforderlich ist. So gilt es als empfehlenswert, in regelmäßigen Abständen die eigene Arbeit und Zusammenarbeit im Team zu thematisieren. Möglichst nicht erst als Krisensitzung, sondern mit einer gewissen Regelmäßigkeit, die allen Teammitgliedern die Möglichkeit eröffnet, ihre eigene Befindlichkeit auszudrücken.

Findet die Förderung schwerstbehinderter Menschen durch ein Team innerhalb einer größeren Einrichtung statt, so wäre es wünschenswert, wenn in regelmäßigen Abständen auch zwischen diesen Untergruppierungen ein Austausch stattfindet. Zu leicht läuft man Gefahr, die nach außenhin wenig "erfolgreiche" Arbeit in den Abteilungen für schwerstbehinderte Menschen zu ignorieren. Die besonderen Belastungen, aber auch die besonderen Arbeitsformen und Möglichkeiten sollten der Gesamteinrichtung immer wieder in Erinnerung gerufen werden. Dadurch kann auch dem leider recht häufigen Eindruck entgegengewirkt werden, Abteilungen, Gruppen oder Klassen für Schwerstbehinderte seien eine "Strafstation für Mitarbeiter".

9.3 Zusammenarbeit mit Eltern und Angehörigen

Die Förderung schwerstbehinderter Kinder, Jugendlicher und Erwachsener findet immer in einem größeren Zusammenhang statt. Professionelle Helfer sind nur ein Teil der Welt und des Beziehungssystems und des schwerstbehinderten Menschen. Eltern und Angehörige bestimmen letztlich in viel grösserem Maße die Erlebniswelt und die Perspektiven des behinderten Menschen. Selbst eine Entscheidung der Eltern oder Angehörigen, den Betreffenden in eine Vollzeiteinrichtung zu geben, ist eine Entscheidung der Angehörigen, nicht der professionellen Helfer. Diese stehen also immer in einem gewissen Sinne im "Dienste" von Eltern und Angehörigen, auch wenn sie sich zunächst als Partner in der Förderung des Schwerstbehinderten erleben.

In einer relativ ausführlichen Studie (Fröhlich 1986) mußte erkannt werden, daß Eltern und möglicherweise auch die weiteren Angehörigen von schwerstbehinderten Kindern und Jugendlichen ganz erheblichen psycho-emotionalen, sozialen und physischen Belastungen ausgesetzt sind. Analog dazu zeigen sich sehr gut vergleichbare Erscheinungen bei Angehörigen verunfallter, langfristig schwersterkrankter und auch altersverwirrter Menschen. Das Zusammenspiel von physischer Belastung durch die notwendige Pflege und Hilfe, die soziale Isolation durch den hohen Zeitaufwand und die intensive Zuwendung zusammen mit der psychoemotionalen Belastung durch den Verlust von Kontakt normaler Beziehung und Kommunikationsfähigkeit wirken sich negativ aus. Nicht selten wird die Situation erschwert durch langanhaltende Schockzustände, die eine normale soziale Wahrnehmung erheblich einschränken. Sehr viele verbale Informationen durch Ärzte, Therapeuten, Pädagogen werden zwar gehört und verstanden, können aber nicht in das eigene Konzept integriert werden. Mißverständnisse und Ärger sind häufig die Folge. Das wechselseitige Gefühl dauernden Unverstandenseins bestimmt mehr und mehr die Beziehung zwischen professionellen Helfern und Angehörigen. Auf dieser Basis ist es kaum möglich, gemeinsame Förder-, Erziehungs- und Therapieziele zu entwickeln. Dies bedeutet für die Arbeit der Erzieher, Therapeuten und Pfleger eine wesentliche Erschwerung. Man kann es fast als eine - natürliche Tendenz - bezeichnen, wenn diese professionellen Helfer unter solchen Umständen allzu häufige und intensive Kontakte mit den Angehörigen scheuen, diese Kontakte lieber an dafür ausgebildete Fachleute, z.B. Psychologen, delegieren. Doch ist gerade die Trennung der Beziehungswelten von Angehörigen und von professionellen Helfern aus der Sicht des sehr schwerbehinderten Menschen verhängnisvoll. Er hat nur wenig Möglichkeiten, die unterschiedlichen Welten zu seiner eigenen zusammenzubringen. Aus diesem Grunde ist sicherlich ein Teil der Arbeitsenergie darauf zu verwenden, die Beziehung mit Eltern und Angehörigen produktiv zu gestalten.

An verschiedenen Stellen dieses Buches wurde immer wieder auf die ganz engen symbiotischen Verhältnisse hingewiesen, die Eltern und ihr schwerstbehindertes Kind verbinden. Spezifische Forderungen professioneller Helfer, begründet auf deren Fachwissen und Erfahrung, erweisen sich für Eltern häufig als zunächst unannehmbar. Der Charakter der Forderung drängt sie immer wieder in scheinbare Verteidigungsstellungen für ihr Kind - Mitarbeiter erleben dies als "feindliche Zurückweisung" ihrer guten und engagierten Bemühungen.

Im mehr klinischen Bereich werden an Mitarbeiter unausgesprochene Erwartungen gestellt, die darauf hinauslaufen, daß der frühere Gesundheitszustand, die frühere Persönlichkeit wiederhergestellt werden soll. Vorstellungen vom gemeinsamen Leben, von einer gemeinsamen Zukunft sind zerschlagen, neue Perspektiven noch nicht entwickelt, lediglich Visionen voller Angst und Unsicherheit entstehen.

Beides sind Formen eines außerordentlich schwierigen Lebens, und beides macht außerordentlich empfindlich gegenüber scheinbaren oder tatsächlichen Eingriffen durch andere.

Mitarbeiter gewinnen einen wesentlichen Teil ihres Selbstgefühls und ihrer Selbstbestätigung aus ihrer beruflichen Aktivität. Sie wollen beim einzelnen schwerstbehinderten Menschen Verbesserungen erreichen, Entwicklungen in Gang setzen, aufbauen und fördern. Es ist ganz natürlich, wenn sie von den Eltern und Angehörigen die Übernahme ihrer Zielvorstellungen stillschweigend oder auch ausdrücklich erwarten. Häufig aber sind diese Zielstellungen auf der Basis langjähriger Erfahrung, professionellen Wissens in einer Art Spezialistentum entstanden. Dies bedeutet keine Kritik an den Zielstellungen, auch nicht an den Wegen zu ihrer Erreichung - aber diese Zielstellungen sind häufig für Eltern und Angehörige fremd und lange Zeit unbegreiflich. Sie suchen nach pädagogisch-therapeutischen Lösungen, die eine vollständige "Heilung" als letztes Ziel haben. Die Anpassung an realistische Ziele gelingt häufig nicht. Offenbar ist dies ein zu schwieriger psychoemotionaler Prozeß. Die Hoffnung schlägt dann häufig in völlige Resignation um, nichts wird mehr erwartet, es bleiben keine Reserven mehr, um an den kleinen Zielen zu arbeiten. Dies wiederum erleben Mitarbeiter als Distanziertheit gegenüber den eigenen therapeutischen Zielen, als Vernachlässigung und Desinteresse.

Ansätze einer erfolgreichen Zusammenarbeit mit Eltern und Angehörigen zeigen sich immer dann, wenn es gelingt, elterliche oder familiäre Aktivitäten zu initiieren, die dann eine gewisse Unabhängigkeit und Selbständigkeit erlangen. Es geht also letztlich darum, die Selbsthilfeaktivität der Familie zu bestärken.

Solche Selbsthilfegruppen entstehen unter günstigen Umständen manchmal schon im Krankenhaus (z.B. Epilepsie Elternselbsthilfe der Uni Kinderklinik Mainz). Häufig werden Eltern in Einrichtungen der Frühförderung ermuntert und bestärkt, sich untereinander, durchaus auch mit gelegentlichem Hinzuziehen von Fachleuten, auseinanderzusetzen, sich zusammenzufinden und zu erleben, daß auch andere ganz ähnliche Probleme haben. Leider werden nicht selten Eltern im Kindergarten und Schulbereich in die klassische Rolle der "Zulieferer" gedrängt. Die starken professionellen Institutionen Kindergarten und Schule bestimmen auch durch ihre zeitlichen und strukturellen Vorgaben das Leben einer Familie sehr stark. Aus der Sicht dieser Institutionen ist es wesentliche Aufgabe der Eltern, die Kinder für den Besuch der Einrichtung täglich "bereitzuhalten" und Aufgaben zu übernehmen, die von diesen Einrichtungen für wichtig gesehen werden. Hier entsteht eine deutliche Dominanz zu Ungunsten der Eltern und Angehörigen. Die Mitwirkung von Eltern besteht dann fast nur noch in sogenannten "Elternvertretungen und Elternabenden", in denen sich die wichtigsten Bezugspersonen für das Kind in der Regel in die zweite Reihe gedrängt fühlen müssen. Eine Mitbestimmung an den Zielstellungen von Kindergarten und Schule ist in der Regel durch die Eltern nicht vorgesehen, vorgefertigte Lehrpläne bestimmen von jetzt ab auf Jahre hin den Weg des Kindes und die Inhalte der Förderung.

Dies ist aber nicht zwangsläufig so, es ist durchaus möglich, in dem hochindividualisierten Bereich der Förderung schwerstbehinderter Kinder kooperativ mit den Eltern zusammenzuarbeiten. All die Bereiche, die im vorangegangenen Abschnitt über Kooperation, Kompetenz und Organisation gemacht wurden, können auch auf die Kooperation mit Eltern bezogen werden. Gegenseitige Absprachen, gegenseitiges Beobachten, Überlegungen zur Zielstellung und deren Realisierung können auch mit Eltern verwirklicht werden.

Analog gilt dies selbstverständlich auch im Erwachsenenbereich für die Angehörigen des Patienten. In beiden Fällen ist es ganz wesentlich, daß die Fördereinrichtung sehr vorsichtig und zurückhaltend mit der Delegation von zusätzlichen Aufgaben an die Familie ist. In der Regel bedeutet bereits die normale Grundversorgung eines schwerstbehinderten Menschen einen Grenzbereich der Belastbarkeit für alle Familienmitglieder. So ist es möglicherweise wichtiger, zusätzliche personelle Ressourcen erschließen zu helfen, als zusätzliche Fördervorschläge für das Wochenende, die Ferien oder sonstige Zeiten zu machen.

Die Geburt eines sehr schwerbehinderten Kindes, eine Krankheit, ein Unfall, dies löst immer erhebliche psychodynamische Prozesse aus. Solche Prozesse sind häufig langanhaltend, können über Zeiten verdeckt und verdrängt werden, brechen aber immer wieder hervor. Der Kontakt mit erzieherischem, therapeutischem oder pflegerischem Fachpersonal führt immer wieder zum Aufbrechen noch nicht verarbeiteter psychoemotionaler Dynamik. Dies kann oft erschreckend sein für beide Teile, Hilflosigkeit stellt sich ein, Scham oder auch das Gefühl massiver Zurückweisung. Es ist unbedingt erforderlich, im Zusammenhang mit der Förderung schwerstbehinderter Menschen auch die Bearbeitung der subjektiven Problematik von Eltern und Angehörigen mit einzubeziehen. Helfende Gespräche, gegebenenfalls psychotherapeutische Gespräche, sind ein wesentlicher Bestandteil einer ganzheitlichen Förderung. Es ist dem Verfasser wohl deutlich, daß dies im Augenblick eine eher idealistische Forderung darstellt, daß die Realität weit entfernt ist, solche Möglichkeiten überall zu bieten. Dies kann jedoch nicht davon abhalten, die Notwendigkeit einer solchen begleitenden Hilfe deutlich zu machen. Wer immer sich auf die Arbeit mit schwerstbehinderten Menschen einläßt, muß wissen, daß er damit auch sehr nahe an die existentiellen Probleme anderer Menschen herankommt, daß er Wut, Angst und Schmerz, auch Verzweiflung und tiefe Hoffnungslosigkeit kennenlernen wird, und daß es kaum möglich ist, sich diesen tiefen Empfindungen zu entziehen.

Es ist nicht Ziel des vorliegenden Buches, den Leser auf diesem Weg zu befähigen, mit den Problemen der Angehörigen besser zurechtzukommen, ihnen bei ihrer eigenen Entwicklung zu helfen. Hierzu sind andere Arbeitsformen erforderlich. Aber es ist ausdrücklich Absicht, auf diese Schwierigkeiten und Belastungen hinzuweisen, den Leser zu sensibilisieren, die Probleme bei Eltern und Angehörigen wahrzunehmen und sie nicht durch einen permanenten professionellen Optimismus zu überdecken.

9.4 Bewältigung der eigenen Arbeitsbelastung

Ein Teil dessen, was über Eltern und Angehörige gesagt wurde, gilt auch für die professionellen Helfer, für die Mitarbeiter in der Arbeit mit schwerstbehinderten Menschen. Die Begegnung mit schwerstbehinderten Menschen ist belastend. Immer wieder tauchen Fragen nach dem Sinn einer solchen schweren Behinderung auf. Warum muß das so sein? Warum greift das Schicksal in so schrecklicher Form in das Leben eines einzelnen, in das Leben einer Familie ein? Darauf gibt es keine befriedigenden Antworten, und selbst Mitarbeiter mit einer tiefen religiösen Sicherheit sind vor Zweifeln und offenen Fragen nicht sicher.

Aus dieser Unsicherheit heraus entstehen weitere Fragen nach dem Sinn von Förderung angesichts minimaler "Erfolge", angesichts möglicherweise sich sehr schnell verschlechternder Zustände. Viele Kinder sterben, für viele sind die Lebensaussichten extrem eingeschränkt. Das Leben alter Menschen verlöscht oft nicht friedlich, sondern qualvoll und schmerzhaft. Menschen in den besten Jahren leben bewußtlos dahin, man weiß nichts über ihre Empfindungen.

Mitarbeiter in der Schwerstbehindertenarbeit werden also immer wieder und auf Dauer an die Grenzen menschlicher Existenz kommen. Sie sind täglich den Fragen ausgesetzt, die andere nur gelegentlich berühren, die andere erfolgreich über lange Zeit verdrängen und vergessen können. Dies stellt eine besondere Belastung dar, die auf Dauer zu groß werden kann, wenn es nicht gelingt, im Arbeitsbereich selbst ein gutes Klima zu schaffen, das auch die "dunklen Gedanken" zu Wort kommen läßt. Aber auch im außerberuflichen Bereich ist es notwendig, nach einem Ausgleich zu suchen. Dieser Ausgleich sei nicht als hektische Verdrängungsaktivität verstanden, sondern als die Möglichkeit, sich mit schönen, angenehmen und guten Dingen zu befassen, die in sich unmittelbar Sinn vermitteln. Dies können die eigenen Kinder sein, dies kann Musik sein, dies kann Sport oder Bewegung sein - hier können keine pauschalen Vorgaben gemacht werden.

Die Tradition der helfenden Berufe, und darin seien natürlich auch die erziehenden Berufe mit eingeschlossen, verlangt scheinbar eine permanente Souveränität, eine Sicherheit frei von Zweifeln hinsichtlich des eigenen Tuns. Es wird nicht erwartet, daß der Helfer selbst Hilfe in Anspruch nimmt. Zweifel und Unsicherheit, gar Zweifel am Sinn des eigenen Tuns, werden als Versagen und Schuld erlebt. Dies ist eine verhängnisvolle Verkettung, die nicht selten zu dem in der letzten Zeit immer häufiger thematisierten "Burn-out-Syndrom" führt. Bereits in der Ausbildung wird die zukünftige Tätigkeit als Helfer oder Erzieher hoch idealisiert. Insbesondere in der allgemeinen Pädagogik finden sich solche idealisierenden Vorgaben hinsichtlich der Person des Erziehers immer wieder. Diese Ideale sind per se nicht zu erreichen, der einzelne empfindet sich aber als unzureichend und versagend, wenn er sich diesem Ideal nicht in der erhofften Form annähern kann. Hier sind die Einflüsse einer geisteswissenschaftlich anthropologischen Pädagogik durchaus negativ spürbar.

Aus diesen Erfahrungen heraus lassen sich zumindest einige Grundregeln für ein "Überleben" formulieren:

- Vermeidung isolierter und isolierender Arbeit, vielmehr Gespräch und Austausch auch über Schwierigkeiten, Probleme, Abscheu.
- Offene Gespräche über eigene aktuelle Leistungsfähigkeit und über zusätzliche persönliche Belastungen.
- Toleranz gegenüber "wunderlichen" Vorlieben und Abneigungen von Kollegen
- Arbeit an der Entwicklung der eigenen Person, weiter zulassen und beobachten solcher Entwicklungen.
- Bereitschaft, selbst professionelle Hilfe in Anspruch zu nehmen, z.B. Gruppen- oder Einzelsupervision (dies möglichst frühzeitig und nicht erst, wenn man am Ende seiner Kräfte steht).
- Unterstützung von Kollegen in "schlechten Phasen" und Ihnen Verständnis entgegenbringen.
- Nicht in der Arbeit aufgehen, sich nicht mehr und mehr Arbeit aufbürden, um so das Selbstwertgefühl zu steigern, dies führt über kurz oder lang zum Zusammenbruch.

Gerade dieser letzte Punkt bedeutet für viele Mitarbeiter in der Schwerstbehindertenarbeit eine eindeutige Gefahr, denn dort finden sich sehr viele sich ethisch verantwortungsbewußt fühlende und hoch engagierte Mitarbeiter.

Für Leiter von Einrichtungen gilt es ebenfalls, diese Punkte sorgsam zu beachten und die Mitarbeiter zu beobachten. Es ist zu einfach, leistungsbereiten Mitarbeitern immer noch Arbeit zuzumuten, ihre Leistungsbereitschaft auszubeuten und ihnen dabei keine Hilfe zuteil werden zu lassen. In vielen Einrichtungen besteht seitens der Leitung noch ein erheblicher Vorbehalt gegen Gruppensupervision oder Einzelsupervision. Man befürchtet, Mitarbeiter könnten "aufmüpfig" werden, wären nicht mehr mit den herrschenden Umständen zufrieden. Solche Tendenz ist zunächst nicht Ziel einer Supervision, allerdings können Mitarbeiter dazu kommen, daß sie ihre Unzufriedenheit mit organisatorischen oder materiellen und personellen Situationen selbstbewußter artikulieren. Dies sollte aber für die Leitung einer Einrichtung erfreulich sein, daß sich Mitarbeiter um die Einrichtung selbst und um ihre effektive Arbeit kümmern. Und vielfach ist es der Leitung ja überhaupt nicht mehr möglich, in die Details des Arbeitsalltags aller Mitarbeiter Einblick zu nehmen und die notwendigen Konsequenzen daraus zu ziehen. So ist also die Information aus dem Kreise der Mitarbeiter von Wichtigkeit für die Leitung, auch wenn sie zunächst einmal störend zu wirken scheint.

Zum Abschluß dieses Kapitels und des gesamten Buches möchte ich persönlich auf ein ganz besonderes Phänomen hinweisen, das mir bei mir selbst und vielen Mitarbeitern, aber auch Freunden und Kollegen aus dem Bereich der Schwerstbehindertenförderung aufgefallen ist. Wir haben viel darüber gesprochen und darüber diskutiert, nachgedacht und natürlich keine Lösung gefunden. Die Arbeit mit schwerstbehinderten Menschen erfordert ein besonderes Maß an Nähe und Körperkontakt, wie dies an vielen Stellen des Buches beschrieben wurde. Will man die Arbeit gut und befriedigend gestalten, so ist nicht nur Nähe und Körperkontakt, sondern auch Zärtlichkeit und großes Einfühlungsvermögen erforderlich. Dies stellt am Anfang sicherlich eine Anstrengung dar, erfordert hohe Konzentration, manchmal auch Überwindung. Man beginnt sich daran zu gewöhnen, man nimmt Nähe im zwischenmenschlichen Bereich zunehmend selbstverständlicher hin, man beginnt sie zu suchen. Zunächst zeigt sich dies oft innerhalb der unmittelbaren Arbeitsgruppe, dann auch innerhalb des weiteren Teams. Neue Formen zwischenmenschlicher Kommunikation entstehen. Sehr viel Berührung fließt mit ein, die durchaus zärtlichen, manchmal natürlich auch handgreiflichen Charakter haben kann. Viele, oberflächlich gesehen nur sachbezogene, Unterhaltungen werden mit Körperkontakt geführt, immer wieder erwischt man sich dabei, wie man Arm in Arm mit jemand durch den Flur geht oder sich an der Hand hält. Begrüßungen und Verabschiedungen werden herzlicher, es sind nicht nur die schicken "Küßchen-Küßchen Umarmungen" sondern man nimmt sich wirklich in den Arm.

Schwerstbehinderten Menschen stellt man sich selbst mit Haut und Haaren, d.h. mit seinem ganzen Körper zur Verfügung. Distanzen werden abgebaut, gesellschaftliche Spielregeln außer Kraft gesetzt. Man gewährt Nähe, wie sonst nur sehr vertrauten, geliebten Personen, normalerweise ist dies gesellschaftlich streng begrenzt auf einen ganz bestimmten Personenkreis von Freund und Freundin, Ehepartner oder Kindern.

Wir erleben diese neuen intimeren Umgangsformen als sehr befriedigend und durchaus auch als einen Ausgleich für das Fehlen verbaler Kommunikation in der Beziehung zu schwerstbehinderten Menschen. Man entdeckt manchmal sogar neue ästhetische Komponenten, es kann auf einmal schön werden, einen auch schwer entstellten Körper zu streicheln, einzuölen, zu massieren. Es entsteht eine neue Qualität sinnlichen Empfindens, ein somatischer Dialog, ein Gespräch zwischen Körpern. Aber es sind eben nicht nur die Körper, sondern offensichtlich auch die Seelen. Und dann beenden wir um 16 Uhr unsere Arbeit und gehen "hinaus in die Welt", wo wieder die strenge Etikette gesellschaftlicher Verhaltensweisen gilt, die uns in unserer Gesellschaft kühle Distanziertheit, Körperferne auferlegt. Hat man sich erst einmal an Nähe und kommunikative Zärtlichkeit gewöhnt, so erlebt man das "normale gesellschaftliche Verhalten" als verarmt, unsensibel und fantasielos.

Der Verlust von Sprache, das Wegrücken von nur rationaler Kommunikation eröffnet einem unter Umständen durchaus eine neue und wesentlichere Dimension zwischenmenschlicher Beziehung. Vielleicht kann dieses Buch denen ein wenig Mut machen, die sich auf diesen Weg begeben wollen.

10.0 LITERATUR

AFFOLTER, F.: (1987). Wahrnehmung, Wirklichkeit und Sprache. Villingen Schwenningen.

ARENTSSCHILD, R., v.: (1988). Neue Erkenntnisse über die Entstehung cerebraler Bewegungsstörungen. In: Das Band 3 (4). Düsseldorf.

ARGYLE, M.: (1979). Körpersprache und Kommunikation. Paderborn.

AYRES, J.: (1984). Bausteine der kindlichen Entwicklung. Berlin, Heidelberg, New York.

BACH, H.: (1982). Berufe in der Rehabilitation beeinträchtigter Menschen. Nachrichtendienst des Deutschen Vereins für öffentliche und private Fürsorge, 62.

BACH, H.: (1983). Die Förderung von Menschen mit geistiger Behinderung unter dem Aspekt der Interdisziplinarität, Geistige Behinderung (22)

BAUMGART, E.: (1985). Bildungsklub - Erwachsenenbildung für Menschen mit geistiger Behinderung an einer Züricher Modelleinrichtung. Luzern.

BERG, K.-H.: (1988). Duftwirkungen auf der Spur. Gießen.

BIENSTEIN, Chr. & FRÖHLICH, A.: (1991). Basale Stimulation in der Pflege. Düsseldorf.

BIENSTEIN/SCHRÖDER et.al.: (1990). Dekubitus. (Hrsg.: Berufsverband f. Krankenpflege) Frankfurt.

BRONFENBRENNER, U.: (1981). Die Ökologie der menschlichen Entwicklung. Stuttgart.

CALVINO, I.: (1987). Unter der Jaguar-Sonne. München-Wien.

DREHER, W.: (1986) . Anthropologische Fragmente zu einer Pädagogik, der es um sogenannte schwer geistig behinderte Menschen geht. In: Forschungsgemeinschaft "das körperbehinderte Kind" (Hrsg.). Entwicklung und Förderung Körperbehinderter. Heidelberg.

EBERT, D.: (1987). Wer behindert wen? Frankfurt.

FRÖHLICH, A.: (1986). Die Mütter schwerstbehinderter Kinder. Heidelberg.

FRÖHLICH, A. (Hrsg.): (1989). Kommunikation und Sprache körperbehinderter Kinder. Dortmund

FRÖHLICH, A. (Hrsg.): (1990). Lernmöglichkeiten - aktivierende Förderung für schwer mehrfachbehinderte Menschen -. Heidelberg.

FRÖHLICH, A.: (1990). Müde-leer-allein. Überlegungen zur Genese systemischer Beziehungsstörungen. In: Lernmöglichkeiten. Heidelberg.

FRÖHLICH, A. & HAUPT, U.: (1987). Förderdiagnostik mit schwerbehinderten Kindern. Dortmund.

FUCHS, M.: (1990). Funktionelle Entspannung. Stuttgart.

GAEDT, C.: (1986). Besonderheiten der Behandlung psychisch gestörter geistig Behinderter mit Neuroleptika. In: Neuerkeröder Beiträge, 1.

GOFFMANN, E.: (1972). Asyle. Frankfurt.

GOLDSCHMIDT, P.: (1970). Logopädische Untersuchung und Behandlung bei frühkindlichen Hirnschädigungen. Berlin.

GOLDSCHMIDT, P.: (1990). Skizze zur vor- und frühsprachlichen Förderung von Kindern mit frühkindlichen Hirnlähmungen - aus logopädischer Sicht. In: A. Fröhlich (Hrsg.). Die Förderung Schwerstbehinderter - Erfahrungen aus 7 Ländern. Luzern.

GROND, E.: (1986). Lehrbuch der Altenpflege. Freiburg.

GÜNZBURG, A.: (1990). Umweltgestaltung für Schwerstbehinderte - die Schaffung einer Erfahrungswelt. In: A. Fröhlich (Hrsg.). Die Förderung Schwerstbehinderter - Erfahrungen aus 7 Ländern. Luzern.

HAGBERG, B. & HAGBERG, G. (1987). Epidemiology of Cerebral Palsy and other major neurodevelopmental Impairments. In: Galjaard, Prechtl, Velickovic (Hrsg.). Early Detection and Management of Cerebral Palsy. Dordrecht/Bosten/Lancaster.

HAHN, M.: (1981). Behinderung als soziale Abhängigkeit. München.

HASTEDT, H.: (1988). Das Leib-Seele-Problem. Frankfurt.

HERZKA, H.ST.: (1981). Kinderpsychopathologie. Basel/Stuttgart.

HIERSCHE, H.D., HIRSCH, G. & GRAF BAUMANN, T. (Hrsg.). (1987). Grenzen ärztlicher Behandlungspflicht bei schwergeschädigten Neugeborenen. Berlin-Heidelberg-New York.

KANE, J.F. & MARKOWETZ, R.: (1988). Fördermaßnahmen zur Aktivierung von in Rehabilitationseinrichtungen lebenden Menschen mit schwerer Behinderung. Forschungsbericht Heidelberg.

KLEIN, F.: (1990). Konzeption einer Tagesbildungsstätte für geistig behinderte und mehrfachbehinderte Erwachsene. In: A. Fröhlich (Hrsg.). Lernmöglichkeiten. Heidelberg.

KERN, H. & KLOSTERMANN, B.: (1989). Zugangswege zu Menschen - Aspekte humanistischer Arbeit mit Behinderten. Würzburg.

KREBS, H.: (1985). Lebensperspektiven schwerst behinderter Menschen aus ärztlicher Sicht. In: ZfH. Beiheft 12 (Fröhlich, Haupt, Klein). Nienburg.

KREBS, H.: (1990). Medizinische Maßnahmen. In: G. Neuhäuser, H. Chr. Steinhausen (Hrsg.). Geistige Behinderung. Stuttgart. Berlin, Köln.

LEBOYER, F. (1979). Sanfte Hände. München.

MALL, W.: (1990). Kommunikation mit schwer geistig behinderten Menschen - ein Werkheft -. Heidelberg.

MILANI-COMPARETTI, A.: (1982). Prenatal movements and their significance. In: E. Rossi (Hrsg.). Zerebrale Bewegungsstörungen Basel.

PAPOUSEK, H. u. M.: (1989). Frühe Kommunikationsentwicklung und körperliche Beeinträchtigung. In: A. Fröhlich (Hrsg.). Kommunikation und Sprache körperbehinderter Kinder. Dortmund.

PFLUGER-JAKOB, M.: (1985). Elementare Wahrnehmung bei schwerstbehinderten Kindern. Psychoemotionale Aspekte. In: ZfH, Beiheft 12 (Fröhlich, Haupt, Klein). Nienburg.

RAHMEN, H. & LENNARTZ-PASCH, R.: (1987). Spielmaterialien für Behinderte. Wuppertal.

RAHMEN, H. & LENNARTZ-PASCH, R.: (1990). Fantasto-ästhetisches Spiel- und Anregungsmaterial für Behinderte. Moers.

SCHERER, K.R. & HALVERSEN, O.V.: (1987). Nonverbale Kommunikation. In: Funkkolleg Psychobiologie, Studienbegleitheft 11. Weinheim, Basel.

SCHLACK, H.G.: (1983). Ganzheitlichkeit und Methoden in der Förderung aus medizinischer Sicht. In: Frühförderung interdisziplinär (3).

SCHWÖRER, CHR.: (1988). Der apallische Patient. Stuttgart.

SOWA, M. & METZLER, N.H.: (1988). Der therapeutisch richtige Umgang mit behinderten Menschen. Dortmund.

SPECK, O., PETERANDER, F., INNERHOFER, P. (Hrsg.): (1987). Kindertherapie. München.

THEUNISSEN, G.: (1985). Abgeschoben, Isoliert, Vergessen. Frankfurt.

TOMATIS, A.A.: (1987). Der Klang des Lebens. Reinbek.

TROGISCH, J.: (1990). Ärztliche Aufgaben bei der Rehabilitation geistig Schwerstbehinderter. In: A. Fröhlich (Hrsg.). Die Förderung Schwerstbehinderter - Erfahrungen aus 7 Ländern. Luzern.

VIDEO´S

"Basale Stimulation". Landesbildstelle Rheinland-Pfalz, Hofstr. 257, 5400 Koblenz

"Kinästhetik". Bewegung und Berührung in der Krankenpflege. (Hatch, Marietta, Schmidt). Bildungszentrum I.B.f.K., Königgrätzstr. 12, 4300 Essen.

"Schöner Wohnen". Arbeitsgemeinschaft Behinderte in den Medien, Bonner Platz, 8000 München.

Christel Bienstein / Andreas Fröhlich

Basale Stimulation in der Pflege

Pflegerische Möglichkeiten zur Förderung wahrnehmungs- beeinträchtigter Menschen

verlag selbstbestimmtes leben – düsseldorf
1995, 8. Aufl. 120 S., zahlr. Abb.,
Preis: 10,00/16,80 DM
(Mitgl./Nichtmitgl.)
ISBN 3–910095–10–0

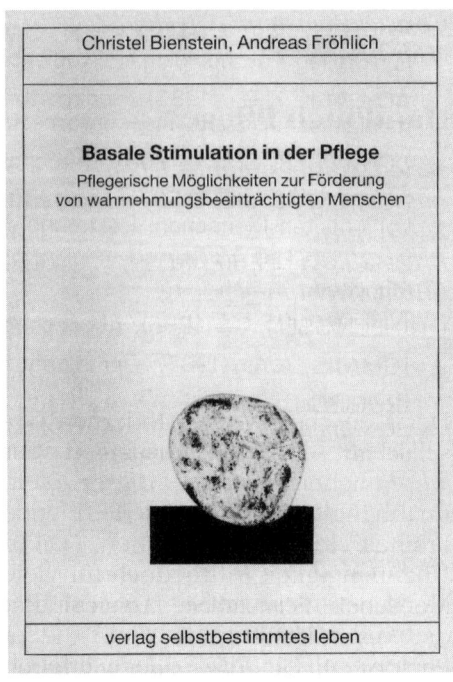

Christel Bienstein, Andreas Fröhlich

Basale Stimulation in der Pflege
Pflegerische Möglichkeiten zur Förderung
von wahrnehmungsbeeinträchtigten Menschen

verlag selbstbestimmtes leben

Seit den 70er Jahren entwickelte der Sonderpädagoge Andreas Fröhlich das Konzept der Basalen Stimulation zur Förderung schwerbehinderter Kinder. Es zielt darauf ab, den Kindern über elementare Wahrnehmungsangebote Kontaktmöglichkeiten mit ihrer Umwelt zu erschließen. Christel Bienstein, ehemalige Leiterin des Bildungszentrums des Berufsverbandes für Krankenpflege, hat das Konzept auf die Pflege beatmeter, desorientierter, somnolenter Patienten, die keine Reaktionen zeigen, übertragen. Das Buch macht mit dem Konzept der Basalen Stimulation vertraut und zeigt anhand zahlreicher praktischer Beispiele Wege zur Integration in die Pflege auf.

Zielgruppe

Ausbilder und Mitarbeiter in der Krankenpflege und in der Förderung schwerbehinderter Menschen, interessierte Eltern

Aus dem Inhalt

☐ Grundlagen der basalen Stimulation
☐ Sensorische Integration
☐ Materielle Erfahrung und Bewegung
☐ Haut/Körperkontakt und Kommunikation
☐ Stufen sensorischer Entwicklung
☐ Wahrnehmungsförderung bei mehrfachbehinderten Kindern
☐ Fallbeispiele aus der Pflege
☐ Bedeutung der Berührung
☐ Zusammenarbeit von Pflegenden und Angehörigen
☐ Vermittlung somatischer Erfahrungen
☐ Mundpflege und Oralstimulation
☐ Basalstimulation und Ganzkörperwäsche

Christel Bienstein/ Angelika Zegelin
(Herausgeber)

Handbuch Pflege

verlag selbstbestimmtes leben –
düsseldorf 1995, ca. 250 Seiten,
zahlr. Abb.,
Preis: 20,00 / 29,80 DM
(Mitgl./Nichtmitgl.)
ISBN 3–910095–25–9

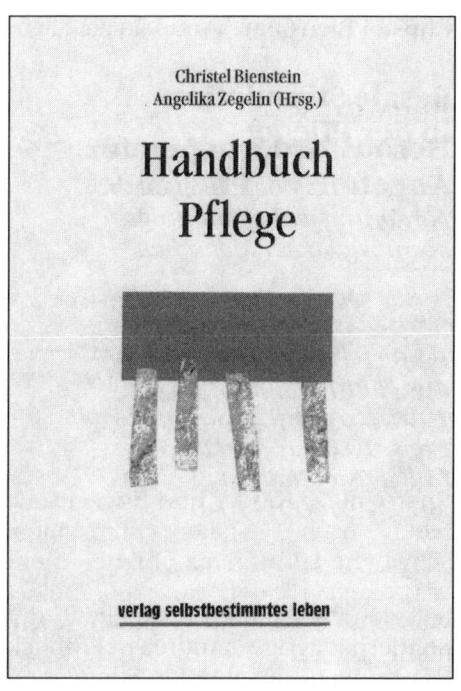

Der Mensch unserer „Modernen Gesellschaft" hält es für einen der
wesentlichen Erfolge dieser Zeit,
unabhängig zu sein und die eigene
Freiheit leben zu können. Diese
Unabhängigkeit trifft jedoch für viele
Menschen nicht zu. Sie lassen sich in
die Verantwortung für eine andere
Person einbinden oder erleben
Abhängigkeit von anderen Menschen. Die Pflegesituation ist eine solche Situation. Für beide Seiten –
sowohl für die Pflegenden als auch
für die Pflegepersonen – ist es eine
anstrengende Situation, die gemeinsam getragen und gelebt werden
muß.

Das Handbuch Pflege will praktische
Hilfen für den Alltag geben und einen
Beitrag dazu leisten, alltägliches Tun
zu erleichtern und Probleme im Vor-
feld abzufangen. Den Schwerpunkt
des Buches bildet die Darstellung
pflegerischer Möglichkeiten und
Grundlagen. Die Autorinnen und
Autoren legen besonderen Wert darauf, den pflegebedürftigen Menschen
als Ganzes zu sehen und ihn nicht nur
auf pflegerische Anwendungen zu
reduzieren.

Das Handbuch Pflege eignet sich für
den Alltag zu Hause und in Einrichtungen. Die Gliederung nach häufig
vorkommenden Fragestellungen und
ein detailliertes Schlagwortverzeich-
nis erlauben einen schnellen Zugriff
auf wichtige Themen und Probleme.
Darüber hinaus ist dem Handbuch
Pflege ein Verzeichnis der wichtigsten
Adressen von Selbsthilfegruppen und
Herstellern beigefügt.

Zielgruppe:

Pflegende Angehörige, Eltern, Freun-
de und Nachbarn; Fachkräfte der
Behindertenhilfe, die Pflege leisten;
Pflegehelferinnen und -helfer, die in
Einrichtungen der Alten-, Behinder-
ten- und Krankenpflege tätig sind.

Christel Bienstein/Andreas Fröhlich

Bewußtlos – Herausforderungen für Angehörige, Pflegende, Ärzte

verlag selbstbestimmtes leben – düsseldorf 1994, 1. Aufl., 120 S., Preis: 10,00/16,80 DM (Mitgl./Nichtmitgl.) ISBN 3–910095–20–8

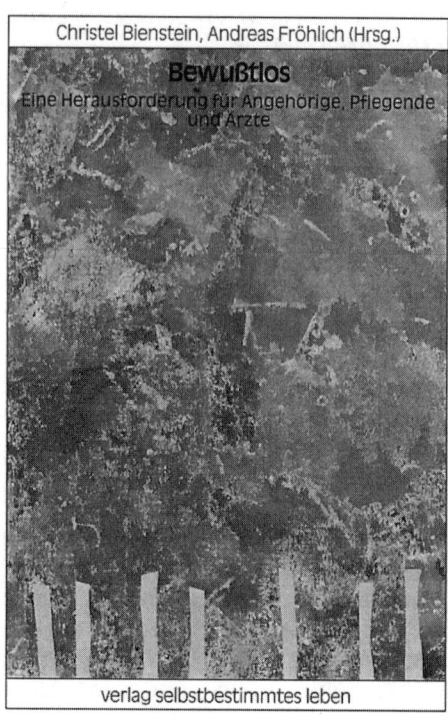

Christel Bienstein, Andreas Fröhlich (Hrsg.)

Bewußtlos
Eine Herausforderung für Angehörige, Pflegende und Ärzte

verlag selbstbestimmtes leben

Immer mehr Kinder und Erwachsene leben nach Unfällen mit einem schweren Hirntrauma. Immer mehr ertrunkene Kinder, die wiederbelebt wurden, kommen dennoch nicht mehr in ihr eigenes Kinderleben zurück. Menschen verschwinden aus dem Alltag, Kinder, Jugendliche und Erwachsenen mit diesem Schicksal werden für ihre Familien oft fremd, nicht selten belastend, geraten mit ihren Familien fast immer in die Isolation. Häufig beginnt ein Irrweg durch ratlose Institutionen.

Die Herausgeber dieses Buches versuchen seit einigen Jahren, aus der Sicht der Pflege und der Sonderpädagogik neue Perspektiven im Umgang mit bewußtlosen Menschen zu erarbeiten. Dabei zeigte sich, daß „Bewußtlosigkeit" kein statischer Zustand ist, sondern als dynamisches Geschehen aufzufassen ist. Unterschiedlichste persönliche, fachliche und philosophische Vorstellungen von „Bewußtsein" und „Bewußtlosigkeit" bestimmen das Verhältnis zum bewußtlosen Menschen. Die Beiträge des Buches suchen nach neuen sensiblen und kreativen Annäherungen.

Zielgruppe

Eltern, Pflegende, Ärzte, Mitarbeiter in der Rehabilitation Schädel-Hirnverletzter Menschen